BIBLIOTHECA
SCRIPTORVM GRAECORVM ET ROMANORVM
TEVBNERIANA

BT 2003

ANONYMVS LONDINIENSIS

DE MEDICINA

EDIDIT

DANIELA MANETTI

DE GRUYTER

ISBN 978-3-11-021871-8
e-ISBN 978-3-11-023903-4
ISSN 1864-399X

Library of Congress Cataloging-in-Publication Data

Anonymus londiniensis : de medicina / edidit Daniela Manetti.
  p. cm. – (Bibliotheca scriptorum Graecorum et Romanorum Teubneriana, ISSN 1864-399X)
  Includes bibliographical references and index.
  ISBN 978-3-11-021871-8 (hardcover : alk. paper)
  ISBN 978-3-11-023903-4 (ebook)
  1. Medicine, Greek and Roman – Early works to 1800.   2. Medicine – Philosophy – Early works to 1800.   I. Manetti, Daniela.
  R138.A65 2011
  610.938–dc22
                                                                    2010049449

Bibliografische Information der Deutschen Nationalbibliothek

Die Deutsche Nationalbibliothek verzeichnet diese Publikation in der Deutschen Nationalbibliografie; detaillierte bibliografische Daten sind im Internet über http://dnb.d-nb.de abrufbar.

© 2011 Walter de Gruyter GmbH & Co. KG, Berlin/New York

Druck: Hubert & Co. GmbH & Co. KG, Göttingen
∞ Gedruckt auf säurefreiem Papier

Printed in Germany

www.degruyter.com

HOC VOLVMINE CONTINENTVR

Praefatio	VII
De huius editionis ratione	XVIII
Conspectus editionum	XIX
Conspectus librorum	XXIII
Conspectus siglorum	XXVI
Anonymi Londiniensis Iatrica	1
Fragmenta maiora	95
Fragmenta incertae sedis apud D.	97
Index verborum et nominum	101

PRAEFATIO

Papyrus Londiniensis inv. 137, quae in Bibliotheca Britannica nunc asservatur, anno 1889 in Aegypto empta est, una cum aliis quibusdam voluminibus, id est inv. 130–137[1], inter quae extant Aristotelis *Respublica Atheniensium* et Herondae *Mimiambi*. Ubi papyri illae repertae sint haud constat, sed de loco quodam in nomo Hermopolita cogitare possumus[2].

Indolem et formam papyri Fridericus G. Kenyon primum exposuit,[3] verum editionem principem protulit vir eruditissimus Hermannus Diels, Kenyon in legenda papyro adsidue adiuvante[4]: XXXIX paginae supersunt, ultima semiplena. Fragmina voluminis, forfice in partes discissa, nunc divisa in XI tabulis asservantur[5]. In charta versa pauca verba ad textum pertinentia eadem manu duobus in locis scripta sunt (frr. I–II in ed.pr., in tab. VII) et ibidem cuiusdam medicamenti compositionem altera manus adiecit (in tab. VII); tertia et recentior manus epistulam M. Antonii triumviri ad Asiae synodum (in tabula II, contrario cursu exaratam)[6] descripsit.

---

[1] Cf. E.G. Turner, *Greek Papyri*, Oxford 1968, p. 22 n. 12; D. Manetti, *Proposte di collocazione di due frammenti in PBrLibr inv. 137 (Anonimo Londinese) e nuove letture*, in *Specimina per il Corpus dei Papiri Greci di Medicina*, Firenze 1997, pp. 141–152.

[2] G. Bastianini, *Un luogo di ritrovamento fantasma*, Atti del II Convegno nazionale di Egittologia e Papirologia (Siracusa 1–3 dicembre 1995), Siracusa 1996, pp. 69–84; A. Martin, *Heures et malheurs d'un manuscrit. Deux notes à propos du papyrus d'Hérondas*, ZPE 139 (2002), pp. 22–26: 24–26.

[3] F.G. Kenyon, *A Medical Papyrus in the British Museum*, CR 6 (1892), pp. 237–240.

[4] in ‹Supplemento Aristotelico› III 1, Berolini 1893.

[5] Tabula I continet columnas I–III, II continet coll. IV–VII, III coll. VIII–XI, IV coll. XII–XV, V coll. XVI–XVIII, VI coll. XIX–XX, VII coll. XXI–XXIV, VIII coll. XXV–XXVIII, IX coll. XXIX–XXXI, X coll. XXXII–XXXV, XI coll. XXXVI–XXXIX.

[6] F. G. Kenyon, *A rescript of Marcus Antonius*, CR 7 (1893), pp. 476–478.

Restant et aliquot frustula incertae sedis (fragmenta III–XII in ed. pr.), quorum duo maiora, a Diels edita, opportune coniunxit et suo loco collocavit Thost anno 1894[7]. Dein alia fragmenta dispersa anno 1901 Kenyon in lucem prodidit[8], quae plerumque recte a Diels columnis iam notis coniuncta sunt (frr. 1, 2, 3, 4, X, 6, 7) et nunc in tabulis suo quaeque loco servantur. Fragmenta VI et XII in ed. pr. (col. XXX 4–9 et XVII 22–23) ego opportune coniunxi[9], item tertium quoddam sine numero, a Diels omissum (**a** in hac editione), inter col. XIV 13 et XV 13; transcripsi et fragmenta minima in tabula X, quae Diels tantum nominavit (frr. 8–12 in hac editione). Alia fragmenta (frr. 8–23 Kenyon), quae nusquam hodie reperiuntur, descripsi tantum.

Altitudo libri est fere 23,5 cent., voluminis quantum exstat longitudo 336,5 cent.; commissurae (κολλήcεic) singularum plagularum inconditae sunt et plagulae longitudine (13–18 cent.) differunt, qua re chartam et volumen parvi pretii esse patet: commissurae discernuntur in col. II, IV, VI, VII, XII, XIV, XVII, XIX, XXI, XXII, XXIV, XXVI, XXVII, XXX, XXXII, XXXIV, XXXV, XXXVII, XXXIX. Cohaerent col. I–IX, X–XV, XVI–XIX et XX–XXXIX: una columna (vel duo) certe deest inter IX et X (quod e plagularum longitudine patet), at nulla videtur deesse inter columnas XV et XVI et inter columnas XIX et XX. Initium voluminis deest, unam vero columnam vel duo tantum periisse verisimile est, ut videtur; in fine librarius in media columna intermittit; in dextera parte restat spatium vacuum 3,5 fere cent. Plus quam viginti plagulas inter se iunctas esse ad volumen componendum haud dubie constat, contra illud Plinii senioris: «numquam plures scapo quam vicenae».[10]

---

[7] E. Thost, *Ad papyros titulosque graecos symbolae. I. Iatrica Menonia*, in *Griechische Studien Hermann Lipsius zum 60. Geburtstag dargebracht*, Leipzig 1894, pp. 161–168.

[8] F.G. Kenyon, *Some Additional Fragments of the London Medical Papyrus*, SPAW 1 (1901), pp. 1319–1323.

[9] Fr. VI et fr. sine numero collocavi in Manetti 1997, pp. 143–152, fr. XII in Manetti 2009, pp. 39–43.

[10] Plin. *Nat. Hist.* XIII 23 (77), cf. T. Skeat, *The length of the standard papyrus roll and the cost-advantage of the codex*, ZPE 45 (1982), pp. 169–175.

Columnae quae supersunt integrae habent versus a 44 usque ad 59, quorum numerus sensim increbescit ad finem voluminis. Similiter crescit litterarum numerus in singulis versibus, a 25/28 in primis columnis usque ad 58/59 in columnis sequentibus. Intervalla vacua inter columnas plerumque sunt 1,5 cent., margines superiores et inferiores, ubi servantur, usque ad 2 cent.

De aetate papyri iam disputavi anno 1994[11]: papyrum saeculo primo post Christum natum scriptam esse censeo, quam licet conferas cum P.Warr. 8 (86 p. Ch. n.), et P.Ryl. II 119 (54–67 p. Ch. n.)[12]: scriptura semicursiva periti cuiusdam manum indicat, haud dissimilem eorum qui descripserunt *Rempublicam Atheniensium* (P. Lond. inv. 131) vel eorum qui commentaria et scholia exaraverunt. Ceterum Kenyon papyrum ante 150 p. Ch. n. posuerat. Papyrus scripta est certe post aetatem qua vixit Alexander ille qui «amator veri» appellatur (I a.Ch. n. – I p. Ch. n.), cuius nomen in textu crebro legitur, sed antequam Epistula M. Antonii (I p. Ch. n.) exararetur.

Ut membra periodi distinguat vel periodo finem ponat, librarius saepe spatiis vacuis utitur, brevioribus vel amplioribus, quibus inter versum illum et sequentem respondet signorum duplex genus, vel *paragraphus* (—), hoc est linea transversa ad versus initia, vel quae dicitur *diple obelismene* (>—). In his versibus prima littera sub signo sinistrorsum saepe posita est, id est *ekthesei* versus ponuntur[13]. Aliis signis ad interpunctionem non utitur scriba,[14] sed crebrius spatia vacua, minora vel maiora, inter litteras relinquit, ad sententias vel *cola* dirimenda.

---

[11] Manetti 1994, pp. 47–58.
[12] Cf. etiam ex. gr. P.Warr. pl. II; P.Ryl. II, pl. 7 (et Seider I 25).
[13] Legem non sequuntur II 7, 31, III 13, 21 , 37, V 15, 22, 29, VI 5, VII 22, 33, XII 25, 27, XIII 10, XIV 21, XV 34, XVI 5, 10, XVII 26, 41, 45, XVIII 30, 33, 36, 49, XIX 9, 33, XX 2, 8, 18, 43, XXII 53, 54, XXIV 13, XXV 28, 32, 36, XXXII 42, XXXIII 6, 38, XXXIV 7, XXXV 8, 21, 31, 48, XXXVI 44, XXXVII 8, XXXVIII 36. Sed inconstantia quadam aliquando versus *ekthesei* ponuntur nulla paragrapho antecedente, ex. gr. XXIII 26, 37, XXVII 7, 11, 19, 37, 47, XXIX 19 etc.
[14] Diels adnotat, p. XIII: «primum crasso puncto finis imponitur periodo XXXI 25, quod est singulare». At non punctum est sed potius parva atramenti macula fortuito lapsa.

Iota mutum addit scriba regulariter, interdum per errorem, rarius omittit.

ν paragogicum positum est, ut solet, inconstantia quadam, et ante vocalem et crebrius ante consonantem, etsi finis membrorum periodi vel periodi non sequatur: interdum ante consonantem sed etiam ante vocalem omissum est (I 9–10; XV 25–26; XXI 25; XXVIII 16; XXX 46; XXXIV 29; XXXVII 31; XXXVIII 17, 47).

Errores ortographicos tum correxit ipse scriba, tum autem neglexit complures, frequenter itacismos:

ε pro η – XIV 39 τετυχεκ.ν

ει pro ι – κειν- I 10; 11; 12; 30; 32; 37; II 5; (15); 17; III 9; V 6; VI 14; XXI 11; 28; 33; 34; XXIX 7; 8; 9; II 34 αλο[γ]ειαν; IV 14 φρενειτις; XV 19 κοιλειων; XV 36 δρειμειαν; XVII 30 εινων; XVII 37 πειμελης; XVIII 22 επεισπαται; XXII 39 εγεινετο?; XXVI 48 mg. παρεμπειπτειν; 49 λειαν; XXIV 29 ημειν; XXVII 33 πειπτειν, cf. 34; XXIX 22 εκθλειψουσι; XXXIII 26 -πειπτοντα; XXXIV 44 -πειπτειν; 50; XXXVII 19 σκ[αμ]ωνεια (σκαμμώνια)

ει pro ε – IV 11 πυρωδεις; V 23 εινεκα

ει pro η – III 30 παρειρησθαι, XXXIII 3 αφειρημενων, cf. Jannaris 36–39, Gignac I 239

η pro ει – XVII 6 εγμαγηο[; XXXIII 39 πληονα

ι pro ει – II 19 ημις (XXIV 36; XXV 26, 29); II 20 et 21 μετριοπαθιας; II 29 απιθες; V 21 κρασις, cf. VII 5; VI 16 επιδη; XVIII 26 επισακτωι; XXVI 48c (mg.) απολιπεσθαι; XXVII 40 απολιφθηναι; XXX 35 αχριον; XXXI 20 αλιπται; XXXI 43 mg. μιζ(ων); XXXIII 47 επιτα; XXXVI 35 επι; XXXVI 40–41 χιμω|ν[α

ο pro ω – XIX 31 δοθιονας, XXXI 18 πολυτροφοτεροι

οι pro ει – XIV 41 χοιων

ω pro ο – XI 23 κρωτωνιατης cf. XVIII 9; XVI 40 πωρρω, cf. XXI 24 et XXX 44; XXIV 32 οινοδωτης?

α pro αυ – *krasis* τάτό pro ταύτό etc. V 25; VII 34; XVIII 15; XXXI 6; 17; XXXII 36; XXXVI 35; XXXVII 23–24, contra ταυτα XXXI 20; το αυτο XXXVII 9–10; XXXVIII 17. Cf. etiam

XVIII 38 ατοc ab ipso librario α\υ/τόc corr. et XXXVI 29–30 αταιc αρτηριαιc, lege αὐταῖς[15].

De litteris aspiratis vide: XIII 25 πλητοc pro πλῆθος; VIII 44 καθαρρουc pro κατάρρουc; XII 2 καταψυχεωc pro καταψύξεωc, cf. XVIII 49, ubi correxit ξ ex χ; XIV 33–34 τε|τευκεν[αι pro τετευχεναι (Diels τε|θευκεν[αι); XVI 24 καθ' ευθυωρίαν; XXV 28 καθ' οcον, ubi correxit θ ex τ; XXVII 53 πρωθη, ubi prius scripsit θη, deinde τη s.l. addidit.

De assimulatione vide V 10 εγ μεντοι; VI 11 εγ δε των; XVII 6 εγμαγηο[; XVII 19 εγβαντ[; XX 7 εγ μ(εν) δη; XXI 27 εγ λογωι; Gignac I 173–74

De ζ προ c vide : XXIII 40 καταζβεννυcθαι, cf. Gignac I 121 αμφιζβητηcεωc; 123 (2.a), 124.

Compendiis autem librarius utitur multis, quae inveniuntur etiam apud papyrum illam Aristotelis *Reipublicae Atheniensium*, quacum papyrus inv. 137 ad Museum Britannicum pervenit, vel apud P. Berol. 9780 *recto* (Didymi *in Demosthenem commenta*) et *verso* (Hieroclis *Elementa ethica*)[16] et in multis aliis.

/	= ἐcτίν
//	= εἰcίν
\	= εἶναι
γ́	= γάρ
κ̂	= κατά
μ́	= μέν, -μεν
ν́	= νων, -νων
ō	= οὕτωc
π́	= πρόc
τ́	= τῶν, -των

Compendia interdum etiam in medio verbo aut in verbis compositis adhibet librarius, ex. gr. κ(ατα)λείπω, κ(ατ)εργαcία,

---
[15] Cf. Mayser-Schmoll I.1 92–93; Gignac I 188; 227; Jannaris parr. 542–43; Schwyzer I 199 (et 91 n. 1); S.-T. Teodorsson, *The Phonology of Attic in the Hellenistic Period*, Göteborg 1978, pp. 40–41.
[16] Cf. G. Bastianini, *CPF* I.1** (1992), pp. 276–281.

λέγομ(εν), ὑπεμνήcαμ(εν), μ(έν)τοι, π(ροc)χρώμεθ(α), π(ροc) θεcιc.

Abbreviationum duo genera ponuntur, saepius in fine versus:
   a) verba una littera suprascripta vel suspensa plerumque terminantur, ubi omnes litterae posteriores subaudiendae sunt[17], ex. gr. III 23 νοcημaτ° = νοcήματο(c) vel XXV 25 αναδ = ἀναδ(οciν) etc.

Eiusdem generis sunt exempla notabiliora quae sequuntur, ubi interdum duo litterae intersecantur:

ἀ̣	= voces αἰ(τία) -αc, αἴ(τιον), -ου etc.
ᾶ	= ἀλ(λά)
Γ̇	= γί(νεται), γί(νονται), γι(νόμενοc -η)
Γ̇θ	= γί(νεc)θ(αι)
δυ	= vox δύ(ναμιc) -εωc etc.
ἐμ	= ἐμπ(ειρικοί), XXXI 26
Ἡ̣ρ̣	= Ἡρ(όφιλοc), XXXVI 47 HP
Λ	= vox λό(γοc) -ου etc.
ὐ̑	= vox ὑπ(άρχω) -ειc etc.
φ	= φ(ηcίν), φ(αcί), φ(αμέν), εφ = ἔφ(αcαν)

   b) verba lineola transversa suprascripta terminantur, quae quamlibet terminationem significat, ex. gr. εραcιcτρ̄ = ἐραcιcτρ(άτειοι) vel γεῡ = γέν(ηται) etc.

Multo magis interest decernere quae sit «librarii» indoles. Ut primum papyrum perspicere coepi, animadverti eum qui textum scripsit auctorem, melius quam librarium, appellari oportere. Male Diels iudicavit «exarasse haec adulescentem aliquem medicinae studiosum, qui in suum sibi usum hanc isagogen describeret»[18]. Mea quidem sententia hanc isagogen non librarius quidam describit, sed anonymus vir doctus (Anon.) componit,

---

[17] ὐ̑ = νεωτέροιc II 30 falso legit D.: μ clare legi potest.
[18] Diels, *ed. pr.*, p. XV.

etsi multas doctrinas ab antiquioribus libris hauriens. Multis indiciis opinionem meam probatam esse censeo: textus una manu perscriptus est, quae saepe errores correxit inter scribendum[19]. Auctor ipse aliqua verba inter lineas supplevit, praeterea in intercolumniis vel in margine inferiore sententias addidit, quae rem augent et novam materiam proferunt (ex. gr. col. XXVI 48 et col. XXV 46[20]). In voluminis initio quomodo corporis et animi passiones inter se differant bis disputavit: in col. I v. 16 ex extremis litteris dextera parte linea deducitur usque ad v. 39, continuata inter vv. 39 et 40: scilicet scripturam imperfectam in circumductis versibus secludere voluit auctor, denuo enim eadem in vv. 39 sqq. usque ad col. II v. 40 locupletius disputavit. Perclare interdum Anon. sententiae formam mutavit inter scribendum (ex. gr. col. XIV 20, XXIV 32, XXV 28–31), quod est textum componentis et de re cogitantis dum scribit; nonnunquam delere omisit priorem scripturam vel eam delevit imperfecte. Opus quod auctor scripsit perfectum non est: scriptor in media columna XXXIX intermittit (*diple obelismene* sub ultimo versu posita) et in VII 37 promittit quae non extant in textu, sed, quod est magni momenti, nusquam suam doctrinam de morbis et morborum causis exponit, quamvis titulus extet Αἰ[τιο]λογικός. Νόϲοι (IV 18–19). Papyrum igitur librum autographum et instar adversariorum intermissi operis esse censeo[21].

De Anonymi doctrina et fontibus addam pauca: etsi Diels nihil certum demonstrari posse censeret, Wellmann ad Sorani auctoritatem, id est ad Methodicam sectam eum rettulit[22], sed revera nihil Methodici ad Anonymum pertinet. At contra Anon. bis declarat (I 4–5, II 18–19) se antiquorum doctrinas sequi, quae apparent cohaerere cum Platonis Aristotelisque

---

[19] Anon. solet errores corrigere vel currente calamo, vel linea ducta per litteras vel punctis supra litteras scriptis.
[20] In margine dextro v. 46 Anon. lectorem monet ut legat quod scriptum est in averso latere, id est fr. I posticum, ubi novum argumentum addit: [ὅ]τι τροφή (ἐστιν) ἐν τοῖϲ ἐντέροιϲ, ἔξω βλέπε.
[21] Omnia haec demonstravi in *Autografi e incompiuti: il caso dell'Anonimo Londinese P. Lit. Lond. 168*, ZPE 100 (1994), pp. 47-58.
[22] Diels, p. 413; Wellmann, pp. 396-429.

hereditate quadam²³. Et profecto Aristotelem et Platonem auctor bene novit et in suo opere magna cum reverentia commemorat. Revera ad Aristotelis auctoritatem refert placita philosophorum et medicorum de morborum causa, e quibus hausit amplissime (IV–XX), et Aristotelis de somno doctrinam secutus est (XXIII 42–XXIV 9). Platonis doctrinam in *Timaeo* accurate perscribit (XIV 11 καὶ πρῶτον ἀπὸ Πλάτωνος–XVIII 8), non solum ex Aristotelis placitis sed etiam e commentariis hauriens ad *Timaeum* quibusdam²⁴.

Textus quidem est introductio ad morborum causas («pathologian») ubi auctor primum definitiones praebet de affectu, morbo et similibus (I–IV 17), deinde antiquorum placita de morborum causis (αἰτιολογία) describit ex Aristotele (IV 25– XXI 9), denique, ut instruat necessaria ad suam «aetiologian» exponendam (col. XXI 12–13), compositionem corporis et naturales eius actiones demonstrat et saepe quid ipse sentiat Herophili, Erasistrati Asclepiadisque opinionibus opponit (XXI 13 sqq.).

Inter medicos antiquos de quorum «aetiologia» Anon. refert, quidam ante papyri editionem ignoti erant, ut Alcamenes, Timotheus Metapontinus, Abas, Ninyas Aegyptius, Thrasimachus Sardianus, Phasitas, alii sunt philosophi valde noti, sicut Philolaus, Hippon, ipse Plato. De Hippocrate ab Aristotele dissentit aperte (V 35–VI 43), suam Hippocratis notitiam opponens (VI 43–VII 40)²⁵. De Herophilo autem et Erasistrato, de Asclepiade Alexandroque qui «amator veri» (Φιλαλήθης) appellatur multa alioquin incognita Anon. refert et eorum doctrinas penitus novisse apparet.

Herophilus primum laudatur cum auctor quid de compositione corporis sentiat exponere incipit (XXI 21–23): confitetur enim se sententiam Herophili probare illam, «primas evidentes res

---

[23] Manetti 1999a e 1999b.
[24] Manetti 1999a.
[25] Post Diels, diu locupletiusque disputaverunt philologi num ‹Aristoteli› de doctrina hippocratica credere possis: vide Manetti 2008, 209–225.

exponendas esse, etsi primae non sint»[26]. Quod vero mortuorum ex corporibus dissecatis apparet, corpus e partibus simplicibus («homoeomeris») et compositis («anhomoeomeris») constat (XXI 29–XXII 3, sicut et Aristoteles contendit[27]). Natura in hominis corpore appetitum materiamque facultatesque instruxit: appetitum ut materiam sumeret, facultates ut materiam mutarent (XXII 41–49).

Materia sunt spiritus et cibus: spiritus per nares trahitur et per arteriam asperam ad pulmonem fertur — sed etiam pars eius in thoracem et ventrem (in quo Erasistratus dissentit) — inde ad arterias singulas et ad foramina in omne corpus et demum in externum effluit (XXIII 12–38). Calori spiritus temperat in praecordiis, sicut somnus, secundum Aristotelem, quem Anon. magna cum laude commemorat (XXIII 38–XXIV 9).

Cibus teritur a dentibus, deinde in ventrem deducitur et ibi concoquitur, denique «adsimilatur ei quod aptum est»[28] (XXIV 26–27). Quamvis pugnaciter certet cum Asclepiade, praesertim de concoctione ciborum, cum Asclepiades dicat «nihil concoqui sed crudam materiam, sicut assumpta est, in corpus omne diduci»[29], Anon. noster contra partim per calorem cibos concoqui putat (concoctionem illam esse, non digestionem tantum), partim cibum crudum in omne corpus pervenire: liquidus quidem cibus et tenuis, in vaporem mutatus, per invisibilia foramina fertur crudus ad omnes partes, cum qui solidus est ab ore ad stomachum et intestinum moveatur, ubi concoquitur et liquefit, deinde per venas et arterias ad omne corpus diducitur (XXIV 20–XXVI 31).

Auctor disputat an in arteriis sanguis naturaliter contineatur et Erasistrati argumenta diu confutat, qui putat arterias solum spiritui accommodatas (XXVI 31–XXVII 15). Sed etiam ab Herophili opinione dissentit, per arterias cibum corporis inter partes magis dispensari, cum ipse per venas hoc fieri putet (XXVIII 46–XXIX 34).

---

[26] λεγέϲθω δὲ τὰ φαινόμενα π[ρ]ῶτα καὶ εἰ μή (ἐϲτιν) πρῶτα (T50a von Staden).
[27] Cf. ex. gr. *HA.* 486a 5–8.
[28] ἀποικειοῦται ἐπὶ τὸ οἰκεῖον.
[29] Cels. *Praef.* 20.

Cibi pars utilis magna per omne corpus distribuitur, sed si quid inutile fuerit, in stercora per intestina deveniet vel in urinam transibit vel, si quae superflua fuerint in corporis foraminibus, tamquam aliena per sudorem egerentur (XXIX 34–48). De urina quid sit vel unde nascatur antiqui inter se dissenserunt (XXIX 50–XXX 29) sed Anon. ipse rem suspendit.

In operis ultima parte (XXX 40–XXXVI 43) Anon. in utramque partem disputat utrum corpuscula quae intellectu percipiuntur per invisibilia foramina a nostris corporibus manent semper exterius necne. Saepe cum Asclepiade de quibusdam argumentis certat, semel etiam cum Alexandro de natura sanguinis, et denique colligit corpuscula sensibilia et quae intellectu percipiuntur ex hominum corpore semper effluere.

At naturam denuo laudans, «quae quod iustum atque consequens est tuetur[30], ut Herophilus Asclepiadesque contendunt»[31], Anon. noster etiam corpuscula ab externo semper adfluere et introduci in corpus necessarium dicit (XXXVI 44–55). Quod enim perclarum est, si remedia in superficie corporis imposita consideres, elaterium, helleborum vel castoreum etc. (XXXVI 55 sqq.). Postremo, num in corpore sint viae invisibiles, id est «pori» intellectu tantum percepti, auctor quosdam dicit disputare et eorum argumenta perscribit (XXXVIII 51sqq.). Paulo antequam scribere intermittit, Anon. insuper commemorat naturam quae in corpore instruxit vias quae intellectu percipiuntur, ut cibus ad minutiores partes perveniret (XXXIX 25–29).

Ex omnibus quae supra diximus clarum est Anon. cum Herophilo et Erasistrato, Asclepiade Alexandroque colloqui ut parem cum pari: Herophilum tamen magis veretur, cum initium ab eo faciat (vide supra) et minoribus tantum rebus ab eo dissentiat, at ceteros pugnaciter saepe confutat. Anonymi doctrina de compositione corporis, de respiratione, de digestione etc. Herophili quidem opinionibus haud repugnat, sed Anon. partim Asclepiadi consentit, de materia cruda in corpus digesta,

---

[30] ἡ φύσις – φ(ασὶν) – τ[ηρ]ητικὴ κ[α]θέστηκεν τοῦ τε δικαίου καὶ τ[ο]ῦ ἀ[κ]ο-{υ}λούθου.
[31] Herophili testimoniis addendum.

de motu particularum quae intellectu percipiuntur et autem de foraminibus corporis quae percipi non possunt. Etsi Asclepiadem frequenter reprehendat, tamen Anon. noster eius auctoritatem quodammodo veretur.

Alexander «Amator veri» ab auctore semper fere una cum Asclepiade commemoratur (tantum quod ei de sanguine visum est Anon. confutat in XXXV 52–XXXVI 25). Alexander magister Herophileae sectae Laodiceae in Asia[32] fuit Augusto regnante, sed etiam «discipulus Asclepiadis» dicitur[33]. Ergo veri simile est non solum Anon. de eius opere quod «Placita» (Ἀρέσκοντα) inscribitur notitiam Asclepiadis hausisse sed etiam eum eiusdem familiae atque Alexander discipulum fuisse, ubi Herophilus et Asclepiades, ut videtur, auctoritate pares existimabantur. Ceterum papyrus ex Asia in Aegyptum pervenisse potest[34], quidam enim aversa facie descripsit epistulam Marci Antonii (vide supra), quae ad Asiae cives missa erat et in inscriptione Trallibus haud procul a Laodicea reperta est.[35]

---

[32] Strab. XII 8.20 (580) = *AP*. 1 von Staden.
[33] Vindic. 1 ap. Wellmann, *Fragmente*, p. 208.2 = *AP*. 9 von Staden.
[34] Manetti 1994.
[35] Plura invenies in dissertatione mea, nondum edita, de Anonymi textu, doctrina et fontibus.

DE HVIVS EDITIONIS RATIONE

Textum in columnas divisum, non continuum, transcripsi, ut clarius esset lectori quomodo textus servatus est et ut correctiones ac supplementa inter lineas vel in margine ab Anon. addita et autem supplementa editorum paterent. Quae Anon. sua manu delevit in adnotatione tantum describuntur.

Iota mutum adscriptum notavi, si papyrus id exhibet (scil. τῶι, τῆι et sim.), subscriptum, si deest in papyro (scil. τῷ, τῇ et sim.); litterae quae dubiae sunt punctis designavi. Abbreviationes et compendia, in textu resoluta, in adnotatione plerumque descripta sunt, creberrima quidem, in praefatione descripta, non notavi.

Diels utitur signis [[ ]] ut indicet litteras deletas ab editore, sed etiam a scriba (una cum aliis signis, linea transversa vel punctis suprascriptis): in hac editione signa [[ ]] significant solum litteras deletas a scriba, sicut hodie consuetudo fert: quam ob rem accomodavi quod Diels adnotavit in singulis versibus.

Testimonia selecta continent non solum auctorum verba quae Anon. descripsit vel epitomavit sed etiam ex aliis fontibus similia, quae discernere potui.

Restat ut gratias agam, pro auxilio et beneficiis quibus collegae et amici me adiuverunt: Fernanda Caizzi, Ivan Garofalo, Vivian Nutton, Amneris Roselli, David Sedley et etiam Isabella Andorlini, Philip De Lacy, Isabella Gualandri, Mario Labate, Gisela Stricker; in plagulis legendis et interpretandis peritissimis gratiam refero Guido Bastianini, Maria Serena Funghi et Herwig Maehler, postremo Daniela Colomo.

CONSPECTVS EDITIONVM

Alcin. *Didaskalikos*	Alcinoos, *Enseignement des doctrines de Platon*, texte éd. par J. Whittaker, Paris 1990.
Alex. Aphr. *de An.*	Alexander Aphrodisiensis, *de Anima liber*, ed. I. Bruns, Supplementum Aristotelicum II 1, Berlin 1887.
Alex. Aphr. *Mixt.*	Alexander Aphrodisiensis, *de Mixtione*, ed. I. Bruns, Supplementum Aristotelicum II 2, Berlin 1892.
[Alex. Aphr.] *De febribus*	Ps. Alessandro di Afrodisia, *Trattato sulla febbre*, edizione critica, traduzione e commento a cura di P. Tassinari, Alessandria 1994.
[Alex. Aphr.] *Suppl. Probl.*	Pseudo-Aristoteles (Pseudo-Alexander) *Supplementa Problematorum* ed. by S. Kapetanaki – R. W. Sharples, Berlin – New York 2006 («Peripatoi» 20).
Andronic. Rhod.	*Pseudo-Andronicus de Rhodes* «Περὶ παθῶν», éd. crit. par A. Glibert-Thirry, Leiden 1977 (Corpus Latinum commentariorum in Aristotelem Graecorum, suppl. 2).
Ar. Didym.	Arii Didymi epitome fr. phys. in: *Doxographi Graeci*, coll. H. Diels, Berlin 1879.
Aret.	Aretaeus, ed. C. Hude, *CMG* II, Leipzig – Berlin 1923.
Asp. *in EN*	*Aspasii in Ethica Nicomachea quae supersunt commentaria*, ed. G. Heylbut, Berlin 1889.
Cael. Aurel.	Caelii Aureliani *Celeres passiones, Tardae passiones*, I–II, ed. G. Bendz, Berlin 1990–1993 (*CML* VI 1).
Cels.	A. Corneli Celsi quae supersunt, rec. F. Marx, Leipzig – Berlin 1915 (*CML* I).
Clem. Al. *Strom.*	*Clementis Alexandrini Stromata* I–VI, ed. O. Stählin, Leipzig 1906.

CPF	*Corpus dei papiri filosofici greci e latini*, ed. F. Adorno et alii, I.1 Firenze 1989–1999; I.2 Firenze 2008.
Craik	Hippocrates, *Places in Man*, Greek Text and Translation with Introduction and Commentary, Edited by E.M. Craik, Oxford 1998.
Deichgräber	*Die Empirikerschule, Sammlung der Fragmente und Darstellung der Lehre*, von K. Deichgräber, Berlin 1930.
DK	H. Diels – W. Kranz, *Die Fragmente der Vorsokratiker*, Dublin – Zürich 1951–1952[6].
Dox. gr.	*Doxographi graeci*, coll. rec. prol. ind. instr. H. Diels, Berlin – Leipzig 1879.
Dsc.	Pedanii Dioscuridis Anazarbei *De materia medica*, ed. M. Wellmann, I–III, Berlin 1906–1908.
Furley-Wilkie	*Galen on respiration and the arteries*, An edition with English transl. and comm. of *De usus respirationis, An in arteriis natura sanguis contineatur, De usu pulsuum* and *De causis respirationis*, by D.J. Furley and J.S. Wilkie, Princeton 1984.
Garofalo 1988	*Erasistrati fragmenta*, collegit et digessit I. Garofalo, Pisa 1988.
Garofalo 1997	*Anonymi de morbis acutis et chroniis*, ed. with commentary by I. Garofalo, Leiden 1997.
Gigon	*Aristotelis Opera*, ex rec. I. Bekkeri. Editio altera, addendis instruxit fragmentorum collectionem retractavit O. Gigon, III, *Librorum deperditorum fragmenta*, Berlin – New York 1987.
Helmreich	Galeni *De usu partium libri XVII*, ed. G. Helmreich, I–II, Leipzig 1907–1909.
Jouanna 1975	Hippocrate, *La nature de l'homme*, ét. par J. Jouanna, Berlin 1975 (*CMG* I 1,3).
Jouanna 1988	Hippocrate, *Des vents – De l'art*, texte ét. par J. Jouanna, Paris 1988.
Jouanna 1996	Hippocrate, *Airs, eaux, lieux*, texte ét. par J. Jouanna, Paris 1996.

K.	C.-G. Kühn, *Claudii Galeni opera omnia*, Leipzig 1821–1833 (rist. an. Hildesheim 2001).
Kassel-Austin	*Poetae Comici Graeci (PCG)*, edd. R. Kassel et C. Austin, V, Berlin – New York 1986
Kotzia	P. Kotzia, *Liber de pomo sive de morte Aristotelis*, Thessaloniki 2007
L.	E. Littré, *Oeuvres complètes d'Hippocrate*, Paris 1839–1861.
Paroem.	*Corpus Paroemiographorum Graecorum*, edd. E. L. Leutsch, F. G. Schneidewin, I–II, Göttingen 1851 (Olms 1965).
Phil.	*Philonis Alexandrini opera quae supersunt*, II, ed. P. Wendland, Berlin 1897, VI, edd. L. Cohn – S. Reiter, Berlin 1915.
Phlp. *in De an.*	Ioannis Philoponi *In Aristotelis De anima libros commentaria*, ed. M. Hayduck, Berlin 1897 (*CAG* XV).
Porph. *De antro*	Porphyry, *The cave of the nymphs in the Odyssey*, A revised Text with Transl. by Seminar Classics 609, State University of New York at Buffalo, Arethusa Monographs I, 1969.
Ruf. *nom. part. corp.*	Rufus Ephesius, *De nominibus partium corporis*, in *Oeuvres de Rufus d' Éphèse*, par Ch. Daremberg – É. Ruelle, Paris 1879 (Hakkert 1963).
Sch. in Gal.	P. Moraux, *Unbekannte Galen-Scholien*, ZPE 27 (1977), 1–63
Scr. min.	Claudii Galeni Pergameni *Scripta minora*, I–III, edd. I. Marquardt, I. Müller, G. Helmreich, Leipzig 1884–1893.
Simpl. *in Cat.*	Simplicii *in Aristotelis Categorias commentarium*, ed. C. Kalbfleisch, Berlin 1907 (*CAG* VIII).
Simpl. *in Cael.*	Simplicii, *in Aristotelis de Caelo commentarium*, ed. J. L. Heiberg, Berlin 1894 (*CAG* VI)
SVF	*Stoicorum veterum fragmenta*, voll. 1–3, coll. von Arnim, Leipzig 1903–1905; vol. 4, indices conscr. M. Adler, Leipzig 1924.

Thphr. fr.	*Theophrastus of Eresus, Sources for his life, writings, thought and influence*, ed. and transl. by W.W. Fortenbaugh, P. Huby, R.W. Sharples, D. Gutas, vol. 2, Leiden 1992.
von Staden	*Herophilus. The Art of Medicine in Early Alexandria*, ed. transl. and comm. by H. von Staden, Cambridge 1989.
van der Eijk	*Diocles of Carystus. A Collection of the Fragments with Translation and Commentary*, I–II, by Ph.J. van der Eijk, Leiden 2000–2001.
Wellmann, *Fragmente*	M. Wellmann, *Die Fragmente der sikelischen Ärzte Akron, Philistion und des Diokles von Karystos*, Berlin 1901.
Wittern	R. Wittern, *Die hippokratische Schrift De morbis I*, Ausgabe, Übersetzung und Erläuterungen, Hildesheim – New York 1974.

CONSPECTVS LIBRORVM

Andorlini
: I. Andorlini, *La ricetta medica di P. Brit. Libr. inv. 137v* (= Suppl. Arist. *III 1, p. 76 Diels)*, Galenos 4 (2010), 39–45

Beckh-Spät
: Anonymus Londinensis, *Auszüge eines unbekanntes aus Aristoteles-Menons Handbuch der Medizin und aus Werken anderen älterer Ärzte*, Ausgabe von H. Beckh und F. Spät, Berlin 1896.

Blomqvist
: J. Blomqvist, *Textkritische Folgerungen aus zwei griechischen Wortstellungsregeln*, MH 38 (1971), 145–155.

Diels
: H. Diels, *Über die Excerpte von Menons Iatrika in dem Londoner Papyrus 137*, Hermes 28 (1893), 407–434.

Edelstein
: L. Edelstein, ad M. Pohlenz, *Hippokrates und die Begründung der wissenschaftlichen Medizin*, AJPh 61 (1940), 223–226 (= L.E., *Ancient Medicine*. Selected Papers of L.E. ed. by O. Temkin and C.L. Temkin, Baltimore–London 1967, 111–120): 225.

Fredrich
: K. Fredrich, *Hippokratische Untersuchungen*, Berlin 1899 («Philologische Untersuchungen» 15).

Gignac
: F.T. Gignac, *A Grammar of the Greek Papyri of the Roman and Byzantine Periods*, I–II, Milano 1976–1981.

Grensemann
: H. Grensemann, *Knidische Medizin, Teil I: Die Testimonien zur ältesten knidischen Lehre und Analysen knidischer Schriften im Corpus Hippocraticum*, Berlin 1975 (Ars medica II, 4.1).

Jannaris
: A.N. Jannaris, *An Historical Greek Grammar*, London 1897.

Jones
: W.H.S. Jones, *The Medical Writings of the Anonymus Londinensis*, Cambridge 1947.

Kaibel *EG*	*Epigrammata Graeca ex lapidibus conlecta*, ed. G. Kaibel, Berlin 1878.
Kotzia-Pantele	P. Kotzia-Pantele, *P.Lond. 137 (= P.Lit.Lond. 165) XXVI 16–19*, Hellenika 40 (1989), 149–153.
Manetti 1986	*Note di lettura dell'Anonimo Londinese – Prolegomena ad una nuova edizione*, ZPE 63 (1986), 57–74.
Manetti 1989	D. Manetti, Aristoteles 37T, in *CPF*, I.1, Firenze 1989, 307–311.
Manetti 1992	Democritus 7T, in *(CPF)*, I.1***, Firenze 1992, 11–15.
Manetti 1994	*Autografi e incompiuti: il caso dell'Anonimo Londinese P.Lit.Lond. 165*, ZPE 100 (1994), 47–58.
Manetti 1996a	*Saggio di edizione di P.Lit.Lond. 165: la polemica contro Erasistrato sulla presenza di aria nelle arterie*, in: A. Garzya (ed.), *Histoire et ecdotique des textes médicaux grecs*, Napoli 1996, 307–317.
Manetti 1996b	Ὡc δὲ αὐτὸc Ἱπποκράτηc λέγει. *Teoria causale e ippocratismo nell'Anonimo Londinese (VI 43 ss.)*, in R. Wittern – P. Pellegrin (edd.), *Hippokratische Medizin und antike Philosophie*, Hildesheim 1996, 295–310.
Manetti 1997	D. Manetti, *Proposte di collocazione di due frammenti in PBrLibr inv. 137 (Anonimo Londinese) e nuove letture*, in: *Specimina per il Corpus dei Papiri Greci di Medicina*, Firenze 1997, 141–152.
Manetti 1999a	Plato 129T (*Timaeus*), PBrLibr inv. 137, in *(CPF)*, I.1***, Firenze 1999, 528–578.
Manetti 1999b	‹Aristotle› *and the role of doxography in the Anonymus Londiniensis (PBrLibr inv. 137)*, in *Ancient Histories of Medicine, Essays in Medical Doxography and Historiography in Classical Antiquity*, edited by Ph. van der Eijk, Leiden–New York 1999, 95–141.
Manetti 2003	D. Manetti, *Il ruolo di Asclepiade di Bitinia nell'Anonimo Londinese*, in A. Garzya – J. Jouanna (edd.), *Trasmissione e ecdotica dei testi medici greci*, Napoli 2003, 335–347.

Manetti 2005	*Medici contemporanei a Ippocrate: problemi di identificazione dei medici di nome Erodico*, in Ph. van der Eijk (ed.), *Hippocrates in context*, Leiden 2005, 295–313.
Manetti 2008	Hippocrates 28T, 32T, in *CPF*, I.2, Firenze 2008, 202–206; 209–225.
Manetti 2009	D. Manetti, *Anonymus Londiniensis De medicina* (P.Br. Libr. inv. 137) *XVII 21-22. Collocazione di un frammento* incertae sedis, Galenos 3 (2009), pp. 39–43.
Mansfeld	J. Mansfeld, *Doxography and Dialectic. The Sitz im Leben of the ‹Placita›*, ANRW II 36.4, Berlin–New York 1990, 3056–3229.
Mayser-Schmoll	E. Mayser, *Grammatik der griechischen Papyri aus der Ptolemäerzeit*, I.1: *Laut- und Wortlehre* (cur. H. Schmoll), Berlin 1970^2.
P.Ryl.	*Catalogue of the Greek and Latin Papyri in the John Rylands Library, Manchester*, ed. A.S. Hunt et alii, Manchester, University Press, 1911–1952.
P.Warr.	*The Warren Papyri*, ed. M. David, B.A. van Groningen and J.C. van Oven, Leiden 1941. (Pap.Lugd.Bat. I). Nos. 1–21.
Ricciardetto	A. Ricciardetto, La «recette médicale» écrite au verso de l'Anonyme de Londres, poster at the 26e Congrès International de Papyrologie, Genève, 16–21 Août 2010
Schubring	W. S. ad W.H.S. Jones, *The Medical Writings of the Anonymus Londinensis*, Cambridge 1947, Gnomon 24 (1952), 416–419.
Schwyzer	E. Schwyzer, *Griechische Grammatik*, auf der Grundlage von Karl Brugmanns Griechische Grammatik, I–II, München 1938–1950.
Seider	R. Seider, *Paläographie der Griechischen Papyri*, I, Urkunden, Stuttgart 1967.
Thost	E. Thost, *Ad papyros titulosque graecos symbolae. I. Iatrica Menonia*, in *Griechische Studien Hermann Lipsius zum 60. Geburtstag dargebracht*, Leipzig 1894, 161–168.
Weinreich	O. Weinreich, *Menecrates Zeus und Salmoneus*, Tübinger Beiträge 18, Stuttgart 1933.
Wellmann	M. Wellmann, *Der Verfasser des Anonymus Londinensis*, Hermes 67 (1922), 396–430: 425.
Wilamowitz	U. von Wilamowitz, *Lesefrüchte* X, Hermes 33 (1898), 519.

CONSPECTVS SIGLORVM

P	Papyrus Londiniensis inv. 137
D.	*Anonymi Londinensis ex Aristotelis Iatricis Menoniis et aliis medicis eclogae*, edidit H. Diels, Berlin, Reimer 1893
D.²	F. G. Kenyon – H. Diels, *Some Additional Fragments of the London Medical Papyrus*, SBA 1901, 1319–1323
Kenyon	lectiones et coniecturae quae Kenyon apud D. praebet
Colomo	doctae mulieris Daniela Colomo coniectura
Deichgräber	viri docti Karl Deichgräber coniectura in eius editionis dielsianae exemplari reperta
De Lacy	viri docti Philip De Lacy coniectura
Garofalo	viri docti Ivan Garofalo coniectura
Sedley	viri docti David Sedley coniectura
Striker	doctae mulieris Gisela Striker coniectura

De aliis vide conspectum editionum et librorum.

...	litterarum vestigia quae legi non possunt
α̣β̣γ̣	litterae non omnino certae
† †	locus valde corruptus
[....]	lacuna quattuor litterarum
[± 4]	lacuna quattuor fere litterarum
[αβγ]	litterae in papyro restituendae
⟦αβγ⟧	litterae a scriba deletae
{αβγ}	litterae in papyro delendae
⟨αβγ⟩	litterae a scriba omissae
( )	notae solutae in textu
`αβγ´	litterae a scriba supra lineam additae

P^mg	litterae a scriba in margine additae
|	finis (vel initium) versus
||	finis (vel initium) columnae

⟨ΙΑΤΡΙΚΑ⟩

....

I   [λαμβά]νοντας ἐν τῶι τοῦ π[άθους ὅρῳ]
[διάθεϲι]ν πρὸς τ(ῶν) ἀρχαίων κ[ομιζο]μέ-
[νην τ]ὴν καὶ ἐπίταϲιν καὶ ἄνεϲιν ἀνα-
[δεχομ]ένην· μάλιϲτα γ(ὰρ) ϲυμφερόμε-
5   [θα καὶ α]ὐ̣τοὶ τοῖϲ ἀρχαίοιϲ καὶ τί μέν (ἐϲτιν) διά-
[θεϲιϲ κ]αὶ ποίαν κομίζομ(εν) ἐν τῶι ὅρωι,
[ἀπεδεί]ξαμ(εν)· διάθεϲ̣ιϲ δυνάμεωϲ ἧϲ δή πο-
[τε εἴτε τ]ῆϲ ζωτικῆϲ εἴτε τῆϲ ϲώμα-
[τοϲ εἴ]τε τῆϲ ἐν τοῖϲ ϲώμαϲι
10 [ἐνούϲηϲ] ψυχικῆϲ κατὰ κίνηϲιν
[ἢ ϲχέϲι]ν̣. κατὰ κίνηϲιν· πάντα τὰ
[ἐν ἡμῖν] κινήματα πάθη κατὰ
[κίνηϲ]ίν (ἐϲτιν), κατὰ ϲχέϲιν δὲ παράλυ-
[ϲιϲ, λήθ]αργοϲ, κάροϲ, τὰ τούτοιϲ ἐγγύϲ.
15 ⟦[τούτ(ων) δ]ὲ̣ κειμέν(ων) δεῖ γινώϲκειν ὡϲ τῶν παθῶν τὰ
[μὲν ψυ]χικά, τὰ δὲ ϲωματικά, ϲω-
[ματικ]ὰ λαμβάνοντεϲ τὰ περὶ τὴν
[ζωτικ]ὴν δύναμιν λαμβανόμενα

I 2–4 cf. Simpl. *In Cat.* 8b 26, p. 237, 26–31 δοκοῦϲι γὰρ οὗτοί (*scil.* οἱ Ϲτωικοὶ) τιϲιν ἀνάπαλιν τῷ Ἀριϲτοτέλει τὴν διάθεϲιν τῆϲ ἕξεωϲ μονιμωτέραν ἡγεῖϲθαι ... καὶ γὰρ τὰϲ μὲν ἕξειϲ ἐπιτείνεϲθαί φαϲιν δύναϲθαι καὶ ἀνίεϲθαι, τὰϲ δὲ διαθέϲειϲ ἀνεπιτάτουϲ εἶναι καὶ ἀνανέτουϲ

I 1–4 supplevi : περιλαμβάνοντας ἐν τῶι τοῦ πάθους ὅρωι καὶ τὴν πρὸς τῶν ἀρχαίων κομιζομένην κρᾶϲιν, καὶ ἐπίταϲιν καὶ ἄνεϲιν ἀνὰ λό(γον) δεχομένην D. in adn. ∥ 3 lacuna circa quattuor vel quinque litterarum;]ην P :]ϲ̣ιν in textu D.,]ϲιν vel]ην D. in adn. ∥ 5–14 suppl. D. ∥ 7 post]ξαμ(εν) spatium vacuum ⟍διαθεϲιϲ⟋ ∥ 9 εντοιϲϲω scripsit P, loco deletae vocis ζωτικηϲ ∥ 10 κεινηϲιν ∥ 11 κεινηϲιν ∥ 12 κεινηματα ∥ 13 [κεινηϲ]ιν ∥ 15 ⟍δει γινωϲκειν ωϲ⟋ ∥ 16 [μ(έν) φ(αϲιν) (εἶναι) ψυ]χικά D. longius ex extremis litteris ϲω linea continua deducitur usque ad v. 39 et inter vv. 39 et 40 : scripturam imperfectam in vv. 15–38 secludere voluit P, ut videtur, et denuo rem locupletius disputavit in vv. 39 sqq.

[π(ρὸc) δὲ] τὰс ἄλλαс δυνάμειc ἀντιδιαсτε<λ>-
20 [λό]μενοι τὴν ζωτικὴν δύναμιν
[τῆι] ψυχῆι. ψυχὴ δὲ λέγεται τριχῶс·
[ἤ τε] τῶι ὅλωι сώματι παρεсπαρ-
μένη καὶ τὸ μόριον τὸ λογιстικὸν
[κ]αὶ ἔτι ἡ ἐντρέχεια καὶ τῆс μ(ὲν) ἐντρε-
25 [χ]είαс ἐπὶ τοῦ παρόντοс οὐ χρήζομ(εν),
[τ]ῶν δὲ ἄλλων δύο сημαινομένων
[κα]ὶ μᾶλλον τοῦ λογιстικοῦ· περὶ γ(ὰρ) τού-
[το]υ τὰ πρ[οηγ]ούμενα πάθη сυνίс<τ>α-
[ται κα]ὶ <τὰ> κατ' ἐπακολούθημα. πάθη δέ (ἐстιν)
30 [ταῦτ]α προηγούμενα κατὰ κίνηсιν·
[δ]ειсιδαιμονία, λύπη, φόβοс, φιλαργυρία·
ταῦτα γ(ὰρ) ἐν κινήсει. κάροс δὲ καὶ
λήθαργοс ἐν сχέсει. сωματικὰ δέ·
[π]υρετόс, προηγούμενον μ(ὲν) πάθοс (ἐстὶν)
35 [τ]οῦ сώματοс, κατ' ἐπακολούθημα{ι} δὲ
[τ]ῆс ψυχῆс. μανία ὁμοίωс· καὶ ταῦ-
τα ἐν κινήсει τὰ πάθη. ἐν сχέс[ε]ι

21-25 cf. [Gal.] *Def. med.* XIX 355, 11–17 K. ψυχή ἐстιν οὐсία ἀсώματοс, αὐτοκίνητοс κατὰ Πλάτωνα. κατὰ δὲ τοὺс Стωϊκοὺс сῶμα λεπτομερὲс ἐξ ἑαυτοῦ κινούμενον κατὰ сπερματικοὺс λόγουс. κατὰ δὲ τὸν Ἀριστοτέλη ἐντελέχεια сώματοс φυсικοῦ ὀργανικοῦ δυνάμει ζωὴν ἔχοντοс. ἄλλωс. ψυχή ἐстι πνεῦμα παρεсπαρμένον ἐν ὅλῳ τῷ сώματι δι' οὗ ζῶμεν καὶ λογιζόμεθα καὶ ταῖс λοιπαῖс αἰсθήсεсιν ἐνεργοῦμεν ὑπερετοῦντοс τοῦ сώματοс. || **27-29** cf. Alcin. *Didaskalikos* 30 (183, 37 sqq.) || **31** δειсιδαμονία: Andronic. Rhod. *De passionibus* 3, p. 229 Glibert-Thirry (= *SVF* III 409); cf. Clem. Al. *Strom.* II 8.40.1 (= *SVF* III 411); cf. Stob. II 92 (= *SVF* III 408); λύπη: Andronic. Rhod. *De passionibus* 2, p. 225 Glibert-Thirry (= *SVF* III 414); φόβοс Andronic. Rhod. *De passionibus* 3, p. 229 Glibert-Thirry (= *SVF* III 409); φιλαργυρία: D. L. VII 111 (= *SVF* III 456); Stob. II 93.1 (= *SVF* III 421) || **34-36** cf. [Alex. Aphr.] *De febribus* 2.6 (p. 3, 13–17 Tassinari)

19-21 fr. 1 D.² 19 [τάс τε ἄ]λλαс D. : [καὶ] τάс ἄλλαс D.² || 20 [λοντεс κ]αὶ τὴν D. : [λλό]μενοι D.² || 21 [τῆι ψυ]χῆι D. post ψυχῆι spatium vacuum || 23 λογιстικον: o pr. p. c. || 24-25 ἐντρέχεια bis P, cf. II 9: intellege ἐντελέχεια || 28-29 сυνίс|[ταται]ι ⟨καὶ τὰ⟩ D. || 30 [τάδ]ε D. brevius κεινηсιν || 32 κεινηсει post κινήсει spatium vacuum || 33 post сχέсει spatium vacuum ||37 κεινηсει post πάθη spatium vacuum

δέ· παράλυσις, κάρος, τὰ παραπλή[σι]α].
οὕτω{ι} μ(ὲν) δὴ χρηστέον τῶι ὅρῳ [τ]ῷ
40 [τοιού]τω[ι]· τῶν δὲ παθῶν [τὰ μ(ὲν) ψυ-]
[χικά,] τὰ δὲ σωματικά· χρὴ δὲ [εἰδέναι]
[ὅτι τὰ μὲ]ν σωματικὰ πάθη α[
[6/7]να καὶ περὶ τὴν ζω[τικὴν]
44 [6/7]ασται, ὡς ὁμοίως δ[ὲ
II [..]περι.[2/3].[.]..τοῖς σώμασιν ὥστε
[ἀντ]ιδιας[τέλλ]εσθαι ταῦτα, τήν τε
[ζω]τικὴ[ν δύ(ναμιν) καὶ] τὴν ἐν τοῖ<c> σώμασιν
[τῇ] ψυχῇ[ι. ψυ]χικὸν δ' (εἶναι) πάθος τὸ
5 τοιοῦτο· διάθεσις ψυχῆς κατὰ κίνη-
σι[ν] ἢ σχέσιν· καὶ γ(ὰρ) ἡ ψυχὴ δύναμίς (ἐστιν).
λέ[γ]εται δὲ ψυχ[ὴ] τριχῶς· ἥ τε ὅλη
κα[ὶ] τὸ μέρο[ς τὸ λογιστικὸν] καὶ αὐτὴ ἡ
ἐντρέχεια, [ἣν παραλείπομ(εν)] νῦν. ὅταν γ(ὰρ)
10 λέ[γ]ωμ(εν) συ[νίς]τασθαι [π]ερὶ τὴν ψυχὴν
πά[θ]η, περὶ τ[ὴ]ν ὅλην λέ[γ]ομ(εν) καὶ περὶ
τὸ μέρος αὐτῆς τὸ λογιστικόν. τ(ῶν) τε
ψυχ[ι]κῶν παθῶν ἃ μ(έν) (ἐστιν) κ(ατὰ) φύσιν, ἃ δὲ
παρὰ φύσιν, παρὰ φύσιν μ(ὲν) διαθετικὸν
15 ψυχῆς κατὰ [κ]ί[ν]ησιν ἢ σχέσιν παρὰ
φύσιν, κατὰ φ[ύ]σιν δὲ διαθετικὸν ψυ-

II 6 cf. Arist. *de An.* II 3 (414a29); *SVF* II 823 (Alex. Aphr. *de An.*, p. 118, 6); Alcin. *Didaskalikos* 14 (169, 17), 24 (176, 35) || **12–16** cf. Alcin. *Didaskalikos* 32 (186,12–25); Stob. II p. 73, 1–15 W. (= *SVF* III 111)

39 corr. D. 39–40 [ἐπὶ | ἀπάν]τω[ν] D. || 40]τω[.] των ante τῶν spatium vacuum 40–42 suppl. D. || 42–II 3 ἀπὸ τοῦ προηγούμενα καὶ περὶ τὴν ζωτικὴν δύ(ναμιν) εἶναι κ(ατ)ωνόμασται· ὡς ὁμοίως δὲ ψυχικὰ τὰ περὶ ψυχὴν ὑ(πάρχοντα) τοῖς σώμασιν, ὥστε δυ(νάμεις) ἰδίας κ(ατ)ωνομάσθαι ταῦτα τήν τε ζωτικήν κτλ. intelligit D. in adn. 42–44 suppl. D. || II 2 [.] ἰδίας [.....]άσθαι D. || 3 corr. D. || 4 [τῇ] ψυχῇ[ι supplevi : [οὖσαν] ψυχι[κήν] D. || 5 κεινη| || 7–8 suppl. D. || 9 εντρεχεια P : ἐν[τ]ρέχεια D. : intellege ἐντελέχεια [ἣν παραλείπομ(εν)] supplevi ex. gr., [ἀλλ' ἐπὶ ἐκεῖνα ἴωμ(εν)] D. || 10–18 fr. 2 D.² 10 λέ[γ]ωμεν D. [π]ερὶ D.² : [κ(ατὰ)] D. || 11 λέ[γ]ομ(εν) D.² : λέ[γ]ωμ(εν) D. || 12 λογιστικόν D.² : λογισ[τι]κόν D. post λογιστικόν spatium vacuum || 13 κ(ατὰ) φύσιν D.² : [κ(ατὰ) φ]ύσιν D. || 14 διαθετικὸν D.² : [δι]αθετικὸν D. || 15 [κ]ε[ιν]ησιν ἢ σχέσιν D.² : [ἢ σ]χέσιν D. || 16 διαθετικὸν D.² : δια[θε]τικὸν D.

χῆς κ[α]τὰ κίνησιν ἢ σχέσιν κ(ατὰ) φ<ύ>σιν.
αὕτη [μ]ὲν ἡ τε[χ]νολογία [τ(ῶν)] ἀρχαίων (ἐστὶν)
οἷς καὶ ἡμεῖς ἑπόμεθα· κ(ατα)[λεί]πουσιν γ(ὰρ)
20 καὶ με[τ]ριοπαθείας περὶ τ[ὸ]ν σοφὸν καί φ(ασιν)
τὰς μ[ε]τριοπαθείας νεῦ[ρ]α (εἶναι) τῶν πρά-
ξεων, [ο]ἱ δὲ νεώτεροι, τ[οῦ]τ' (ἔστιν) οἱ στωικοί,
κατὰ φύς[ι]ν πάθος οὐδὲν κ[(ατα)λεί]πουσιν
ψυχῆς. [π]άν[τ]ως γ(ὰρ) φ(ασιν) ἐμφ[αίν]εσθαι τὸ
25 παρὰ φύ[σι]ν ἐκ τῆς πάθο[υς φ]ωνῆς ἧι
καὶ τὸ π[ά]θος ἀ[π]έδοσαν· τ[ὸ π]άθος (ἐστὶν)
ὁρμὴ πλ[εο]νάζουσα, τῆς ὁρμῆς αὐτοῖς
ἐξακου[ο]μένης οὐχὶ ἀντὶ τῆς ὑπερ-
τάσεω[ς], ἀλ(λὰ) ἀντὶ τοῦ ἀπειθὲς (εἶναι) τῶι αἱ-
30 ροῦντι [λ]όγωι· ἀλ(λὰ) τα[ῦ<τα> το]ῖς μ(ὲν) μελήσει,
ἡμῖν δὲ [λ]εκτέον κ(ατὰ) φύσιν πάθη περὶ
τὴν ψυχ[ὴ]ν μνήμην, διαλογισμόν,
τὰ ὅμοι[α]. παρ[ὰ] φύσιν δὲ ἀμνημοσύ-

18–III 7 *CPF* I.1, 100 3T || **19–22** μετριοπάθεια: cf. Ar. Didim. *ap.* Stob. II p. 137, 13–142, 13 W.; Alcin. *Didaskalikos* 30 (184, 20–28); Plu. *Virt. mor.* 443cd; *Cons. ad Apoll.* 102d; D.L. V 31 || **22–30** cf. *SVF* I 205; III 377; 378 (= Stob., II p. 88, 8–9) πάθος δ' εἶναί φασιν ὁρμὴν πλεονάζουσαν καὶ ἀπειθῆ τῷ αἱροῦντι λόγῳ ἢ κίνησιν ψυχῆς ⟨ἄλογον⟩ παρὰ φύσιν; *SVF* III 391 (Andronic. Rhod. *De passionibus* 1, p. 223 Glibert-Thirry) || **31–33** cf. Phlp. *in de An.* I 5 (409b 13), p. 174, 25 τὰ γὰρ πάθη τῆς ψυχῆς εἰσι λογισμοί, λῦπαι, ἡδοναί, φόβοι καὶ τὰ τοιαῦτα || **31–34** cf. Alcin. *Didaskalikos* 32 (186, 15 sqq.) || **32** cf. Arist. *Mem.* 449b5, 25; *GC* 334a13; *de An.* 409b15

17 κεινησιν σχέσιν D.² : ς[χέ]σιν D. corr. D. || **19** ημις κ(ατα)[λεί]πουσιν supplevi, sicut D. in adn. : ante ο littera incerta, sed π excludi non potest || **20** με[τ]ριοπαθιας || **21** μ[ε]τριοπαθιας νε[ῦρ]α D. || **22–23** suppl. D. || **24** [.]αν[.]ως P : [π]άν[τ]ως Sedley : [ταύτηι] D. ενφ[..]εσθαι P : ἐμφ[αίν]εσθαι Striker : ἐνφ[έρ]εσθαι D. || **29** απιθες || **30** τα[ύτα]ις ut videtur P, fort. τα[ῦ<τα> το]ῖς intelligendum : το[ῦ]το [το]ῖς D., longius spatio μ́, id est μ(ὲν), dispexi, non ῦ = ν(εωτέροις), sicut D. || **31–43** suppl. D. || **33** post ὅμοι[α] spatium vacuum

_νην, ἀλο[γιc]τίαν, τὰ ἐοικότ[α]. τ(ῶν) τε
35 παθῶν τ(ῶν) περὶ [τ]ὴν ψυχὴν [δ]ύο (ἐcτὶν) τὰ
γενικώ[τ]ατα κ(ατὰ) τοὺc ἀρχ[αίο]υc· ἡδο-
νή τε γ(ὰρ) [κ]αὶ ὄχλησιc, τὰ δ[ὲ] μετα-
ξὺ κ(ατ)' ἐπίμιξ[ι]ν γί(νεται) τ(ῶν) εἰρ[η]μένων.
κατὰ δὲ τοὺc Cτω[ι]κοὺc τέ[cc]αρά (ἐcτιν) τὰ
40 γενικώτατα [τῆ]c ψυχῆc [πά]θη· ἡδο-
νὴ γ(ὰρ) καὶ ἐπιθυ[μί]α, φόβοc [τε] καὶ λύπη.
καὶ ἡδονὴ μ(ὲν) κ[αὶ ἐ]πιθυμί[α] κ(αθ') ὡc ἂν
ἀ[γ]αθοῦ φαντα[cίαν] γί(νονται), ὧν [ἡ μ(ὲν) ἡδ]ονὴ
[.].(εἶναι) ὡc ἂν ἀ[γαθοῦ
45 [...] οιον τε ἡδ[
[...] χαρι[
47 [...] κ(αθ') ὡc[
[   ]
III τἀγαθόν· ἥ τε λύπη καὶ φόβοc κ(αθ') ὡc ἂν
κακοῦ φαντασίαν γί(νονται)· ὧν ὁ μ(ὲν) φόβοc <κ(αθ')> ὡc
ἂν κακοῦ προcδοκίαν γί(νεται)· φοβούμεθα
γὰρ προcδοκῶντεc τὸ κακόν. ἡ δὲ λύ-
5 πη, κ(αθ') ὡc ἂν κακοῦ παρουcίαν· λυπού-
μεθα γ(ὰρ) ἐπὶ τοῖc παροῦcι κακοῖc. καὶ ταῦ-
τα μ(ὲν) οὕτωc. πάθοc δὲ λεκτέον (εἶναι) cωμα-
τικὸν {(εἶναι) cωματικὸν} διάθεcιν cώματοc

34-38 cf. Asp. in EN II 2, p. 42, 28-30 ἔνιοι μὲν γὰρ ἡγήcαντο γενικώτατα εἶναι δύο ταῦτα πάθη κατὰ τὸν Ἀριcτοτέλην, οὕτωc δὲ γενικὰ ὥcτε διαιρεῖcθαι τὸ μὲν πάθοc εἰc δύο πάθη, ἡδονὴν καὶ λύπην, τὰ δ' ἄλλα πάντα πάθη εἰc ἡδονὴν ἀνάγεcθαι καὶ λύπην; Alc. Didaskalikos 32 (185, 42–43) ἔcτι δὲ πάθη ἁπλᾶ καὶ cτοιχειώδη δύο, ἡδονὴ καὶ λύπη, τἆλλα ἐκ τούτων πέπλαcται || 39–III 6 SVF III 391 (Andronic. Rhod. De passionibus 1); 394 (Stob. II 90, 7 sqq.)

34 ἀλο[γ]ίαν brevius in textu, sed ἀλο⟨γιcτ⟩ίαν suppl. D. in adn. post ἐοικότ[α] spatium vacuum || 35 [τ(ῶν)] D. || 38 επιμειξ[ι]ν P : ἐπ[ί]μειξ[ι]ν D. || 44–48 γ[(ίνεται) κ](αθ') ὡc ἂν ἀ[γαθοῦ] παρουcίαν, ἐ|[φ' ὧι] οἷόν τε ἡδ[εcθαι· εἴδη δὲ αὐτῆc τέρ|ψιc,] χάρι[c, τὰ παραπλήcια· ἡ δὲ ἐπιθυ|μία] κ(αθ') ὡc [ἂν ἀγαθοῦ γί(νεται) προcδοκίαν· | ἐπιθυμοῦμεν γ(ὰρ) πάντεc προcδοκῶντεc] D. || III 1 post τἀγαθόν spatium vacuum || 2 [παρου]∖φαντα⁄cιαν ⟨καθ'⟩ corr. D. || 4 post κακόν spatium vacuum || 7 post οὕτωc spatium vacuum 7–8 (ειναι) cωμα|τικον bis perperam scripsit P, delevi cum D.

κατὰ κίνησιν ἢ σχέσιν. τῶν δὲ σωματι-
κῶν παθῶν ἃ μ(έν) (ἐστιν) τεταγμένα, ἃ δὲ ἄτακτα.
καὶ ἄτακτα μ(έν) (ἐστιν) πάθη τὰ ἄλλοτε ἄλλως λυόμενα,
οἷον ποτὲ μ(ὲν) κ[(ατ)]' ὀ]λίγον, ποτὲ δὲ ἀθρόως. τῶν
δὲ τεταγμέν[(ων)] παθῶν ἃ μ(ὲν) ἰδίως λέγεται
πάθη, ἃ δὲ νοσήματα· καὶ ἰδίως πάθη
ἐστὶν τεταγμένα τὰ κατ' ὀλίγον λυόμενα.
τῶν δὲ νοσημάτ(ων) ἃ μ(έν) (ἐστιν) ἰδίως νοσήματα
ἃ δὲ ἀρρωστήματα· καὶ νοσήματα μέν (ἐστιν)
τὰ ἐμμόνους τὰς κ(ατα)σκευὰς ἔχοντα
περὶ τὰ σώματα ὑπολήπτους τε χρόνους
φερόμενα τῆς λύσεως κατ' ἐλάχιστο(ν).
καὶ γὰρ νοσήματα εἴρηται ἀπὸ τοῦ {ἀπὸ τοῦ}
ἐννενεοσσευκέναι περὶ τὰ σώματα, ᾗ καὶ
διοίσει τὸ τεταγμένον πάθος τοῦ νοσήματο(ς),
καθὸ τὸ μ(ὲν) πάθος κατ' ὀλίγον τὴν λύσιν
λαμβάνει, τὸ δὲ νόσημα κατ' ἐλάχιστον.
τὸ μ(ὲν) γ(ὰρ) ὀλίγον ἐκ πολλῶν ἐλαχίστων
συνέστηκεν, τὸ δὲ ἐλάχιστον μέρος
οὐκ ἔχει· ὥστε νόσημά [(ἐστιν) εἰρη]μένον.
ἀρρώστημα δὲ τὸ σὺν τῶι κ(ατα)σκευὴν ἔχειν
περὶ τὰ σώματα ἔτι καὶ παρῃρῆσθαι τὴν
ῥῶσιν τ(ῶν) σωμάτ(ων)· ἀπὸ τούτου γὰρ καὶ εἴρηται
ἀρρώστημα. διαφέρει δὲ νόσημα

9–15 cf. [Gal.] *Def. med.* XIX 386, 15–387, 3 K. πάθος ... τινές δὲ οὗτοι ὡς Ἡροφίλιοι· πάθος ἐστὶ τὸ μὴ διαπαντὸς ἐν τῷ αὐτῷ χρόνῳ λυόμενον καὶ ἐλάττονι δέ ποτε καὶ ἐν πλείονι || **17–20** cf. [Gal.] *Def. med.* XIX 391, 1–2 K. νόσημα ἔμμονόν ἐστιν ἔμμονος κατασκευὴ περὶ τὰ μετέχοντα τοῦ ζῆν σώματα || **29–32** cf. [Gal.] *Def. med.* XIX 390, 16–18 K. ἀρρώστημά ἐστι νόσημα ἐγκεχρονισμένον μετ' ἀσθενείας πλείονος. ἢ ἀρρώστημά ἐστι νόσημα ἀσθενὲς ἐλαττοῦν τὴν δύναμιν

9 κεινησιν post σχέσιν spatium vacuum || 12 post ἀθρόως spatium vacuum || 14 post νοσήματα spatium vacuum || 15–16 *paragraphum* om. D. || 20 ελαχιστ° || 21 {απο του} perperam bis scriptum delevi cum D. || 23 νοσηματ° || 27 post συνέστηκεν spatium vacuum || 28 [ὥσ]τε D. [(ἐστιν) εἰρη]μένον supplevi, cf. v. 31 : [οὐ τεταγ]μένον D., cf. III 13 s. || 30 παρειρησθαι P D., sed cf. IV 6 || 32 post ἀρρώστημα spatium vacuum

νόcου καὶ ἀρρώcτημα ἀρρωcτίαc· νόcη-
μα μ(ὲν) γ(ὰρ) (ἐcτιν) ἔμμονοc καταcκευὴ περὶ μέροc
35 τι τοῦ cώματοc χρόνουc ὑπολήπτουc
τῆc λύcεωc ἔχουcα, νόcοc δὲ ἔμμονοc
καταcκευὴ περὶ ὅλον τὸ cῶμα τῆc λύcεω(c)
ὑπολήπτουc ἔχουcα χρόνουc. λέγεται
τε νόcοc διχῶc, κοινῶc τε καὶ ἰδίωc·
40 κοινῶc μ(ὲν) πᾶν παρὰ φύcιν πάθοc
καθ' ὃ cημαινόμενον καὶ ὁ πυρετὸc λέ-
γοιτ' ἂν νόcοc· ἰδίωc δὲ ἔμμονοc κ(ατα)-
cκευὴ περὶ τὰ cώματα τῆc λύc[εωc] ὑπο-
λήπτουc ἔχουcα χρόνου[c. ἀρ-]
45 [ρ]ώ[cτημ]ά τε ὡc ὁμοίωc· λέγ[εται γ(ὰρ)]
IV κοινῶc τε καὶ ἰδ[ί]ωc· κοινῶc μ(ὲν) πάλιν
πᾶν παρὰ φύcιν [π]άθοc καθ' ὃ cημαινό-
μενον ὁ πυρε[τ]α[ίνω]ν ἀρρωcτεῖν κληθήcε-
ται, ἰδ[ί]ω[c δ]ὲ κ(ατα)cκευὴ περὶ τὰ cώματα
5 ἥτιc τῆc λύcεωc ὑπολήπτουc ἔχει
χρόνουc cὺν τῶι παρῃρῆcθαι τὴν ῥῶ-
cιν τ(ῶν) cωμ[άτ]ων. εἰρῆcθαι δὲ τὸ πάθοc
cυμβέβηκεν [ἀπὸ] παρακολουθοῦντοc
[ἢ] ἀπὸ τόπου· ἀπὸ μ(ὲν) γ(ὰρ) παρα[κολουθ]οῦντοc
10 πάθουc εἰρῆcθαι τὸν π[υρε]τὸν ἀπὸ τοῦ

IV 7–9 cf. Gal. *MM* II 2 (X 81, 17–82, 10 K.) οὕτω δὲ τούτων διωρισ-
μένων ἐπιβλέπειν ἀκριβῶc χρὴ τὴν ἀνωμαλίαν τῶν ὀνομάτων, ἃ κατὰ
τῶν νοcημάτων ἐπήνεγκαν οἱ πρῶτοι θέμενοι· πολλαχόθι μὲν γὰρ ἀπὸ
τοῦ βεβλαμμένου μορίου τὰ ὀνόματα, πλευρῖτιc ... πολλαχόθι δ' ἀπὸ
τοῦ cυμπτώματοc ... παράλυcιc... πολλαχόθι δ'ἀπ' ἀμφοῖν ἅμα ὡc
κεφαλαλγία ... πολλαχόθι δ' ἀπὸ δοξαζομένηc αἰτίαc ὡc ἡ μελαγχολία

33 post ἀρρωcτίαc spatium vacuum ‖ 36 post ἔχουcα spatium vacuum ‖
37 λυcεω ‖ 38 post χρόνουc spatium vacuum ‖ 40 παρὰ φύcιν D ‖ 42 ἔμμ[ο]
νοc D. ‖ 44–45 suppl. D. ‖ 45 ὁμο[ί]ωc D. post ὁμοίωc spatium vacuum,
om. D. λ[έγεται] D. ‖ IV 4 post ται spatium vacuum ἰδίωc D. ‖ 6 cὺν,
litterae incertissimae : [cὺν] D. ‖ 7 cωμ[άτων] D. post cωμ[άτ]ων spatium
vacuum ‖ 8 ἀπ[ὸ τοῦ] D. longius, sed [ἀπὸ] ⟨τοῦ⟩ fort. corrigendum ‖
9 παρα[κο]λου[θ]οῦντοc D.

πυρῶδες (εἶναι) τὸ ἐπόμεν[ον, κατὰ λ]ύϲιν –
τὸ ἐπόμενον – παράλυϲιν, ἀπὸ γ(ὰρ) τοῦ λε-
λύϲθαι τὸν τόνον. ἀπὸ τόπου δὲ τὴν
ὀνομαcίαν [ἔ]ϲχεν φρενῖτιϲ· τὸ γ(ὰρ) πά-
15 θοϲ περὶ τὰϲ [φ]ρέναϲ cυνίϲταται, οὐχὶ
τὸ διάφραγμ[α], ἀλλὰ τὸ λογιστικὸν μέροϲ
τῆc [ψ]υ[χῆ]c.

Αἰ[τιο]λογικόc
νόcοι
20 περὶ τοῦ προκειμένου δεῖ προλαβεῖν
ὡc κοινότερον τοῖc ὀνόμαcι π(ροc)χρώ-
μεθ(α) νόcουc ἢ πάθη λέγοντεc· τὰc
γὰρ τούτ(ων) διαφορὰc γινώcκομ(έν) τε
καὶ ὑπεμνήcαμ(εν) ἐν τοῖc προγεγραμμέ-
25 νοιc. cτάcιc δὲ περὶ τοῦ ἐκκειμένου·
οἱ μ(ὲν) γ(ὰρ) εἶπον γί(νεc)θ(αι) νόcουc παρὰ τὰ περιccώ-
ματα τὰ γινόμενα ἀπὸ τῆc τροφῆc,
οἱ δὲ παρὰ τὰ cτοιχεῖα. καὶ οἱ μ(ὲν) ἀρ-
χὴν καὶ ὕλην ὑποθέμενοι τὰ περιccώ-

13–17 cf. [Gal.] *Introd.* 13 (XIV 733, 2–5 K.) cυνίϲταται δὲ (φρενῖτιϲ) περὶ ἐγκέφαλον ἢ μήνιγγαc ἢ ὥc τινεc λέγουϲι περὶ φρέναc, ὃ διάφραγμα καλεῖται, Cael. Aur. *Cel.* I 53–54 (*CML* VI 1, p. 52, 19–26); cf. Dioclem ap. Anon. *De morb. ac. et chron.* 1, 3 (p. 2, 11–15 Garofalo 1997 = fr. 72 van der Eijk) ὁ δὲ Διοκλῆc φλεγμονὴν τοῦ διαφράγματόc φηcιν εἶναι τὴν φρενῖτιν ἀπὸ τόπου καὶ οὐκ ἀπὸ ἐνεργείαc τὸ πάθοc καλῶν) cυνδιατιθεμένηc καὶ τῆc καρδίαc (ἔοικε γὰρ καὶ οὗτοc τὴν φρόνηcιν περὶ ταύτην ἀπολείπειν) et ibidem Praxagorae opinionem Πραξαγόραc δὲ φλεγμονὴν τῆc καρδίαc εἶναί φηcι τὴν φρενῖτιν, ἧc τὸ κατὰ φύcιν φρόνηcιν οἴεται εἶναι || **IV 20–XXI 9** Aristoteles: fr. 355 Gigon

11 πυρωδειc **11–12** dura oratio, κατὰ λ]ύϲιν suppl. Sedley : τὸ ἐπόμεν[ο(ν) καὶ] παράλυcιν | τὸ ἐπομένον ἐν παραλύc[ει] D. || **13** post τόνον spatium vacuum || **14** φρενειτιc || **16** ἀλλὰ legi : [το]ῦτ' (ἔcτιν) D. || **18** vestigia incerta ..[...]λογικοc supplevi ex. gr., cf. XIV 5, XXI 12, secuta [Αἴτιο] λογικόc Diels, 412 : [Φυcιο]λογικόc Wellmann, 416 : [.....]λο..οc D., λον.. ὡc Kenyon apud D., [κατὰ π]λά[τ]οc D. p. XVIII || **22** με^θ || **25** post νοιc spatium vacuum || **26** πα\ρα/ ex διὰ (π ex δι) correxit P || **27** μα\τα/ || **28** post cτοιχεια spatium vacuum, om. D.

30 ματα τ(ῶν) νόcων λόγουc κομίζουcι τοι-
ούτους. Εὐρυφῶν γ(ὰρ) τοι ὁ Κνίδιος οἴεται τὰς
νόcουc ἀποτελεῖc[θ]αι τρόπωι τοιούτωι·
ὅταν ἡ κοιλία, φ(ηcίν), τὴν ληφθεῖcαν
τροφὴν μὴ ἐκπονήcῃ ἀπογεννᾶται
35 περιccώματα, ἃ δὴ ἀνενεχθέντα
ὡc τοὺc κ(ατὰ) τὴν κεφαλὴν τόπουc
ἀποτελεῖ τὰ[c νόc]ουc· ὅταν μ(έν)τοι γε
λεπτὴ καὶ καθαρ[ὰ] ὑπ(άρχῃ) ἡ κοιλία, δεόντωc
γίνεται ἡ πέψιc· [ὅτ]αν δὲ μὴ ᾖ τοιαύτη,
40 cυμβαίνει [τ]ὰ προκείμενα γί(νεc)θ(αι). Ἡρόδικοc
δὲ ὁ Κν[ί]δι[οc] λ[έγ]ων περὶ τῆc τ(ῶν) νόcων αἰ(τίαc)
καὶ αὐτὸc κατ[ὰ] μ(έν) [τι c]υναγορεύει
V τῶι Εὐρυφῶντι, κ(ατὰ) δέ τι διαφέρει· καθ' ὃ μ(ὲν) γ(ὰρ)
καὶ αὐτὸc τὰ περιccώματα αἴτια λέγει
τῆc νόcου (εἶναι), cυμφέρεται, καθ' ὃ δέ φ(ηcιν)
μὴ διὰ <τὸ> τὴν κοιλίαν καθαρὰν (εἶναι) ἢ λεπτ(ήν),
5 διαλλάccει, χρώμενοc αἰ(τίᾳ) τοιαύτῃ·
ὅταν γ(ὰρ) ἀκινη<τή>cαντεc οἱ ἄνθρωποι
προcενέγκωνται τροφήν, cυμβαίνει
ταύτην μὴ διοικεῖcθαι, ἀλ(λὰ) ἀργὴν καὶ
ἀκατέργαcτον παρακειμένην εἰc περιc-
10 cώματα ἀναλύεcθαι. ἐκ μ(έν)τοι γε
τῶν περιccωμάτ(ων) ἀποτελεῖcθαι διc-
càc ὑγρότηταc, μίαν μ(ὲν) ὀξεῖαν, τὴν δὲ
ἑτέραν πικράν, καὶ παρὰ τὴν ἑκατέραc
ἐπικράτειαν διάφορα γ(ίνεc)θ(αι) τὰ πάθη. λέγει
15 δὲ ὡc παρ<ὰ> τὴν τούτ(ων) ἐπίταcιν ἢ ἄνε-
cιν διάφορα ἀπογεννᾶcθαι τὰ πάθη, οἷον

31–40 Euryphon: T8 Grensemann || **40–V 34** Herodicus: T8 Grensemann

30 ματα ex αν P || 31 post |ουτουc spatium vacuum D. perperam \ο κνιδιοc⁄ || 34 εκπονηcῃ P : ἐκπέμπῃ D. || 35 ανενεχθεντ^α || 37 ὅταν p.c. || 40 cυ[μβα]ίνει D. post γί(νεc)θ(αι) spatium vacuum || 41 Κν[ίδ]ι[οc] D. || V 4 corr. D.   λεπτ̅ || 6 ακεινηcαντεc P : corr. D. || 8   ἀργὴν legi : λιτὴν D. || 10 post ἀναλύεcθαι spatium vacuum   εγμτοι || 16 απογενναcθαι vel απογεννεcθαι (D.) perperam P

τι λέγω, ἐὰν ἀνειμένη μᾶλλον ᾖ ἡ ὀξεῖα
καὶ μὴ ἄκρατος, ἀναλόγως δὲ καὶ ἡ πι-
κρὰ μὴ ἄγαν ᾖ πικρά, ἀλ(λὰ) ἐλαcc<όν>ωc ἔχῃ,
20 ἢ ἐπιτεταμέναι ὦcιν, διάφορα γενήc<εc>θ(αι)
καὶ τὰ πάθη κατὰ τὰc τ(ῶν) ὑγροτήτ(ων) κράcειc.
καὶ παρὰ τοὺc τόπουc δὲ διάφορα
ἔcται τὰ πάθη· ἐὰν μ(ὲν) λόγου εἵνεκα
ἐπὶ κεφαλὴν οἰcθῇ ἡ πικρὰ ὑγρότηc
25 ταὐτὸ γενήcεται πάθοc. ἐὰν δὲ
νῦν μ(ὲν) ἡ πικρὰ εἰc τὴν κεφαλ(ὴν)
ἐνεχθῇ, νῦν δὲ ἡ ὀξεῖα, γεν[ή]cεται
διαλλάccοντα τὰ πάθη. ἀλ(λὰ) γ(ὰρ) καὶ παρ' αὐ-
τοὺc {γ(ὰρ)} τοὺc τόπουc γενήcεται διαλλάccοντα
30 τὰ πάθη, ὅταν διάφοροι ὦcιν ἐφ' οὓc ἡ ἐπι-
φορά· παρὰ γ(ὰρ) τὸ ἐπὶ κεφαλὴν ἢ ἐπὶ ἧπαρ
ἢ cπλῆνα φέρεcθαι τὰc ὑγρότητac
διαφέροντα ἀποτελεcθήcεται τὰ πάθη.
καὶ ἐν τούτοιc ἡ τοῦ Ἡροδίκου δόξα.
35 Ἱπποκράτηc δέ φ(ηcιν) αἰ(τίαc) (εἶναι) τῆc νόcου τὰc
φύcαc, καθὼc διείληφεν περὶ αὐτοῦ
Ἀριcτοτέληc. ὁ γὰρ Ἱπποκράτηc λέγει
τὰc νόcουc ἀποτελεῖcθαι κ(ατὰ) λό(γον)
τοιοῦτον· ἢ παρὰ τὸ πλῆθοc τῶν

35–VII 40 *CPF* I.2, 18 32T   **35** cf. Hipp. *Flat.* 3.1 (pp. 105, 14–106, 1 Jouanna) πνεῦμα δὲ τὸ μὲν ἐν τοῖcι cώμαcιν φῦcα καλεῖται; *Flat.* 5.2 (p. 109, 1–2 Jouanna) ἐπιδείξω τὰ νοcήματα τούτου ἀπόγονά τε καὶ ἔκγονα πάντα ἐόντα || **36–37** *CPF* I.1, 24 37T || **39** Hipp. *Flat.* 7.1 (p. 111,2–6 Jouanna) τοῦτο μὲν ὅταν τιc πλέοναc τροφάc, ὑγρὰc ἢ ξηράc, διδοῖ τῷ cώματι ἢ τὸ cῶμα δύναται φέρειν ... τοῦτο δ' ὅταν ποικίλαc καὶ ἀνομοίουc ἀλλήληcιν ἐcπέμπῃ τροφάc; cf. etiam *Aph.* II 17 (IV 474, 8 L.) ὅκου ἂν τροφὴ πλείων παρὰ φύcιν ἐcέλθῃ, τοῦτο νοῦcον ποιέει, δηλοῖ δὲ ἡ ἴηcιc; cf. *Aph.* II 22 (IV 476, 6 L.)

17 η‵η′ || 19 corr. D. || 20 γενηc⁰ P : corr. D. || 21 κραcιc || 22 τόπουc corruptum censet Grensemann, 14 || 25 τατο post πάθοc spatium vacuum || 26 μηπικρα(α ex ο)[τηc] κεφαλ̄ || 28 post πάθη spatium vacuum || 29 τουc(correctum ex την)‵γ‵τουc′ P, qui imperfecte correxit et rescripsit, nam γ′ = γ(ὰρ) delendum || 37 post Ἀριcτοτέληc spatium vacuum

40 προσφερομέν(ων) ἢ παρὰ τὴν ποικιλίαν
ἢ παρὰ τὸ ἰσχυρὰ καὶ δυσκατέργαστα (εἶναι)
τὰ προσφερόμενα συμβαίνει περισ-
σώματα ἀπογεννᾶσθαι. [καὶ ὅ]ταν
μὲν πλείονα ᾖ τὰ π[ροσενεχ]θέντα
κατακρατ[ο]υμέν[η ἡ ἐνεργο]ῦ[σ]α

VI τὴν πέψιν θερμότης π(ρὸς) πολλῶν [ὄ]ντ(ων)
προσαρμάτ(ων) οὐκ ἐνεργεῖ τὴν πέ[ψ]ιν
ἀπ[ὸ] δὲ τοῦ ταύτην παραποδίζεσθαι
πε[ρ]ισσώματα γί(νεται). ὅταν δὲ ποικίλα
5 ᾖ τ[ὰ] π(ρος)ενεχθέντα, στασιάζει ἐν τῆι
κοιλίᾳ πρὸς ἑαυτὰ καὶ κατὰ τὸν στασιασ-
μὸν μεταβολὴ εἰς περισσώματα. ὅταν
μέντοι γε ἐλάχιστα καὶ δυσκατέργαστα
ᾖ[ι, ο]ὕτως παραποδισμὸς γί(νεται) τῆς πέψεω(ς)
10 διὰ τὴν δυσκατεργασίαν καὶ οὕτως
μεταβολὴ εἰς περισσώματα. ἐκ δὲ τῶν
περισσωμάτ(ων) ἀναφέρονται φῦσαι· αἱ δὲ
ἀν[ε]νεχθεῖσαι ἐπιφέρουσι τὰς νόσους. ταῦτα δὲ ἔφησεν ἀνὴρ

43–VI 2 cf. Hipp. *Aph.* I 15 (IV 466, 13 L.) αἱ κοιλίαι χειμῶνος καὶ ἦρος θερμόταται φύσει καὶ ὕπνοι μακρότατοι· ἐν ταύτῃσιν οὖν τῇσιν ὥρῃσι καὶ τὰ προσάρματα πλείω δοτέον· καὶ γὰρ τὸ ἔμφυτον θερμὸν πλεῖστον ἔχει· τροφῆς οὖν πλείονος δεῖται· σημεῖον, αἱ ἡλικίαι καὶ οἱ ἀθληταί. || **VI 4–7** cf. Hipp. *Flat.* 7.1 (p. 111, 6–7 Jouanna) τὰ γὰρ ἀνόμοια στασιάζει καὶ τὰ μὲν θᾶσσον, τὰ δὲ σχολαίτερον πέσσεται; Arist. *Probl.* I 15 (861a3–7) ὥστε καὶ αἱ τροφαὶ ἕτεραι οὖσαι ἀλλήλας φθείρουσιν· αἱ μὲν γὰρ ἄρτι, αἱ δ' οὔπω προσπεφύκασιν. ἔτι δ' ὥσπερ ἡ ποικίλη τροφὴ νοσώδης (ταραχώδης γὰρ καὶ οὐ μία πέψις), οὕτω συμβαίνει μεταβάλλουσι τὸ ὕδωρ ποικίλῃ πόματος χρῆσθαι τῇ τροφῇ; cf. etiam *Aer.* 9 (pp. 208, 18–209, 2 Jouanna) ξυμμισγόμενα δὲ ταῦτα (scil. ὕδατα παντοδαπὰ) ἐς ταὐτὸν ἀλλήλοισι στασιάζει⟨ν⟩, καὶ κρατεῖν αἰεὶ τὸ ἰσχυρότατον

43–45 suppl. D. **43** ἀπογεννᾶσθα[ι D. || **VI 4** post γί(νεται) spatium vacuum, om. D. || **5** τηι (η p.c.) || **8** ἐλάχιστα : πάχιστα coni. D. in adn. (conl. V 41), sed cf. VI 36 : ⟨μὴ⟩ ἐλάχιστα Deichgräber || **9** πεψε^ω || **10** και, κ ex τ(ων) || **11** εγδε || **13** νοσους, ν ex φ corr. P ταυτα δε εφησεν ανηρ add. P^{mg}

κι[ν]ηθεὶϲ δόγματι τοιούτῳ· τὸ γ(ὰρ) πνεῦμ(α)
ἀναγκαιότατον καὶ κυριώτατον ἀπο-
λείπει τ(ῶν) ἐν ἡμῖν, ἐπειδή γε παρὰ τὴν τού-
του εὔροιαν ὑγίεια γί(νεται), παρὰ δὲ τὴν δύϲροιαν
νόϲοι. δίκην τε ἐπέχειν ἡμᾶϲ φυτῶν·
ὡϲ γὰρ ἐκεῖνα π(ροϲ)ερρίζωται τῆι γῆι, οὕτωϲ
κ[αὶ α]ὐτοὶ π(ροϲ)ερριζώμεθα πρὸϲ τὸν ἀέρα
κατά τε τὰϲ ῥῖναϲ καὶ κατὰ τὰ ὅλα ϲώματα·
ἐοικέναι μ(ὲν) γε φυτοῖϲ ἐκείνοιϲ – ϲτρατιῶται
καλοῦνται -. ὥϲπερ γ(ὰρ) ἐ[κ]εῖνοι προϲερρι-
ζωμένοι τῶι ὑγρῶι μεταφέρονται
νῦν μ(ὲν) ἐπὶ τοῦτο τὸ ὑγρόν, νῦν δὲ ἐπὶ τοῦ-
το, οὕτωϲ καὶ αὐτοὶ οἱονεὶ φυτὰ ὄντεϲ
προϲερριζώμεθα π(ρὸϲ) τὸν ἀέρα καὶ ἐν
κινήϲει ἐϲμ(ὲν) μεταχωροῦντεϲ νῦν
μὲν ἐπὶ τάδε, αὖθιϲ δὲ ἐπ' ἄλλην.
εἰ δὲ ταῦτα, φανερὸν ὡϲ κυριώτατόν (ἐϲτιν)
τὸ πνεῦμα. τούτ(ων) ἐκκειμέν(ων), ὅταν γέν(ηται)
περιϲϲώμα<τα>, ἀπὸ τούτων γί(νονται) φῦϲαι αἳ δὴ
ἀναθυμ(ιαϲθεῖϲαι)
τὰϲ νόϲουϲ ἀποτελοῦϲι· παρά τε τὴν
διαφορ[ὰν] τ(ῶν) [φ]υϲῶν ἀποτελοῦνται αἱ νόϲοι.
ἐὰν μ(ὲν) γ(ὰρ) πολλαὶ ὦϲι, νοϲάζουϲιν,
ἐὰν δὲ ἐλάχιϲται, πάλι νόϲουϲ ἐπιφέ-
ρουϲι· παρά τε τὴν μεταβολὴν τῶν φυϲῶ(ν)
γίνονται αἱ νόϲοι· διχῶϲ δὲ μεταβάλ-
λουϲιν ἢ ἐπὶ τὸ ὑπέρμετρον θερμὸν

14-16 cf. *Flat.* 4 (pp. 107, 12–108, 4 Jouanna) τοϲαύτη δὲ τυγχάνει ἡ χρείη πᾶϲι τοῖϲι ϲώμαϲι τοῦ πνεύματοϲ ἐοῦϲα .... ὡϲ μεγίϲτηϲ τῆϲ χρείηϲ ἐούϲηϲ τῷ ϲώματι τοῦ πνεύματοϲ || **22** ϲτρατιώτηϲ: cf. Dsc. IV 101 (pp. 256, 5–257, 5); Plin. *NH* XXIV 169

14 κει[ν]ηθειϲ πνευμ || **22** ⟨οἳ⟩ ϲτρατιῶται D., sed cf. XXIV 23 et XXVII 12 || **28** κεινηϲει || **31** γευ || **32** corr. D. αναθυμ^μ add. P^{mg} || **34** suppl. D. διάφοροι ante νόϲοι omiϲϲum putavit D., non neceϲϲarie **34–35** φυϲαι priuϲ ϲcripϲit, deinde voϲοι ex φυ correxit et [ϲαι] in v. 35 delevit P || **37** φυϲ^ω

40 ἢ ἐπὶ τὸ ὑπ[έ]ρμετρον ψυχρόν. καὶ ὁποίως ἂν
γ[έ]νηται ἡ μεταβολή, νόσους ἀπο-
τελεῖ. κα̣[ὶ ὡ]ς μ(ὲν) ὁ Ἀριστοτέλης οἴεται
περὶ Ἱππ[οκρά]τ̣ους ταῦτα. ὡς δὲ
αὐτὸς Ἱπποκράτης λέγει γί(νεc)θ(αι) τὰς νόco(υc)
45 [± 2]ν̣τ̣[± 5]...().....[.]ε̣ρ̣ι̣ φυcεω()
VII ἀνθ[ρωπ   λέ]-
γει δι[
ἢ ὑπ[   ].[.].ω̣ν
χολῆς καὶ φλέγμα[τ]ο̣ς, ν̣[
5 ταῦτα, ἐπειδὴ γι̣ν̣ομένοις [
καὶ οὖcι cύν(εcτιν) ὡ̣cθ[ἑκάc]τ̣ο̣υ̣

42-43 *CPF* I.1, 24 37T || **VII 2** sqq. cf. Hipp. *Morb.* I 2 (p. 6, 5-12 Wittern = VI 142, 13-20 L.) αἱ μὲν οὖν νοῦcοι γίνονται ἡμῖν ἅπαcαι, τῶν μὲν ἐν τῷ cώματι ἐνεόντων, ἀπό τε χολῆc καὶ φλέγματοc, τῶν δ' ἔξωθεν, ἀπὸ πόνων καὶ τρωμάτων, καὶ ὑπὸ θερμοῦ ὑπερθερμαίνοντοc καὶ τοῦ ψυχροῦ ὑπερψύχοντοc. καὶ ἡ μὲν χολὴ καὶ τὸ φλέγμα γινομένοιcί τε cυγγίνεται καὶ ἔνι αἰεὶ ἐν τῷ cώματι ἢ πλέον ἢ ἔλαccον· τὰc δὲ νούcουc παρέχει, τὰc μὲν ἀπὸ cιτίων καὶ ποτῶν, τὰc δὲ ἀπὸ τοῦ θερμοῦ ὑπερθερμαίνοντοc καὶ ἀπὸ τοῦ ψυχροῦ ὑπερψύχοντοc, cf. *Aff.* 1 (VI 208, 8-14 L.); *Nat. hom.* 2 (p. 170, 3-7 Jouanna) ἐγὼ μὲν γὰρ ἀποδείξω ἃ ἂν φήcω τὸν ἄνθρωπον εἶναι, καὶ κατὰ [τὸν] νόμον καὶ κατὰ [τὴν] φύcιν, αἰεὶ ταὐτὰ ἐόντα ὁμοίωc, καὶ νέου ἐόντοc καὶ γέροντοc, καὶ τῆc ὥρηc ψυχρῆc ἐούcηc καὶ θερμῆc, καὶ τεκμήρια παρέξω, καὶ ἀνάγκαc ἀποφανέω, δι' ἃc ἕκαcτον αὔξεταί τε καὶ φθίνει ἐν τῷ cώματι || **5-6** cf. *Nat. hom.* 5 (p. 178, 2-6 Jouanna) καὶ ταῦτα ποιήcει cοι πάντα πᾶcαν ἡμέρην καὶ νύκτα καὶ χειμῶνοc καὶ θέρεοc, μέχρι ἂν δυνατὸc ᾖ τὸ πνεῦμα ἕλκειν ἐc ἑωυτὸν καὶ πάλιν μεθιέναι, ἢ ἔcτ' ἄν τινοc τούτων cτερηθῇ τῶν cυγγεγονότων. cυγγέγονε δὲ ταῦτα τὰ εἰρημένα· πῶc οὐ γὰρ cυγγέγονε;

40-42 suppl. D. || **43** post ταῦτα spatium vacuum   δὲ ex μ || **44** νοc° || **45**]...'....[.]ε̣ρ̣ι̣ φυcε^ω : [παρὰ τὰc διαφορὰc τῶν ἐν τῇ cυcτά]cει φύcεων D.   **45-VII 1** [κ(ατὰ) τὸ]ν̣ τ̣[ρόπον το]ῦ̣τον· ἐν γ(ὰρ) τῷ [π]ε̣ρὶ φύcεω(c)] || ἀνθ[ρώπου ex. gr. Manetti 2008 || **VII 1-2** λέ]γει δι[ττῶc γί(νεc)θ(αι) τὰc νόcουc ἢ ὑπὸ τ(ῶν) ἐκτόc] Manetti 1996b, ex. gr. conl. *Nat. hom.* : λέ]γει δι[D. : τὰc μὲν ἐκτὸc λέ]γει δι[ὰ πόνουc ἢ τραύματα...] Fredrich p. 55 || **3** ἢ ὑπ[ὸ τ(ῶν) ἐν ἡμῖν suppleverim ex.gr. : ἢ ὑπ[D. : ἢ ὑπ[ερβολὴν ψυχροῦ ἢ θερμοῦ· τὰc δὲ ἐντὸc ἀπὸ] Fredrich p. 55 || **4-5** ν̣[όcουc δὲ τίκτειν] ταῦτα, ἐπειδὴ γι̣ν̣ομένοιc [ἡμῖν cυγγί(νεται)] Manetti 1996b   ἐπειδή coni. Wilamowitz ap. Fredrich p. 55 : επιδη P : ἐπὶ δὲ D. || **6** [[cυν]ουcιcυν(εcτιν) ὡ̣cθ[(.αcθ[Manetti 1996b) legi : cυν[ίcτ]ᾳcθ[αι D.   in fine] τοῦ D.

παρόντος ειλ[.]ϲτι.τοϲ[.].α.[   ].ων
εἶναι ἐν ἡμῖν κ(ατὰ) φύϲιν τὸ [αἷ]μα τὸ [θερμότ(ατον)]
τῶν [ὑ]γρῶν· παρὰ φύϲιν τε τὴν εκ[±3].ιν.
10 ὅτι ὑπὸ μ(ὲν) τ[(ῶν)] ἐν ἡμῖν γί(νονται) αἱ νόϲοι, χο[λῆϲ καὶ]
φλέγματοϲ, ὑπὸ δὲ τ(ῶν) ἐκτόϲ, [τραυμ]άτ(ων),
πόνων, ὑπερμέτρου κ(ατα)[ψ]ύξεωϲ [ἢ θερμ]ό[τ]ητ(οϲ)
παρά τε τὴν τῆϲ χ[ο]λῆϲ καὶ τοῦ φ[λέγ]ματοϲ
κατάψυξιν ἢ θερμ[ό]τη[τ]α πάλι γί(νεϲ)θ(αι) [τὰϲ νό-]

8-9 cf. Hipp. *Morb.* I 24 (pp. 70, 12-72, 4 Wittern = VI 188,14-23 L.) τὸ
δὲ ῥῖγος ...γίνεται ...μάλιστα δὲ καὶ ἰϲχυρότερον γίνεται, ὅταν χολὴ ἢ
φλέγμα ϲυμμιχθῇ ἐϲ τωὐτὸ τῷ αἵματι, ἢ τὸ ἕτερον ἢ ἀμφότερα· μᾶλλον
δέ, ἢν τὸ φλέγμα ϲυμμιχθῇ· ψυχρότατον γὰρ τοῦ ἀνθρώπου φλέγμα,
θερμότατον δ' αἷμα, ψυχρότερον δὲ καὶ χολὴ αἵματοϲ· ὅταν οὖν ταῦτα
ϲυμμιχθῇ ἢ ἀμφότερα ἢ τὸ ἕτερον, ἐϲ τὸ αἷμα, ϲυμπήγνυϲι τὸ αἷμα, οὐ
παντάπαϲι δέ, οὐ γὰρ ἂν δύναιτο ζῆν ὁ ἄνθρωποϲ, εἰ τὸ αἷμα πυκνότερον
τε καὶ ψυχρότερον γένοιτο πολλαπλαϲίωϲ αὐτὸ ἑωυτοῦ || 10-12 cf.
Hipp. *Morb.* I 2 (p. 6,10 Wittern = VI 142,18-20 L.) τὰϲ δέ νόϲουϲ παρέχει
τὰϲ μὲν ἀπὸ ϲιτίων καὶ ποτῶν τὰϲ δὲ ἀπὸ τοῦ θερμοῦ ὑπερθερμαίνοντοϲ
καὶ ἀπὸ τοῦ ψυχροῦ ὑπερψύχοντοϲ; *Morb.* I 11 (p. 28, 2-5 Wittern = VI
158, 17-20 L.) πάντα ταῦτα ἴϲχουϲι, τῶν μὲν ἐν τῷ ϲώματι ἐνεόντων, ἀπὸ
χολῆϲ καὶ φλέγματοϲ, τῶν δ' ἔξωθεν, ἀπὸ τοῦ ἠέροϲ ἐπιμιγνυμένου τῷ
ϲυμφύτῳ θερμῷ, ἀτὰρ καὶ ἀπὸ πόνων καὶ τρωμάτων; cf. *Morb.* I 23 (p. 70,
4-11 Wittern = VI 188, 7-13 L)

7 ειλ(vel δ)[.]ϲτι. P, intelligere nequeo τοϲ[.].α.[(fort. τὸ ϲ[ῶ]μα) Manetti
1996b : φλέγματοϲ Kenyon, D. in textu : ειλ.υατοϲ D. in adn.   ].ων : fort.
λέ]γων? || 8 ε٨/ναι αἷμα D. τὸ [θερμότ(ατον)] Manetti 1996b, cf. *Morb.* I
24 : [κ(ατὰ) τὴν δόξαν] D. in adn.   8-9 τὸ αἷμα [χωριϲθέντων] | τῶν [ψυ-
χ]ρῶν, παρὰ φύϲιν δὲ τὴν εἰϲ [ταὐτὸ μῖξιν] Fredrich p. 55 || 9 [ὑ]γρῶν Manetti
1996b : [ἰα]τρῶν D.   in fine versus vestigia incertissima : fort. ἔκ[ψυξ]ιν
legi potest : εἰϲ [........] D. || 10 ↘↙ ὑπὸ μ(ὲν) τ[(ῶν)] Manetti 1996b :
αὗται μ(ὲν) D. || 11 φλέγματοϲ Manetti 1986 : φλεγμαϲίαϲ perperam D.
ὑπὸ δὲ τ(ῶν) Manetti 1996b : τάδε γ(ὰρ) D.   11-12 in fine versus vestigia
incertissima || 12 ὑπερμέτρου Kenyon ap. D., ὑπερμέτρων D. || 14 πάλι
γί(νεϲ)θ(αι) Manetti 1996b : π[ερ]ιγί(νεϲ)θ(αι) D.

15 ‌ϲουϲ. ἀλ(λὰ) γ(ὰρ) ἔτι φ(ηϲὶν) Ἱπποκράτηϲ [γί(νεϲ)θ(αι) τὰϲ]
νόϲουϲ ἢ ἀπὸ τοῦ πνεύματοϲ ἢ [ἀπὸ τῶν διαι-]
τημάτ(ων), καὶ ταῦ̣[τ]α̣ μ(ὲν) ἐπ̣[ιχε]ι̣ρ̣[ητέον]
ἐκτίθεϲθαι· ὅταν μ(ὲν) γ(ὰρ), φ(ηϲιν), ὑπὸ τ̣[ῆϲ] αὐ-
τῆϲ νόϲου πολλοὶ ἁ[λ]ίϲκωνται [ἅμα, τὰϲ]
20 αἰτίαϲ ἀναθετέο̣ν τῶι ἀέρι, παρὰ [γ(ὰρ) πᾶϲιν ἐ]κ̣
‌τούτ̣[ο]υ̣ ἧπτα̣ι̣ αὐτὴ [ν]ό̣ϲ̣ο̣ϲ· ὅταν [δὲ π]ο̣λ-
λὰ ε̣ἴδη καὶ ποικίλα γί(νηται) νόϲων, [αἴ(τια) λεκ-]
τέον τὰ διαιτήματα, οὐχ ὑγιῶ̣[ϲ π]ο̣ι-
ούμενοϲ τὴν ἐπιχείρηϲιν· ἐν[ίοτε γ(ὰρ)]
25 τὸ αὐτὸ̣ αἴ(τιον) πολλῶν καὶ ποικίλ[ων]
νοϲημάτ(ων) γί(νεται). κ(ατα)ϲκευαϲτικὸν [γάρ-]
τοι πλῆθοϲ καὶ πυρετοῦ καὶ πλευ[ρίτι-]
δοϲ καὶ ἐπιληψίαϲ (ἐϲτίν), ὅπερ κ(ατὰ) ϲύϲ̣[ταϲιν]
τῶν ϲωμάτ(ων) ἀναδεχομέν(ων) τ[ὸ πάθοϲ τίκτει]
30 καὶ τὰ̣ϲ νόϲουϲ. οὐ γὰρ δὴ πάντω̣[ν ϲωμάτ(ων)],
ἐπεὶ ἕν (ἐϲτιν) αἴ(τιον), ἤδη μία καὶ νόϲο‹ϲ› φέρ[εται]
‌ἀλλ' [ὥ]ϲπερ εἴπομ(εν), πολλὰ καὶ ποικίλ[α εἴδη].
καὶ τ̣[ἄμ]παλιν (ἔϲτιν) ὅτε ὑπὸ διαφερόν[τ(ων) αἰ(τίων)]
ταὐτὰ γί(νεται) πάθη. καὶ γ(ὰρ) διὰ πλῆθοϲ π̣[υρετ(ὸϲ) αἰ-]

15 sqq. cf. Hipp. *Nat. hom.* 9 (p. 188, 10–17 Jouanna) αἱ δὲ νοῦϲοι γίνονται, αἱ μὲν ἀπὸ τῶν διαιτημάτων, αἱ δὲ ἀπὸ τοῦ πνεύματοϲ ὃ ἐϲαγόμενοι ζῶμεν. τὴν δὲ διάγνωϲιν χρὴ ἑκατέρου ὧδε ποιεῖϲθαι· ὅταν μὲν ὑπὸ ἑνὸϲ νοϲήματοϲ πολλοὶ ἄνθρωποι ἁλίϲκωνται κατὰ τὸν αὐτὸν χρόνον, τὴν αἰτίην χρὴ ἀνατιθῆναι τούτῳ ὅ τι κοινότατόν ἐϲτιν καὶ μάλιϲτα αὐτῷ πάντεϲ χρεώμεθα· ἔϲτι δὲ τοῦτο ὃ ἀναπνέομεν. φανερὸν γὰρ δὴ ὅτι τὰ διαιτήματα ἑκάϲτου ἡμέων οὐκ αἴτιά ἐϲτιν, ὅτε γε ἅπτεται πάντων ἡ νοῦϲοϲ ἑξῆϲ κτλ

15 ante ἀλ(λὰ) spatium vacuum || 17 ταυ[.]α̣. επ[...]ι̣ρ̣[P : τούτ[ων τὴν] ὑποτύ[πωϲιν δοκεῖ ο(ὕτωϲ)] D. : suppl. Manetti 1996b ex. gr., cf. *Nat. hom.* 9 (188,11–12 Jouanna τὴν δὲ διάγνωϲιν χρὴ ἑκατέρου ὧδε ποιεῖϲθαι) || 20 ἀναθετέον Manetti 1986 : ἀναθέϲθαι [δεῖ] D. 20–21 παρα[ ]κ̣|τουτ̣[.]ι̣ ηπται vel |τουτ[.]υε̣πει P : παρὰ [γ(ὰρ)] | τοῦτ[ο]υ γί(νεται) ἡ| D. : suppl. Manetti 1996b, 2008 ex. gr., cf. *Nat. hom.* 9 (188,16 Jouanna ὅτι γε ἅπτεται πάντων ἡ νοῦϲοϲ ἑξῆϲ κτλ.) || 21 ante ὅταν spatium vacuum 21–22 [μ(έν)τοι π]ο̣λ|λὰ D. || 22 [αἴ(τια), φ(ηϲίν), λεκ-] D., longius spatio || 23–24 suppl. D. || 26–28 suppl. D. || 28 ὅπ[ερ] κ(ατὰ) ϲύϲ[ταϲιν] D. || 29 τ[ὸ πάθοϲ τίκτει] Manetti 1996b : τ̣[ίκτει] D., brevius spatio || 30–33 suppl. D. || 31 νοϲοφερ.[P, corr. D. || 34 τατα 34–35 suppl. Manetti 1996b ex.gr. : διὰ πλῆθοϲ ἡ [κοιλία] | ῥεῖ D.

16   ANONYMI LONDINIENSIS

35 ρεῖ, ἔτ[ι] καὶ διὰ δριμύτητα [κ]αὶ χο[λ]ήν·
ἐξ ὧν φανερὸν ὡς ψεῦδός (ἐcτιν) τοῦ[το],
ὡc προιόντοc ἐπιδείξομ(εν) τοῦ λό(γου). [ἐκεῖνο]
μέντοι γε ῥητέον διότι [ἄλ]λωc [Ἀριcτο-]
τέληc περὶ τοῦ Ἱπποκράτουc λέγε[ι καὶ]
40 ἄλλωc αὐτόc φ(ηcιν) γί(νεc)θ(αι) τὰc ν[ό]cου[c. οἷc ἐπό-]
μενοc ὁ <Ἀ>βυδηνὸc Ἀλκαμέν[ηc]
λέγει γί(νεc)θ(αι) τὰc νόcουc ὡc φ(ηcιν) π[ερὶ]
αὐτοῦ Ἀριcτοτέληc, διὰ τὰ π[εριccώ-]
ματα τὰ ἀπὸ τῆc τρο[φ]ῆc [καταcκευα-]
VIII ζόμενα· αἴ(τια) γ(ὰρ) ταῦτα τ(ῶν) νό[cων (εἶναι). κ(ατὰ)]
τοῦτο μ(έν)τοι γε διάφοροc φαί[νεται π-]
ρὸc τὸν Εὐρυφῶντα, καθ' ὅcον κ[εῖνοc]
μὲ[ν τ]ὴν κεφαλὴν εἶπεν ἐπικ[ου-]
5 ρικὴν γί(νεc)θ(αι) τ(ῶν) περιττωμάτ(ων), ἄλ[λωc]
δὲ ὁ Ἀλκαμένηc εἶπεν· "ἀνατρ[έχει]
[μ]ὲν ὡc τὴν κεφαλὴν τὰ περι[ccώματ(α)]
ἀλλ' ἐπιχορηγούμενα πρὸc τῆ[c κε-]
φαλῆc καὶ ἐπιπεμπόμενα τῶι ὅλῳ
10 cώματι τὰc νόcουc ἐμποιεῖ". ὁ δὲ
Μεταποντῖνοc Τιμόθεοc, καθὼc
φηcιν περὶ αὐτοῦ ὁ αὐτὸc φιλόcοφοc,
λέγει ἀποτελεῖcθαι τὰc νόcουc τρό-
πωι τούτωι· ὅταν μ(ὲν) γ(ὰρ) ἡ κεφαλὴ ὑγιὴc

37–40, 42–43 *CPF* I.1, 24 37T || 40–VIII 10 Alcamenes: T8 Grensemann || 10–12 *CPF* I.1, 24 37T

35 [κ]αὶ χο[λ]ὴν Manetti 1996b : εἰ χ[ολ]ὴ [π(αρα)ρρεῖ] D. || 36 ψεῦδόc (ἐcτιν) τοῦ[το] Manetti 1986 : ψεύδε[ται πε]ρὶ [τούτ(ων) ἀνήρ] D. || 37 promisso non satisfacit Anon. post λό(γου) spatium vacuum suppl. D. || 38–44 suppl. D. || VIII 3 κ[εῖνοc] supplevi : κ[ατά τι] D. (contra ἁπλῶc r. 5, cf. Ar. *Top.* 115b12) || 4 επιο[2/3], ut videtur, P, fort. ἐπιδ[εκ]|τικὴν?, sed initio v. 5 ρ potius quam τ legitur : suppl. D. || 5 α.[P, supplevi : ἀ[πλῶc D. || 6–7 supplevi : ἀνατρ[έχοντα | μ]ὲν D. 7–8 in initio v. 8 vestigia incerta, fort. correcta ex priore scriptura ματ, ἀλλ' vel παρ (scil. παρεπιχορηγούμενα «insuper suppedita») legi potest : περιc[cώμα]|τα γί(νεται) D. : περιccώματα | γίνεται Kenyon ap. D. || 10 post ἐμποιεῖ spatium vacuum || 14 κολία pro κεφαλὴ legendum censet D. in adn., non necessarie

15 ἧ καὶ [κα]θαρὰ, καθαρὰ καὶ ἡ τροφὴ ἀπ᾽ αὐ-
τῆς π(ρος)τίθεται τῶι ὅλωι cώματι, καὶ ο(ὕτωc)
ὑγιαίνει τὸ ζῶιον. ὅταν δὲ μὴ ὑγιὴc
ἦ, νόcουc ἐπιφέρει τῶι τὰc διεξόδουc
ἀποφράccεcθαι· ὅταν γάρ, φ(ηcιν), αὗται ἀποφρα-
20 [γ]ῶcιν, ἀνατρέχον τὸ περίccωμα
ὡc τοὺc κ(ατὰ) τὴν κεφαλὴν τόπουc
τ[έω]c τῶι μὴ ἔχειν διέξοδον ἐμ-
μένει, ἐμμεῖναν δὲ μεταβάλλει
εἰc ἁλμυρὸν καὶ δριμὺ ὑγρὸν καὶ εἶτα
25 πλείω ἐμμεῖναν χρόνον καὶ ῥῆξιν
ἐργαcάμενον φέρεται εἰc ὁτιοῦν μέροc
καὶ παρὰ [τ]ὰc [το]ύτου διαφορὰc διαφόρουc
[τὰc] νόcουc ἐπιφέρει. (ἔcτι) δ᾽ ὅτε, φ(ηcίν), καὶ
[ἀθρ]όωc οἰcθὲν ἐπὶ τὴν τραχεῖαν
30 ἀρτηρίαν – λάρυγξ δὲ αὕτη – πνι[γ]μοὺc
ἐ[π]ιφ[έ]ρει καὶ cυντόμουc ἐξαγω[γ]ὰc
ἐκ το[ῦ] ζῆν. νοcεῖν δέ, φ(ηcιν), τὴν κεφα-
λὴν [ἢ] δι᾽ ὑπερβολὴ<ν> κ(ατα)ψύξεωc ἢ δι᾽ ὑπερ-
β[ολ]ὴν θερμότητοc ἢ διὰ πληγήν.
35 Ἄ[β]αc δ[.]ι[...]c οἴεται γί(νεc)θ(αι) τὰc νόcουc
[πα]ρὰ τὰc τοῦ ἐγκεφάλου καθάρcειc.
[καθαίρ]εc[θ]αι δὲ τὸν ἐγκέφαλον διὰ
μυκ[τ]ήρ[ων], ὤτων, ὀφθαλμῶν,
cτ[ό]ματοc, κ(ατά) [τ]ε τὰc διαφορὰc τοῦ πλήθου(c) τ(ῶν) κα-
40 θά[ρc]εων ὑγίειαν γί(νεc)θ(αι) ἢ νόcον· ὅταν μ(ὲν) γ(ὰρ)
κ(ατ᾽) ἐλάχιcτον γένηται ἡ κάθαρcιc

15 [κα]θαρὰ {[καθ]αρὰ} D. : [ἡ νεί]α(ι)ρα καθαρὰ dubitanter Schubring, 419 n. 1, sed vellet [ἡ κοιλίη] καθαρὰ (quod accepit Craik, 128) || 16 post cώματι, και ō scripsit, deinde [και] perperam delevit P : {και ο} D. || 17 post ζῶιον spatium vacuum || 22 suppl. D.   22–23 εν|μενει ευμειναν || 25 πλείω legi : πλείονα D.   ευμειναν || 26 μερος‾ || 27 suppl. D. || 28 post ἐπιφέρει spatium vacuum   28–29 suppl. D. || 32 ἐκ το[ῦ] ζῆν Manetti 1986 : [.....] νην D. (κατὰ ἀγχόνην in adn.)   post ζῆν spatium vacuum || 33 corr. D. || 34 versus brevior || 35 Ἄ[.]αc D. : Ἄβαc vel Αἴαc vel Α[.]οc D. in adn.   δ[ὲ] ἰ[δίω]c D. : δ᾽ ὁ Ἰ....c Kenyon (fort. Ἰαcεὺc) ap. D., etiam δ᾽ [ὁ] Ἴ[κιο]c legi potest || 36 [πα]ρὰ legi : διὰ D.   ευκεφαλου καθαρcιc || 37 [καθαίρεc]θαι D. || 38 μυ[κτή]ρων D. || 39 ⟍του πληθουc⟋

ὑγ[ι]αίνει τὸ ζῶιον, ὅταν δὲ ὑπερ-
μ[έτ]ρως, νοceῖ. λέγει δὲ διὰ ταύτας
τ[ὰ]c καθάρcεις γί(νες)θ(αι) πέντε κατάρρους

IX [   ]
[ ].[.].[
[3/4].ι τωι μη[κα-]
[τάρ]ρους [
5 [..].κλεοδω[
   [...]ενομεν[
   [.]ην αυτη[
   [.] δύο εἶπον[
   [...]c παραι[
10 [..]εν ὅταν [
   [.]ο cῶμα ὑγ[
   τως νόcοι.[
   ται τὰ cώμα[τα
   ρα. προcενεχ[
15 πλ[ή]θη ἀλ(λὰ) εἰc περι[
   καὶ τὰc νόc[ους
   κρ[.]τως ἐχ[
   μετρίαν νοc..[
   καὶ κατάψυξιν [
20 Ἡρόδικος δὲ [
   τὰc νόcους [
   την δὲ (εἶναι) κατ[

IX 20–36 Herodico Selimbriae placitum adscriptum est a Diels, quod communis opinio accepit, cf. T8a Grensemann. Tamen valde dubium est: de Herodicis medicis cf. Manetti 2005

42 post ζωιον spatium vacuum 42–43 ὑπερ|[κό]ρως D. ‖ 44 καθαρρους ‖
IX 4 [κ(ατά)ρ]ρους D. post]ρους spatium vacuum 4–5 fort. *diple obelismene* in lacuna deperdita : in vv. 4–5 incipere novum placitum verisimile est ‖ 5 [Ἡρ]ακλεόδω[ρος D. ‖ 7 τ]ὴν αὐτ[ὴν D. ‖ 11 [τ]ὸ cῶμα ὑγ[ιαίνει D. ‖ 14 προcενεχ[θέντα D. ‖ 15 τα vel πλ legi potest : πλ[ή]θη D. \εις/ vel \οις/ P : \αῖς/περ [D. περι[ccώματα ? ‖ 16–17 [δυς]|κρ[ό]τως D. ‖ 18 νόcο[ν D. ‖ 20 δὲ [ὁ Cηλυμβριανὸς οἴεται] D. ‖ 21 τὰς νόcους [γί(νες)θ(αι) ἀπὸ τῆς διαίτης· ταύ-] D. ‖ 22 την δὲ (εἶναι) κατ[ὰ φύσιν, ὅταν πόνοι προcῶcιν] D.

καὶ ἀλγηδ<όν>ος αἴ(τια)[
ἔχη ἡ τροφὴ ἡ πρ[
25 τὰ cώματα οτ[
φύcιν οἴεται [.] τη[κ(ατὰ)]
φύcιν ἐχόντ(ων) τ(ῶν) cω[μάτ(ων)
νόcον π[α]ρὰ φύcι[ν
παρὰ φύc[ι]ν διατεθη[
30 ἡ ἰατρικὴ παραγομέ[νη
φύcιν ἄγει ταῦτα ω[
δὲ τὸν ἄνδρα τὴν ἰα[τρικὴν
ἀγωγὴν εἰc τὸ κ(ατὰ) φύcιν [
οὕτως. κεῖνο δὲ οτ[
35 θερμότητος καὶ ὑπ[
cυνίcτανται νόcοι [
ὁ δὲ Αἰγύπτιος Νινύ[ας
cυγγενικὰ γί(νεc)θ(αι) πάθη .[
καὶ τὰ μὲν cυγγενικὰ [

37–39 cf. Hipp. *Loc. hom.* 10 (VI 294, 1–3 L.), *Gland.* 11 (VIII 564, 16–21 L.) || 38–44 cf. Hipp. *Hum.* 12 (V 492, 7–10 L) οἱ τρόποι τῶν νούcων, τὰ μὲν cυγγενικά ἐcτιν εἰδέναι πυθόμενον, καὶ τὰ ἀπὸ τῆc χώρηc (οἰκέονται γὰρ οἱ πολλοί, διὸ πλεονεc ἴcαcι), τὰ δὲ ἐκ τοῦ cώματοc καὶ τῶν διαιτημάτων καὶ καταcταcιοc τῆc νούcου ἢ ἀπὸ τῶν ὠρέων

23 αλγηδοcᾰ, [Manetti 1986, quod ἀλγηδ(όν)ος αἴ(τια) intellegi dubitanter : ἄλγη δ' ὅcα [δεῖ, καὶ οὕτωc πέψιν μὲν] D. || 24 ηπρ[ut videtur P : ἐπί[δοcιν δὲ ἀεὶ λαμβάνη] D. || 25 τὰ cώματα οτ[P, ut videtur (fort. ὅτ[αν?) : τὰ cώματα ἀν[αδιδομ(έν)ηc τῆc τροφῆc κατὰ] D. || 26 φύcιν οἴεται.τη[P, littera incerta fort. γ : φύcιν. οἴεται χ(ὰρ) τὴ[ν μ(ὲν) ὑγίειαν γί(νεc)θ(αι) κατὰ] D. || 27 φύcιν ἐχόν[τ(ων)] τ(ῶν) cω[μάτ(ων) περὶ τὴν δίαιταν, τὴν δὲ] D. || 28 νόcον π[α]ρὰ φύcι[ν ἐχόντ(ων) αὐτ(ῶν). τοῖc μ(έν)τοι] D. || 29 διατεθη[ut videtur P : παρὰ φύc[ι]ν διατεθεῖ[cιν πονεῖν π(ροc)τάccει] D. || 30 ἡ ἰατρικὴ παραγομέ[νη καὶ ο(ὕτωc) εἰc τὸ κατὰ] D. || 31 φύcιν ἄγει ταῦτα, ὡ[c αὐτόc φ(ηcιν). sp. vac. λέγουcιν] D. post ταῦτα spatium vacuum : om. D. || 32 δὲ τὸν ἄνδρα τὴν ἰα[τρικὴν ἔντεχνον] D. || 33 ἀγωγὴν εἰc τὸ κ(ατὰ) φύcιν [καλέcαι. sp. vac. καὶ ταῦτα μ(ὲν)] D. || 34 κεινο δε οτ[P : [ἐ]κεῖνο δὲ ὅτ[ι ἀπ'ἐναντί(ων) τῆc τε] D. || 35 και υπ[P : καὶ ὑ[γρότητος τ(ῶν) cωμάτ(ων)] D. || 36 cυνίcτανται νόcοι, [διατεθρύληται. sp. vac.] D. || 37 Νινύ[ας ἰδίωc λέγει τὰ μ(ὲν)] D. || 38 cυγγενικα [τὰ δὲ ἀλλότρια] D. || 39 cυγγενικα [ἔμφυτα τοῖc cώμαcιν] D.

20 ANONYMI LONDINIENSIS

40 εἶναι. ὑπὸ δὲ ἄλ(λης) αἰ(τίας) .[
τὰς νόcουc τρόπωι τ[οιούτωι
ἡ τροφὴ ληφθεῖcα μὴ [
ἀλλ' ἐμμείνῃ ἡ θερμό[της] πλεί[ω] χ[ρόνον
ἐξ αὐτῆc ἀπογεννᾶι [

deest una columna vel plures

X   desunt circa 26 versus

].[..]ν.
].ινοc
] νόcου
30   ]μ(εν) εἶναι
].επιτω
]ωιον
]ωcα
]ενον
35   λ]απαρὰν
]μὴ διὰ
]αλγηδον( )
]μενοc
].c.
40   ]μιν
]ε
]ιον
]cκευ-
]αλλειν δὲ
45   ]ψυχ( )

XI   desunt circa 5 versus

]c
].[

40 post εἶναι spatium vacuum α^λ .[vestigium in fine versus vix cerno : αἰ[(τίας) cυνίcτανται] D. || 41 τ[οιούτωι· ὅταν γὰρ] D. || 42 [ἀναδοθῇ τῷ cώματι] D. || 43 ενμεινη ˋη θερμο[της]ˊ πλει[.].[πλεί[ω] χ[ρόνον legi et supplevi : ἡμῖν [οὖcα περιccώματα] D. || X 27 non legit D. || 29] νόcουc D. || 31]επι[.]ν D. || 32 ζ]ῷιον ? :]μιον D. || 33]αμα D. || 35]απαρα D. || 37]αλγηδον̄ || 39 non legit D. || 40 δύνα]μιν D. || 44 fort. μεταβ]άλλειν δὲ :]αμεν δὲ D. || 45 ψυχ P, fort. ψυχ(ρόν?) : ψυˣ[..] D.

].ν καὶ ἢ ὑγρὰν
ἁ]λμυρὰν με-
]ομενο.τ.υ
]και...
]κος
]ς νεφροὺς
]. τὴν θερμ(ὴν)
]ει τον μεγα
] ἡ δὲ πυρρὰ
]καὶ πρασο-
[ειδὴς   ]ετα τὸ αἷμα
].[..].[   ].αιτατον
]ματο[.....]ον. ἡ δὲ μελαι-
[να 3/4].[...]..ντ(ων) [.....]μεν(ων) ὑπόστασις
[6/7].[...] αἷμα[....] τόπον ἔχει
[......]ε[..(.)]ς. Ἵππ[ων] δὲ ὁ Κροτω-
νιάτης οἴεται ἐν ἡμῖν οἰκείαν (εἶναι) ὑγρότη-
τα, καθ' [ἢ]ν καὶ αἰσθανόμεθα καὶ
[ζ]ῶμ(εν)· ὅταν μ(ὲν) οὖν οἰκείως ἔχῃ
ἡ τοιαύτη ὑγρότης, ὑγιαίνει τὸ ζῷον,

16–21 de bile loquitur, ut videtur, cf. ex. gr. Ruf. *Corp. hum. app.* p. 165, 2–5 Daremberg χολὴ δὲ, ξανθὴ μὲν, τὸ πικρὸν καὶ ξανθὸν περίσσωμα· πρασοειδὴς δὲ, ἡ ὀξεῖα καὶ ὑπόχλωρος· ἰώδης δὲ, ἡ ἰσχυρῶς κατακορὴς καὶ ἄκρατος· μέλαινα δὲ, ἡ ὑποστάθμη τοῦ αἵματος. ἄλλοι δὲ τὸ μέλαν αἷμα, μέλαιναν καλοῦσιν; Gal. *Cris.* IX 599, 13–15 K. ἐπεὶ δὲ καὶ ξανθὴν ὀνομάζουσι καὶ πυρρὰν καὶ ὠχρὰν τὴν τοιαύτην χολὴν καὶ μεστὰ πάντ' ἐστὶ τὰ τῶν ἰατρῶν βιβλία κτλ || **23–42** Hippon: 38A11 DK; *CPF* I.1, 63 1T

XI 6–7 non legit D || 8 ὑγρὰν legi : [ὑγίε]ιαν D. (quod septimum v. numeravit) || 9 με legi : δὲ D. || 10]εμενος [..] D. || 11 ante καὶ spatium vacuum dispexit D. || 12]φις D. || 14 θερ^μ (lege θερμὴν vel θέρμην) || 15]ειτον legi dubitanter :]ιον D. || 17–18 suppl. D. || 18]ετα legi :]ατος D. || 20 post]ον spatium vacuum 20–21 suppl. D. || 21 ὑπόστασις legi : ὑποστάσε|[ων] D. || 23–24 *diple* discernitur, sed vestigia minima : non dispexit D. 23 ante ιππ[ων] spatium vacuum Ἵππ[ων] suppl. D., cf. Diels, 420 κρωτω| || 25 καθ' ἥν suppl. Kenyon ap. D. 25–26 [υγιαι|νομ[ε]ν] [ζ]ῶμ(εν) || 26 [ἢ ζ]ῶμ(εν) suppl. D., longius spatio || 27 [ἡ] D.

ὅταν δὲ ἀναξηρανθῇ, ἀναιcθητεῖ τε
τὸ ζῶιον καὶ ἀποθνῄcκει. διὰ δὴ τοῦτ(ο)
30 [κ]αὶ οἱ [γέ]ρ[ο]ν̣τες ξηροὶ καὶ ἀναίcθητοι, ὅτι
χωρὶc ὑγρότητοc· ἀναλόγωc δὴ τὰ πέλ-
ματα ἀν̣αίcθητα, ὅτι ἄμοιρα ὑγρότητοc.
καὶ ταῦτα μ(ὲν) ἄχρι τούτου φ(ηcίν). ἐν ἄλλωι
δὲ βυβλίωι αὐ[τὸ]c ἀνὴρ λέγει τὴν κα-
35 τωνομαc[μ]έ[ν]ην ὑγρότητα μεταβάλ-
λειν δι᾽ ὑπ[ερβο]λ̣ὴν θερμότητοc καὶ
δι᾽ ὑπερβολὴν ψυχρότητοc καὶ ν̣όc[ο]υc
ἐπιφέρειν. μεταβάλλειν δέ, φ(ηcιν), αὐτὴν
ἢ ἐπὶ τὸ πλεῖον ὑγρὸν ἢ ἐπὶ τὸ ξηρό-
40 τερον ἢ ἐπὶ τὸ παχυμερέcτερον
ἢ ἐπὶ τὸ λεπτομερέcτερον ἢ εἰc [ἕτ]ερα. καὶ τοιούτωc νοcολ(ογεῖ),
τὰc δὲ νόcουc τὰc γινομέναc
οὐχ ὑπαγορεύει. Θραcύμαχ[ο]c
δὲ ὁ Cαρδιανὸc αἰ(τίαν) ἀπολεί<πει> τ(ῶν) ν[όc]ων
45 τὸ αἷμα, κ(ατὰ) δὲ τὴ[ν <τού>το]υ μετα[βολ]ὴν
XII ἀποτελεῖcθαι τὰc [νόcουc, με]ταβάλλειν δὲ ἢ δι᾽ ὑπερβολὴν
καταψύξεωc ἢ δι᾽ ὑπερ[βολ]ὴν θερμότη-
τοc. τὴν δὲ μεταβολὴν τοῦ αἵματοc γί(νεc)θ(αι)
ἢ εἰc φλέγμα ἢ χολὴν ἢ [c]ε̣cηπόc. καὶ
5 τὸ μὲν αἷμα ἁπλοῦν [(ἐcτι)], ἡ δὲ χολὴ καὶ
τὸ φλέγμα καὶ τὸ cεcηπόc, ποικιλτὰ
ὄντα, ποικίλαc καὶ διαφόρουc ἐπιφέρει{ν}

---

29 αποθνηcκει τουτ̄ || 30 γ[ερο]ντ̣εc D. || 33 post φ(ηcίν) spatium vacuum || 35 ὑ[γρότητα] D. || 37 ο(ὕτωc) ante νόc[ο]υc legit D., perperam || 38 post ἐπιφέρειν spatium vacuum μεταβάλλ[ειν δὲ] D. || 39 τ[ὸ] pr. D. || 41 και τοιουτωc νοcο^λ P^mg : τὸ [αἴ(τιον)] οὕτωc νοcολ(ογεῖ) D. || 43 post ὑπαγορεύει spatium vacuum || 44 corr. D. || 45 τη[....]υ : vel τ[ὴν ἀτο]ῦ (lege αὐτο]ῦ) vel τὴ[ν ⟨τού⟩το]υ spatii causa supplendum : τούτου] D. || XII 1 ↘[με]ταβαλλειν δε‧ || 2 καταψυχεωc δ[ι᾽ ὑπερβολ]ὴν D. || 3 ante τὴν spatium vacuum || 4 post [c]εcηπόc spatium vacuum || 5 απλουν [.] η δε χολη P : ἀπ[λοῦν τὴν] δὲ χολὴ⟨ν⟩ D. || 6 ποικιλτα P, cf. v. 7 : ποικίλα D. || 7 ποικίλαc, λα ex λτ ἐπιφέρει{ν} correxi ut alibi, inter scribendum sententiae formam mutavit P : ἐπιφέρειν D.

νόσουc. πάντα [δ᾽ ὁμοίω]ς, φ(ηcίν), Δέξιπ-
ποc ὁ Κῷιος οἴεται cυν[ίcταcθαι] τὰς νόcους
10 ἀπὸ τ(ῶν) τῆς τροφῆς π[ε]ριττωμάτ(ων),
τοῦτ᾽ (ἔcτιν) ἀπό τε χολῆς καὶ φλέγματος – δυ(νάμεων)
γ[ι(νομένων)] περὶ μέρος κα[ὶ] περὶ ὅλον -,
κινουμέν(ων) τούτ(ων) μὴ ἐξ ἑαυτ(ῶν) ἀλλὰ
παρὰ τὰς πολ<λ>ὰc ἀκαίρους τῆς τροφῆς δόcεις.
νοcοπ<οι>εῖν δὲ ταῦτα καὶ παρὰ τὸ πλῆ-
15 θος καὶ παρὰ τὸν τόπον καὶ εἶδος, με-
ταβάλλειν δὲ αὐτὰ καὶ δι᾽ ὑπερβολὴν
πάντ(ων)· καὶ γ(ὰρ) θερμότητος, κ(ατα)[ψ]ύξεωc
ἢ τοιούτ(ων) παραπλ[ηcίω]ν. καὶ ἄχρι μ(ὲν)
τούτου φαίνεται παρα[πλη]cίως τοῖς
20 πρ[ότερον αἰτιολογ]ῶν, περιττό-
τερος δὲ α[ὐ]τ(ῶν) φαίνετα[ι] κ(ατὰ) τοῦτο·
λέγει γ(ὰρ) τηκομένης τῆς χολῆς καὶ
τοῦ φλέγματος καὶ ὑγροτέρων γι(νομένων)
ἀποτελεῖcθαι ἰχῶρας καὶ ἱδρῶτας·
25 cηπομέν(ων) δὲ αὐτ(ῶν) καὶ παχυνομέν(ων)
ἐπιφέρειν πῦον μύξας λήμας· ἀνα-
ξηρανθέντ(ων) δὲ καὶ [c]τερεῶν ἀπο[τ]ελεcθ(έντων)
γίν[εcθ]α[ι] πόρους[..]καιλι[..] ἐξ αὐτ(ῶν)
λεγε[± 13].[± 5]ωι αἵμα-

8 post νόcους spatium vacuum υ[(vel τ[)......]ς (vel]ε) ut videtur P : [δ᾽ ὁμοίω] c suppl. D., recepi ex. gr. post φ(ηcίν) spatium minimum : fort. [ὁ]?   8–9 δεξιπ|ππος || 9 \ο κωιος⸍ ⟨ὅς⟩ οἴεται D. suppl. D. || 10 [περ]ιττωμάτ(ων) D. || 11 δ⁽ᵘ⁾ γ[ι()] περι μερος κα[.] περι ολον Pᵐᵍ || 12 κεινουμεν || 13 \π..ας⸍ P : [πολλ]ὰc ⟨καὶ⟩ suppl. D. || 14 corr. D. || 15 ⟨τὸ⟩ εἶδος velit D. in adn. με| p.c. || 16 αὐτὰ P : οἴεται D. || 17 κ[αὶ ψ]ύξεως D. || 18 αχρι P : περὶ D. || 20 suppl. D. post]ων spatium vacuum 20–21 περιττο|{το}τερος || 26 πυον P : ἤχον D. || 27 ξηρανθε.\δε⸍και P : ξηράνcει δὲ D. απο[τ]ελεc⁸ || 28 π[ιμελὴν καὶ cάρκας γί(νεc)θ(αι)] ἐξ αὐτῶν Schöne ap. D. || 29–35 cf. Wellmann, Fragmente, 75 n. 4, qui supplevit [ὅταν δέ φ(ηcιν), ἡ χολὴ τ]ῷ αἵμα|τι [ἐπιμειχθῇ, γί(νεται) τὰ] λεγόμενα | χολώδ[η· τοῦ δὲ] φλέγματος ἐπιμειχθέντος | τῷ αἵματι [αἵ] μα[τῶδε]c φλέγμα | [γί(νεται), λευκα]νθέντος δὲ αὐτοῦ λευκὸν | [φλέγμα γίνεται], μελανθέντος δὲ καὶ | μεταβληθέντος μέλαινα χολή 29 λέγει [κ]αὶ αἷμα D.

30 τι [13/14   ]απ[3/4] λεγομένη(ν)
χολὴν [........]φλέ[γ]ματος ἐπιμειχθέ(ντος)
τῶι αἵ[μα]τι [...]μα ....ς φλέγμα
.[.λευκ]ανθέντος δὲ αὐτοῦ, λευκὸν
[6/7]. μελανθέντος δὲ καὶ μετα-
35 β[ληθέν]τος μέλαινα χολή. καὶ ἡ μ(ὲν)
τοῦ Κώιου δόξα τοιαύτη. Φασίτας
δὲ ὁ Τενέδιος λέγει cυνίcταcθαι
τὰς νόcους ἢ παρὰ τὴν ἀποφορὰν
τῶν ἐν ἡμῖν ὑγροτήτ(ων) καὶ προστι-
40 θεμέν(ων) ἀνοικείοις τόπ[ο]ις ἢ ἀπὸ τ(ῶν)
ἀποχωρ<ημάτων> αὐτ(ῶν)· εἶναι γ(ὰρ) φ(ηcιν) ἐν ἡμῖν
κατὰ φύcιν ὑγρότητας καὶ τὰς μ(ὲν)
{τας} ὑγρότητας οὐ κατονομάζει
XIII τ[
ο[
αἷμα[
κατὰ του[
5 ἀποχω[
τοπ[
η...[
ται ἢ ὅτα[ν   ]ς
ἄπαcαι. [   ]ς
10 φηcὶ cυν[ίcταcθαι
φλέγμα[τ]ο[ς
λαμβάνει δ..(.)[

XII 36 Phasitas: forsitan Phaidas, medicus Tenedius, cf. Kaibel, *EG* 254 et Wilamowitz, 519

30 π[D. λεγομεν^η P : λεγόμενα D. || 31 \επι/μειχθ^ε || 33 .[± 5] ανθεντος\δε/ P : [.......]νθέντος D. || 34 [φλέγμα γί(νεται)] D. || 35 suppl. D. || 36 τοιαύτη{ι} D. post τοιαύτη spatium vacuum Φασίτας P : Φασίλας D.: Φαείτας pro Φαίδας Wilamowitz || 41 αποχωραυτ P : corr. D. || 42 υγροτητας ex υγροτης corr. P || **XIII** 4 τὰ [D. || 5 ἀποχω[ρημα D. || 7 η[D. || 9 post ἄπαcαι spatium vacuum 9–10 initium novi placiti, ut videtur || 10 cυν[ίcταcθαι τὰς νόcους ἐκ τοῦ] suppl. D. || 12 λαμβάνει [D.

ἐξ ἑαυτ(ῶν), εἰ δὲ τῆς [± 11] καὶ
δια[τι]θεισῶ(ν) [τὸ ὅ]λον[c]ῶμ(α).
αὕτη γὰρ ἐπιμεῖνα[σα
15 αὖ σήπεται, νοσοποιε[ῖ δὲ κ(ατὰ)] τ[ὰ]
προειρημένα μὴ καθ' ἑαυτά, μετὰ δ[ὲ]
καὶ τῆς τοῦ cώματος διαθέσεως {ὡς}.
ἐὰν γ(ὰρ) ἔχηι τοῦτο ἢ νοςεῖ τὸ ζῶιον ἢ ὑγ[ιαί]νε(ι),
εὐκράτως μ(ὲν) γ(ὰρ) αὐτοῦ διακειμένου
20 ὑγίεια γί(νεται), δυςκράτως δὲ [ν]όςος.
Αἰγίμιος δὲ ὁ Ἠλεῖος οἴεται γί(νες)θ(αι) τὰς νόςους
ἢ διὰ πλῆθος τῶν περισσωμάτ(ων) ἢ δ[ι]ὰ τροφή(ν),
γινόμενον δὲ τὸ πλῆθος νοσοποιεῖν
[μ]ὴ ἅπαξ ἀλ(λὰ) καὶ πλεονάκις. συνίστασθ(αι)
25 [δ]έ φ(ησιν) τὸ πλῆθος τ(ῶν) περιςςωμάτ(ων) τρόπωι
[το]ιούτωι· σύντηξις γίνεται ἀπὸ τῶν σω-
μάτ(ων) ἥτις ἀποκρίνεται τῆι μ(ὲν) κατὰ τὸ λόγῳ
θεωρητόν, τῆι δὲ καὶ κατὰ τὸ αἰςθητόν·
διὰ [δ]ὲ κοιλίας, οὔρων, ὤτων, μυξ[ῶ]ν,
30 [σ]τόματος, τ(ῶν) ἄλλων ἀποκρίσεων γ[ι(νομένων)]
κατὰ λόγον. εἰ μὴ γ(ὰρ) αὖ σύντηξις ἐγί[νε]το
ἀπὸ τ(ῶν) σωμάτ(ων) εἰς ἄπειρον ἂν μέγεθος

---

13 τῆς[P : ἐπὶ [D. καὶ δια[..]|θεισω [..]|λον [c]ωμ̄ add. P^mg, quod ad v. 14 coniunxit perperam D. ‖ 15–24 fr. 3 D.² 15 [θαιςαπο\]αυ(vel ου)σηπεται ut videtur P, sed priorem scripturam imperfecte delevit : [θαιςαπλ] ἄγει ἤ γε τοι D² : [θαιςαπ] λέγει ηγετοι D. : [θαιςαπλ]οτοιηγετοι Kenyon ap. D. νοσοποιεῖ [κ(ατὰ) τὰ] D.² (cf. add. fr. 3) : [..τ]όποις [....] D. ‖ 16 καθ' [ἑα]υτὰ D. : καθ' ἑαυτά D.² ‖ 17 διαθεσεωςως perperam P : διαθέσεως ὡς[.]ε D. ‖ 18 εχηι τουτο η νοσει P : ἔχηι ὑπὸ νόσο[υ τὸ] D. : ἔχηι ὑπὸ νόσου τὸ D.² post ζῶιον, η [νο[σε]ι]\υγ[...]νε/ P : ηελ[....]ν D., ἢ ζῇ ἢ ἀποθν(ήσκει) coniecit in adn. ‖ 19 εὐκράτως P : εὐκρότως D. [δια]κειμένου D. ‖ 20 δυςκράτως P : δυςκρότως D. [δὲ ν]όςος D. ‖ 21 οἴε[ται] D. ‖ 22 περιςςω[μά]τ(ων) D. τροφ^η ‖ 23 γιθνο[[cθαι]]\μενον/ πληθος [[και]] P : πλῆθο[c ..] [[καὶ]] D., corr. D.² νοσοπειειν P ‖ 24 πλεονά[κι]c D. post πλεονάκις spatium vacuum συνιςτας^θ ‖ 25 πλητος ‖ 26 post [το]ιούτωι spatium vacuum ‖ 27 λογ^ω ‖ 29 μυξ[ω]ν P : μυ[κτήρων] D. ‖ 31 ἐγί[νετο] D. ‖ 32 μεγεθος P : μετ' [ὀλίγου] D.

ηὔξετο τὰ ἡμέτερα cώματα. καὶ δε[όν]-
τωc· προcθέcεωc γ(ὰρ) γινομένηc
35 μηκέτι δὲ ἀποφορᾶc, εὔλογον ἦν αὔ[ξ]ηcιν
γί(νεc)θ(αι) ἐπὶ πλεῖον. ἐπεὶ δὲ οὐ μόνον πρόcθε[c]ιc
γί(νεται) τοῖc cώμαcιν ἀλ(λὰ) π(ρὸc) λόγον τῆc π(ροc)θέ-
cεωc καὶ ἀποφορὰ διὰ τ(ῶν) κατωνομαc-
μέν(ων) ἀποκρίcεων, ταύτῃ ἐπ' ἐλάχιcτον
40 ἡ αὔξ<ηc>ιc τ(ῶν) cωμάτ(ων). φηcὶν δὲ τρέ[φ]εcθ(αι)
τὰ cώματα ὑπὸ τῆc νεαρᾶc καὶ ἀπέ-
πτου τροφῆc, γενηθείcηc δὲ τῆc π[έ-]
ψεωc καὶ ἀναδόcεωc κενοῦcθ[αι τ]ὰ
ἀγγεῖα καὶ τὰc διεξόδουc. τὸ δ[ὲ]
45 πλῆθοc cυνίcταcθαι εἰcφερομέ[νη]c
ἑτέραc τροφῆc πρὶν τὴν πρώτ[ην]
πέψεωc τυχεῖν. ὅταν γ(ὰρ) προ[τέρ]ου
XIV [.....]τ̣η̣ν̣τρ[.]φ...[......]...
[   ]
[± 11   ]δ[± 12   ]ι̣ν
[± 7   ] πλῆθοc [.....]μ̣(εν) ἀπὸ τ(ῶν)
5 [περιccω]μάτ(ω̣ν̣) αἰ[τ]ι̣ολογοῦντεc
[cχεδὸν ε]ἴ̣ρηνται. ἴ̣[δ]ω̣μ(εν) δὲ καὶ
τ̣[οὺc ἀπὸ τῆc φύcε]ω̣c τ[(ῶν) cω]μάτ(ων) καὶ
δια[θέcεωc αἰ]τ̣ι̣ο̣λ̣[ο]γοῦντας τὰc
νόc[ουc κα]ὶ τοὺc ἀπὸ τῆc τ(ῶ̣ν̣) cτοιχείων

XIV 6–XVIII 8 *CPF* I.1, 80 129T

33 εὔξετο P D. post cώματα spatium vacuum ‖ 35 ηι P : corr. D. αυ[ξ]ηcιν ‖ 36 post πλεῖον spatium vacuum minimum επιδε ‖ 40 corr. D. post cωμάτ(ων) spatium vacuum τρε[.]εcθ ‖ 44 post διεξόδουc spatium vacuum ‖ 47 post τυχεῖν spatium vacuum προ[τερ]ου P : πρό[τερ]ο̣ν̣ D. ‖ XIV 1 [...τ]ὴν τρ[οφ]ὴν π[   ] D. ‖ 3 [καὶ ὅcοι μὲν οὖν τὰc νόcουc γί(νεc)θ(αι) λέγουc]ιν D. ‖ 4 [διὰ τὸ] πλῆθοc [μάλιcτα] ἀπὸ τ(ῶν) D. ‖ 5 [± 8]ματ(ων) : suppl. D. ‖ 6 suppl. D. post ε]ἴρηνται spatium vacuum : fort. *paragraphus* vel *diple obelismene* inter vv. 6 et 7 deperdita ἴδωμεν D. μετὰ pro καὶ desiderat Diels ‖ 7 *ekthesin* non vidit D. 7–8 in intercolumnio inter XIII et XIV discernuntur aliquae lineolae obliquae, non litterae, fort. ornamenti causa   7–8 supplevit Manetti 1999a : τ[οὺc ἀπὸ τῶν περιccω]μάτ(ων) καὶ | δια[κρίcεωc αἰτιολογ]ούνταc τὰc D.

10 cυc[τάcε]ωc οἰομένουc cυνεcτ<άν>αι τὰ
ἡμέ[τερ]α cώματα· καὶ πρῶτον ἀπὸ
Πλά[τω]νοc. [ο]ὗτος γ(ὰρ) φηcιν τὰ ἡμέ-
τερα [cώματα cυ]νεcτάναι ἐκ τ(ῶν)
τεccά[ρω]ν cτοιχείων [κα]τὰ [c]ύ[μφθ]αρcιν ὅτι καὶ τὰ ἐν κόc-
15 μωι γί(νεται) [2/3]α. διαφέρειν δὲ ταῦτα·
cύμφθ[αρcιν], μίξιν, κρᾶcιν. καὶ cύμ-
φθαρcιν μὲν καὶ cύγχυcιν, ὅταν cώματα
διὰ ἑαυ[τ(ῶν) ὅλω]ν ἥκοντα μίαν ὑπεράνω
ἀποτελέcῃ ποιότητα, ὡς ἐπὶ τῆc τετρα-
20 φαρμάκου. μίξιc δέ (ἐcτιν) ὅταν cώ-
ματά τινα ἑαυτοῖc κ(ατὰ) παράθεcιν παρακέ(ηται)
καὶ μὴ δι' ἑαυτῶν ἥκῃ ὡς cωρὸc πυροῦ,
κριθῆc. δ[ιάκ]ραcιc δέ (ἐcτιν) ὅταν cώματά
τινα ἐπὶ τ[αὐτὸ c]υνελθόντα ἀλλήλοιc

12-15 cf. Plat. *Ti.* 42e-43a (οἱ παῖδεc) [...] μιμούμενοι τὸν cφέτερον δημιουργόν, πυρὸc καὶ γῆc ὕδατόc τε καὶ ἀέροc ἀπὸ τοῦ κόcμου δανειζόμενοι μόρια ὡc ἀποδοθηcόμενα πάλιν, εἰc ταὐτὸν τὰ λαμβανόμενα cυνεκόλλων, οὐ τοῖc ἀλύτοιc οἷc αὐτοὶ cυνείχοντο δεcμοῖc, ἀλλὰ διὰ cμικρότητα ἀοράτοιc πυκνοῖc γόμφοιc cυντήκοντεc, ἓν ἐξ ἁπάντων ἀπεργαζόμενοι cῶμα ἕκαcτον, τὰc τῆc ἀθανάτου ψυχῆc περιόδουc ἐνέδουν εἰc ἐπίρρυτον cῶμα καὶ ἀπόρρυτον, cf. etiam 48b7, Alcin. *Didaskalikos* 17 (172, 20–23) ||
15-32 *CPF* I.1, 100 3T   **15–16** cf. Ar. Didym. 28 (*Dox. Gr.* 464, 14 sqq.); Alex. Aphr, *Mixt.* 3, p. 216, 14–28 Bruns || **19** τετραφάρμακον: Gal. *Const. art. med.* I 242, 5 K. (= *CMG* V.1, 3, p. 68, 28–29); *In Hp. Nat. hom.* I.1, *CMG* V.9, 1, pp. 11, 26; 18, 30–19, 7; *De elementis, CMG* V.1, 2, p. 96, 10–12; Phil. *Conf. ling.* 187 (II 265.11), *Aet. mundi* 79 (VI 98.1)

12 Πλά[των]οc D. οὗτοc D. || 13]νεcτάναι ἐκ τ(ῶν) : litterae servantur in fragmento sine numero (in tab. 6), hic coniuncto a Manetti 1997, col. I : [cυνίcταcθαι ἐκ τῶν] D. || 14 ↘[κα]τὰ [c]ύ[μφθ]αρcιν↗ in fr. sine numero [κό]c- D. || 15 [2/3]α legi, fort. [τοῖ]α vel ὅλ]α vel τάτ]ὰ (= ταὐτά) supplendum : γί(νεται) [ἀνὰ λό(γον)] D. : τέ[ccαρα] Kenyon ap. D. post]α spatium vacuum || 16 cυνφθ[P   μ]ῖξιν D. διάκραcιν D.   16–17 cυν|φθαρcινμεν P : cυν|φθαρcι[ν μ(ὲν)] D. || 17 cυνχυcιν P || 18 suppl. D.   ἥ[κ]οντα D. υπεραν^ω || 20 post φαρμάκου spatium vacuum   μιξι[ν]c δε [(ειναι)] (ἐcτιν) [οταν] οταν P : μῖξιc δέ (ἐcτιν) [οταν] ὅταν D. 20–21 *paragraphum om.* D. || 21 παρακ^ε || 23 post κριθῆc spatium vacuum   δ[ιάκρ]αcιc suppl. D. || 24 επιτ[.].[1/2]υνελθόντα P : ἐπὶ τ[ἀτὸ (= ταὐτὸ) c]υνελθόντα Manetti 1999a (cf. Alex. Aphr. *Mixt.* 3, p. 216,17–19) : ἐπὶ [ἓν c]υν- suppl. D.

25 παρακ[έη]ται, ὡς ἐπὶ τοῦ οἰνομέλιτος
βλέπομ[ε]ν. ἀπὸ τ[ο]ιγ(άρ)τοι τῆς τούτ(ων) διαφορᾶς
φησιν ὁ Πλά[τ](ων) τὰ ἡμέτερα σώματα
ἐκ τ(ῶν) τεσσάρων στοιχείων συνεστάναι
κατὰ σύμφ[θα]ρ[c]ιν· ταύτῃ δὲ μὴ φαίνεσθ(αι) καθ' ἕ(ν)
30 ἐν ἡμῖν πῦ[ρ] ἢ ἀέρα ἢ γῆν ἢ ὑγρὸν τῶι
κατὰ σύμφθαρσιν αὐτῶν τὰ ζῶια ἀπο-
[τελεῖσθαι]. ἀλλὰ γὰρ λέγει ἀνὴρ καί
τινα τ(ῶν) ἐν ἡμῖν μερ(ῶν) διαφόρου τε-
τευχέν[αι κ]ράσεως ἐκ τ(ῶν) στοιχείων·
35 οὐ γ(ὰρ) ὡσαύ[τ]ως κέκραται κεφαλὴ
ἢ χείρ, ἀλλὰ [ἄλ]λως μ(ὲν) κεφαλή, ἄλλως
δὲ θώρα[ξ, ἐ]πεὶ κοινῶς ἕκαστον τ(ῶν)
ἡμετέρων μερῶν διαφόρου κράσεω(ς)
τετύχηκεν – γί(νεται) καὶ αὐτὰ διάφορα ἑαυτ(ῶν) -. ἔτι γε
μήν φ(ησιν) ὡς ὁ μυελὸς
40 συνέστηκεν [ἐ]κ τῶν τεσσάρων στοι-

39-41 cf. Plat. *Ti.* 73b2–c2 τούτοις σύμπασιν ἀρχὴ μὲν ἡ τοῦ μυελοῦ γένεσις· οἱ γὰρ τοῦ βίου δεσμοί, τῆς ψυχῆς τῷ σώματι συνδουμένης, ἐν τούτῳ διαδούμενοι κατερρίζουν τὸ θνητὸν γένος· αὐτὸς δὲ ὁ μυελὸς γέγονεν ἐξ ἄλλων. τῶν γὰρ τριγώνων ὅσα πρῶτα ἀστραβῆ καὶ λεῖα ὄντα πῦρ τε καὶ ὕδωρ καὶ ἀέρα καὶ γῆν δι' ἀκριβείας μάλιστα ἦν παρασχεῖν δυνατά, ταῦτα ὁ θεὸς ἀπὸ τῶν ἑαυτῶν ἕκαστα γενῶν χωρὶς ἀποκρίνων, μειγνὺς δὲ ἀλλήλοις σύμμετρα, πανσπερμίαν παντὶ θνητῷ γένει μηχανώμενος, τὸν μυελὸν ἐξ αὐτῶν ἀπηργάσατο

25 suppl. D. || 26 βλεπομ[ε]ν...τ[.]ι γ(αρ)╲τοι╱ P : βλέπομ[εν. ἀπὸ] τοιγ(άρ) τοι suppl. D. || 27 Πλάτων D. || 29 συνφ[θα]ρ[c]ιν P : σύν[φθαρσι]ν D. φαινες θ καθε P^mg || 30 suppl. D. || 31 *ekthesin* non vidit D. συνφθαρσιν P D. 31-32 post συνφθαρσιν multa correxit et delevit P : [[..γιομενα]╲αυτων╱τα ζωια╲απο╱|[...]╲...╱[....] legi || 32 suppl. Kenyon ap. D., «nec hoc nec quod olim eius loco scriptum erat legi iam potest. post τελεῖσθαι in litura pellucet velut νομίζει» D. in adn. ante ἀλλὰ spatium vacuum || 34 τευκεν[P : [τ]ευ[χ]έ-ν[αι D., θευκεν[in adn. || 35 ωσαυ[...]ως, fort. ωσαυ[τως]ως perperam P || 38 [...]╲με╱ρων (ρ p. c.) P : fort. in lacuna aliquas litteras delevit, an [[cωμά]-των prius scripserat? : [cωμά]των D. : cωμάτων Kenyon ap. D. κρασε^ω || 39 τετυχεκ.ν P post τετύχηκεν spatium vacuum ╲ γι και αυτα διαφορα εαυτ╱ P : ╲[ὅθεν] καὶ αὐτὰ διάφορα ἑαυτ(ῶν)╱ D. μυελὸ

χείων καὶ κυ[ρ]ιώτερός (ἐστι) τ(ῶν) ἐν ἡμῖν
ἁπάντ(ων) χρώμενος πιθανότητι λόγων
τοιαύτῃ· ἀνῆφθαι γ(ὰρ) ἐκ τοῦ μυελοῦ
τὴν ψυχὴν τὴν τὸ ὅλον cῶμα διοικ(οῦcαν)

XV   desunt 2 versus

.αιυρυ[
κυριωτ[
5   καὶ μὴν τ[
κ̣αι..[
υ̣cτη[
ναιανιc̣τ[cτοι-]
χειων αυτ[
10 καὶ ἄμα c̣τ[......]π̣α[
δεόντως.[
π.[..]υτο[
cυν[
αειταβοcκ[
15 λέγ[ε]ι δευ[
χει[.]ν̣ γι̣[
cτοιχείων ἐχ[
cυνέcτηκ[ε
κοιλιῶν κα̣[τούτων]

XIV 43-44 cf. *Ti.* 73b 3–5 οἱ γὰρ – γένος (supra); cf. 73c 4 ἐν αὐτῷ κατέδει τὰ τῶν ψυχῶν γένη || 44 *Lg.* 896d 10 ψυχὴν δὴ διοικοῦσαν καὶ ἐνοικοῦσαν ἐν ἅπασιν τοῖς πάντῃ κινουμένοις· cf. *Phdr.* 246b7–c2

41 χοιων κυ[ρ]ι̣ω̣τ̣ερο[ν]c [(ειναι)] (εcτιν) P : κύρ[ιος] εὐθύς D. sed cf. adn. || 44 διοι^κ || **XV** 3 non legit D. || 7 ύcτ[D. || 8 καὶ ἀνι[D. 8–9 suppl. Manetti 1999a || 9 χείων αυτ[(vel π[) : χοιc [.]να[D. || 10 καὶ ἄμα c̣τ̣[ρογγυλ- ex gr., coll. *Ti.* 73d3, sed πα[supra cτ[add. P, fort. πα[ραμήκη, coll. *Ti.* 73d3 (ἅμα cτρογγύλα καὶ προμήκη διῃρεῖτο cχήματα)? : καὶ ἄμα [D. || 11 δ[.]ν τοῖc [D. || 12 [.....]το[D. || 13 cυν[: litterae servantur in fr. sine numero (in tab. 6), hic coniuncto a Manetti 1997, col. II || 14 βοcκ[vel βοcρ[vel βοερ[P : ἀεὶ τὰ βόει[α D., conlato *Rep.* 338c : fort. ἀε̣ὶ τὰ βοcκ[ήματα legendum? || 15 λέγει δευ[τερ- D. || 16 post]ν spatium vacuum]αι[D. || 19 κοιλειων (l. κοιλιῶν cum D., vel]κοι λείων) ut videtur P, sed etiam καὶ λείων legi potest, cf. *Ti.* 73b6   19–20 suppl. Manetti 1999a, cf. VI 31

20 ἐκκειμέν(ων) διαι[ρεῖ
μέρη τινὰ κα[.......] μέρος [δ]ιά-
φορον cχῆμα ἀπο[λείπει. τὸ] γ(ὰρ) ἐγκεφά-
λου cχῆμα λειο[.....]c (εἶναι) καὶ περι-
φερὲc καὶ κεκυ[κλωμ(έν)ον], τοῦ δὲ λοι-
25 ποῦ μυελοῦ ον[..]ι[...]εχουcι
ὀcτέοιc κ(ατα)λείπ[ετ]αι. καὶ [μὴν] αὐτῆc γε
τῆc {τετηc} ψυχῆc [μέρη] (εἶναι) λέγων
τὸ μ(ὲν) λογιcτικὸν [± 8] τῶι ἐγ[κε-]
φάλωι ἀπολείπε[ι ± 8]ν μέρο[c]
30 αὐτῆc ἐν [τ]ῶι νω[τιαίῳ μυ]ελῶι. cυ[ν-]
εcτάναι δέ φ(ηcιν) τὰ [ὀcτέα ἐκ γ]ῆc τε καθ[(αρᾶc)]

20-30 cf. Ti. 73c3-e1 καὶ μετὰ ταῦτα δὴ φυτεύων ἐν αὐτῷ κατέδει τὰ τῶν ψυχῶν γένη, cχημάτων τε ὅcα ἔμελλεν αὖ cχήcειν οἶά τε καθ' ἕκαcτα εἴδη, τὸν μυελὸν αὐτὸν τοcαῦτα καὶ τοιαῦτα διῃρεῖτο cχήματα εὐθὺc ἐν τῇ διανομῇ τῇ κατ' ἀρχάc. καὶ τὴν μὲν τὸ θεῖον cπέρμα οἶον ἄρουραν μέλλουcαν ἕξειν ἐν αὐτῇ περιφερῆ πανταχῇ πλάcαc ἐπωνόμαcεν τοῦ μυελοῦ ταύτην τὴν μοῖραν ἐγκέφαλον, ὡc ἀποτελεcθέντοc ἑκάcτου ζῴου τὸ περὶ τοῦτ' ἀγγεῖον κεφαλὴν γενηcόμενον· ὃ δ' αὖ τὸ λοιπὸν καὶ θνητὸν τῆc ψυχῆc ἔμελλε καθέξειν, ἅμα cτρογγύλα καὶ προμήκη διῃρεῖτο cχήματα, μυελὸν δὲ πάντα ἐπεφήμιcεν, καὶ καθάπερ ἐξ ἀγκυρῶν βαλλόμενοc ἐκ τούτων πάcηc ψυχῆc δεcμοὺc περὶ τοῦτο cύμπαν ἤδη τὸ cῶμα ἡμῶν ἀπηργάζετο, cτέγαcμα μὲν αὐτῷ πρῶτον cυμπηγνὺc περὶ ὅλον ὀcτέινον ‖ 30-33 cf. Ti. 73e1-5 τὸ δὲ ὀcτοῦν cυνίcτηcιν ὧδε. γῆν διαττήcαc καθαρὰν καὶ λείαν ἐφύραcε καὶ ἔδευcεν μυελῷ, καὶ μετὰ τοῦτο εἰc πῦρ αὐτὸ ἐντίθηcιν, μετ' ἐκεῖνο δὲ εἰc ὕδωρ βάπτει, πάλιν δὲ εἰc πῦρ,

20 ἐκκειμέν[ων sp. vac.] D. suppl. ex. gr. Manetti 1999a   20-21 διαι[ρῶν δὲ τὸν μυελὸν εἰc] | μέρη τινὰ κα[τὰ ἕκαcτον] μέρος suppl. D. ‖ 22 ἀπο[λείπει. τὸ] Manetti 1999a: ἀπο[δίδωcιν· τὸ] suppl. D., longius ενκεφα‖ 23 λειο[(vel λειω[vel λεγο[) ± 5]c (vel]ε) P : λεγό[μ(εν)όν φηcιν] (εἶναι) D. longius, sed λειῷ[δε]c brevius: fort. λέγε[ι αὐτό]c ‖ 24 κεκυ[κλωμ(έν)ον sp. vac.] suppl. D. ‖ 25 ν[incertum, etiam μ[ὁ ν[ωτιαῖοc περι]έχουcι D., longius ‖ 26 ο prius in οcτεοιc p. c.   κ(ατα)λείπ[ετ]αι. καὶ [...] αὐτῆc γε (vel τε) P, cf. fr. 5 D². : καταλείπ[εται cτέγειν.] αὐτῆc {τε D. ‖ 27 τηcτετηcψυχηc [....] P, cf. fr. 5 D.² : τηc} τε τηc [ψυχηc γ̄ μέρη] D.   [μέρη] vel [γένη] supplendum ‖ 28 [ὡc ὀχυρωτάτωι] D., longius spatio : [θεῖον ὄν] malim   τωιεν[‖ 29 ἀπολείπε[ι τὸ μ(έν)τοι ἄλογο]ν D., longius : τὸ δὲ θνητὸ]ν malim ‖ 30 ν[p. c. post [τ] ῶι duo litterae νω p. c. ante lacunam circa 8 litterarum P : ἐν τῶι [//////] ˋ ν[ωτιαίωιˊμυ]ελῶι sic D. ‖ 31 τὰ [ὀcτέα μίξει γ]ῆc τε καθ(αρᾶc) D., longius

καὶ μυελοῦ εναλ[..... τ]οῦ πυρός
τε αὐτὰ ἐμπήξει .[..]τηκοτος. τὴν
δὲ cάρκα cυνεcτά[να]ι ἔκ τε γῆc καὶ ὕδατοc
35 καὶ πυρὸc καὶ ζύμηc τινὸc καθ' ὑ-
γρότητα ἁλμυράν τε καὶ δριμεῖαν. παρεc-
πάρθαι δ' ἐν τῆι cαρκὶ καὶ ὑγρότητά τινα
θερμότητοc πεποιημένην. ταύτην
δὲ ἐν ταῖc ὑπερβαλλούcαιc ἐγκαύcεcι
40 τη{ι}κόμε[νην] ἐμψύχειν τὸ cῶμ[α]
ταῖc δὲ ὑπερβ[αλ]λούcαιc ψύξ[εcιν ἐν]αν-
τιοῦcθαι καὶ θ[ερ]μὸν παρέχ[εcθαι] τὸ
cῶμα. τὰc [δὲ] πλείcταc [cάρκα]c (εἶναι)

αὖθίc τε εἰc ὕδωρ· μεταφέρων δ' οὕτω πολλάκιc εἰc ἑκάτερον ὑπ' ἀμφοῖν
ἄτηκτον ἀπηργάcατο || 33–36 cf. *Ti.* 74c6–d2 ταῦτα ἡμῶν διανοηθεὶc
ὁ κηροπλάcτηc, ὕδατι μὲν καὶ πυρὶ καὶ γῇ cυμμείξαc καὶ cυναρμόcαc, ἐξ
ὀξέοc καὶ ἁλμυροῦ cυνθεὶc ζύμωμα ὑπομείξαc αὐτοῖc, cάρκα ἔγχυμον καὶ
μαλακὴν cυνέcτηcεν || 36–43 cf. *Ti.* 74b7–c6 τὴν δὲ cάρκα προβολὴν μὲν
καυμάτων, πρόβλημα δὲ χειμώνων, [...] θερμὴν δὲ νοτίδα ἐντὸc ἑαυτῆc
ἔχουcαν θέρουc μὲν ἀνιδίουcαν καὶ νοτιζομένην ἔξωθεν ψῦχοc κατὰ πᾶν
τὸ cῶμα παρέξειν οἰκεῖον, διὰ χειμῶνοc δὲ πάλιν αὖ τούτῳ τῷ πυρὶ τὸν
προcφερόμενον ἔξωθεν καὶ περιιcτάμενον πάγον ἀμυνεῖcθαι μετρίωc || 43–
XVI 2 cf. *Ti.* 74e1–75a3 ὅcα μὲν οὖν ἐμψυχότατα τῶν ὀcτῶν ἦν, ὀλιγίcταιc
cυνέφραττε cαρξίν, ἃ δ' ἀψυχότατα ἐντόc, πλείcταιc καὶ πυκνοτάταιc, καὶ
δὴ κατὰ τὰc cυμβολὰc τῶν ὀcτῶν, ὅπη μήτινα ἀνάγκην ὁ λόγοc ἀπέφαινεν
δεῖν αὐτὰc εἶναι, βραχεῖαν cάρκα ἔφυcεν, [...] ταῦτα πάντα cυμπεπλήρωται
cαρξίν· ὅcα δὲ ἔμφρονα, ἧττον – εἰ μή πού τινα αὐτὴν καθ' αὑτὴν αἰcθήcεωc

32 εναλ[.....τ]ου P : ἐναλ[αγῆναι δὲ τ]οῦ D., longius : ἐναλ[αγῇ δ' ὑγρ]οῦ
vel ἐναλ[λὰξ δ' ὑφ' ὑγρ]οῦ Cornford ap. Jones || 33 ενπηξει P : pro ἐμπήξει
velit ἄτηκτα Jones .[..].τηκοτος P : [καὶ τετ]ηκότοc D., longius : π[(ροc)ηρ]
τηκότος melius quam π[(ροc)εc]τηκότος ante τὴν spatium vacuum [τὴν]
D. || 34 γῆ[c καὶ ὕδα]τοc D. || 35–40 fr. 4 D.² 35 in fine versus, ut videtur,
scriptura imperfecte correcta τινοcκαειν|, correxit Manetti 1999a : τιν[ὸc
ἐχούcηc] ὑ- D. : τινόc, κ⟨αὶ⟩ ῥεῖ[ν] ὑ- D.² || 36 δρειμειαν : δρειμ[εῖαν] D.
post δριμεῖαν spatium vacuum || 37–38 ὑγροτ[έραν τι]νὰ | θερμότητα D. ||
38 ταύτην : τ[ὸ ὑγρὸ]ν D. || 39 ενκαυcεcι ἐν[καύcεcι] D. || 40 τηικομε[3/4].ν
ψυχειν P : τη{ι}κόμε[ν]ον ψύχειν D., brevius : vestigium post lacuna fort.
η legendum; an τηικομενηνηνψυχειν perperam scripserat? το cωμ[α] P :
[τὴν θερμαcίαν, ἐν] D. (sed cf. Blomqvist, 152), corr. D.² || 41–47 suppl. D. ||
43 post cῶμα spatium vacuum

περὶ τὰ ἀψυχ[ότ]ερα τ(ῶν) ὀcτῶν· [περὶ] μηροὺ[c]
45 γὰρ καὶ κνήμ[α]c καὶ γλουτοὺ[c πο]λλὰc
cάρκαc ὑπάρ[χει]ν, ἐπειδήπ[ερ αὐτ(ῶν)] τὰ
ὀcτέα ἀψυχ[ότ]ερά (ἐcτιν), περ[ὶ δὲ τὴν] κεφα-
XVI λὴν ὀλίγαc περι[ίc]τ[αcθαι, ἐπ]ειδή τοι αὐτῆc
ὀcτέα ἐμψυχότερά [ἐcτιν]· ἀμέλει ἀρ-
[γεῖν φ(αcιν) τὰ παχέ]α· λέγεcθαι γ(ὰρ) "παχε[ῖ]α γαcτὴρ
[λε]π[τὸν] οὐ [τ]ίκτει νόο[ν"]. τά τε ὀcτέα φ(ηcὶν)
5 πεπ[ηγέ]ναι [ἀ]ποcτηρί[γμα]τοc χάριν.
ἄρθρα δὲ αὐτοῖc πεποι[ῆ]cθαι π(ρὸc) τὰc cυ-
cτο[λ]ὰc καὶ [κ]άμψειc. νε[ῦ]ρα δὲ τούτοιc
ἔξωθεν δ[εῖ] τὴν cκληρότητα τ(ῶν) ὀcτ(ῶν)
διὰ τὰc κ(ατὰ) πρ[ο]αίρεcιν κιν[ή]cειc. cάρκαc
10 δὲ διὰ προβολὴν ψύχουc τε καὶ θάλ-

ἕνεκα cάρκα οὕτω cυνέcτηcεν, οἷον τὸ τῆc γλώττηc εἶδοc – τὰ δὲ πλεῖcτα
ἐκείνωc || XVI 3–4 cf. *Paroem.* II 337; Gal. *Thras.* 37 (*Scr. min.*, III 85,
7–9) διότι πάντων ἐcτὶν ἀληθέcτατον, ὡc γαcτὴρ ἡ παχεῖα τὸν νοῦν οὐ
τίκτει τὸν λεπτόν; Phlp. *in de An.* (p. 51, 9–11) διὸ καὶ cιτίων καὶ ποτῶν
cυμμετρίαc φροντίζουcιν οἱ εἰδήcεωc μεταποιούμενοι, ὅθεν τὸ "παχεῖα
γαcτὴρ λεπτὸν οὐ τίκτει νόον" εἴρηται || 6–7 cf. *Ti.* 74a4–7 καὶ τὸ πᾶν δὴ
cπέρμα διαcῴζων οὕτωc λιθοειδεῖ περιβόλῳ cυνέφραξεν, ἐμποιῶν ἄρθρα,
τῇ θατέρου προcχρώμενοc ἐν αὐτοῖc ὡc μέcῃ ἐνιcταμένῃ δυνάμει, κινήcεωc
καὶ κάμψεωc ἕνεκα || 7–9 cf. *Ti.* 74a7–b7 τὴν δ' αὖ τῆc ὀcτεΐνηc φύcεωc ἕξιν
ἡγηcάμενοc τοῦ δέοντοc κραυροτέραν εἶναι καὶ ἀκαμπτοτέραν, διάπυρόν
τ' αὖ γιγνομένην καὶ πάλιν ψυχομένην cφακελίcαcαν ταχὺ διαφθερεῖν τὸ
cπέρμα ἐντὸc αὐτῆc, διὰ ταῦτα οὕτω τὸ τῶν νεύρων καὶ τὸ τῆc cαρκὸc γένοc
ἐμηχανᾶτο, ἵνα τῷ μὲν πάντα τὰ μέλη cυνδήcαc ἐπιτεινομένῳ καὶ ἀνιεμένῳ
περὶ τοὺc cτρόφιγγαc καμπτόμενον τὸ cῶμα καὶ ἐκτεινόμενον παρέχοι ||
9–11 cf. *Ti.* 74b7–c2 τὴν δὲ cάρκα προβολὴν μὲν καυμάτων, πρόβλημα
δὲ χειμώνων, ἔτι δὲ πτωμάτων οἷον τὰ πιλητὰ ἕcεcθαι κτήματα, cώμαcιν
μαλακῶc καὶ πράωc ὑπείκουcαν

47 post (ἐcτιν) spatium vacuum || XVI 1 περι[..]τ[± 6]ει̣δητοι P : suppl.
Manetti 1999a : περὶ [δὲ] γ[λῶccαν] ποι̣[εῖ]ται D. || 2 ενψυχοτερα P :
τάψυχότερα D. [ἐcτιν] supplevi : [μεcτά. sp. vac.] D. || 3 suppl. D., sed
φ(ηcὶν) pro φ(αcιν) || 4–5 suppl. D. 4 [λεπτὸν] D. post νόο[ν] spatium
vacuum || 5 [πεπηγέ]ναι D. || 6–7 cυ|cτολὰc D. || 7 post]αμψειc spatium
vacuum νεῦρα D. || 8 δ[..] P, suppl. ex. gr. Manetti 1999a : [..] D., διὰ vel
δὲ Kenyon ap. D. : verbum velut κλᾶν, κάμπτειν desiderat Diels in adn. ||
9 κειν[η]cειc post κιν[ή]cειc spatium vacuum

πους. τά τε νεῦρα συνεστάναι ἐξ
σαρκὸς ἀζύμου καὶ ὀστέων κ(ατά) τινα
ἰδίαν κρᾶσιν. [ὧ]δε καὶ φλέβας παρα-
[κεῖσθ]αι δύο· τὴν μ(ὲν) εἰς δ[ε]ξιά, τὴν
15 [δὲ] εἰς εὐώνυμα, ὧν τῆς μ(ὲν) δεξιᾶς
τὰς ἀποσχίδας κ(ατα)πλέκε[ι]ν τὰ εὐώ-
νυμα μέρη, τῆς δ' εὐωνύμ[ο]υ τὰ δεξιά.
κοιλίας τε δύο ὑπάρχειν, ὧν τ[ὴ]ν μ(ὲν) ἄνω,
τὴν δὲ κάτω· καὶ τὴν κάτω ὑποκεῖσθ(αι)
20 πρὸς ὑποδοχὴν τ(ῶν) περιττωμάτ(ων).
περὶ ταύτηι δὲ γενέσθαι μακ[ρ]όν τε
καὶ εἱλιγμένον ἔντερον ἵνα μὴ λαμβ(ανομένη)
τροφὴ ῥᾳδίως κ(ατα)φέρηται, ἀλ(λὰ) ὑπομένῃ
ποσοὺς χρόνους. ὡς γ(ὰρ) τ(ῶν) κατ' εὐθυωρί-

11–13 cf. *Ti.* 74d2–4 τὴν δὲ τῶν νεύρων φύσιν ἐξ ὀστοῦ καὶ σαρκὸς ἀζύμου κράσεως μίαν ἐξ ἀμφοῖν μέσην δυνάμει συνεκεράσατο, ξανθῷ χρώματι προσχρώμενος ‖ **13–17** cf. *Ti.* 77c9–d3 καὶ πρῶτον μὲν ὀχετοὺς κρυφαίους ὑπὸ τὴν σύμφυσιν τοῦ δέρματος καὶ τῆς σαρκὸς δύο φλέβας ἔτεμον νωτιαίας, δίδυμον ὡς τὸ σῶμα ἐτύγχανεν δεξιοῖς τε καὶ ἀριστεροῖς ὄν; *Ti.* 77d7–e4 μετὰ δὲ ταῦτα σχίσαντες περὶ τὴν κεφαλὴν τὰς φλέβας καὶ δι' ἀλλήλων ἐναντίας πλέξαντες διεῖσαν, τὰς μὲν ἐκ τῶν δεξιῶν ἐπὶ τἀριστερὰ τοῦ σώματος, τὰς δ' ἐκ τῶν ἀριστερῶν ἐπὶ τὰ δεξιὰ κλίναντες, ὅπως δεσμὸς ἅμα τῇ κεφαλῇ πρὸς τὸ σῶμα εἴη μετὰ τοῦ δέρματος ‖ **21–24** cf. *Ti.* 72e4–73a8: τὴν ἐσομένην ἐν ἡμῖν ποτῶν καὶ ἐδεστῶν ἀκολασίαν ᾔδεσαν οἱ συντιθέντες ἡμῶν τὸ γένος, καὶ ὅτι τοῦ μετρίου καὶ ἀναγκαίου διὰ μαργότητα πολλῷ χρησοίμεθα πλέονι· ἵν' οὖν μὴ φθορὰ διὰ νόσους ὀξεῖα γίγνοιτο καὶ ἀτελὲς τὸ γένος εὐθὺς τὸ θνητὸν τελευτῷ, ταῦτα προορώμενοι τῇ τοῦ περιγενησομένου πώματος ἐδέσματός τε ἕξει τὴν ὀνομαζομένην κάτω κοιλίαν ὑποδοχὴν ἔθεσαν, εἵλιξάν τε πέριξ τὴν τῶν ἐντέρων γένεσιν, ὅπως μὴ ταχὺ διεκπερῶσα ἡ τροφὴ ταχὺ πάλιν τροφῆς ἑτέρας δεῖσθαι τὸ σῶμα ἀναγκάζοι, καὶ παρέχουσα ἀπληστίαν, διὰ γαστριμαργίαν ἀφιλόσοφον καὶ ἄμουσον πᾶν ἀποτελοῖ τὸ γένος, ἀνυπήκοον τοῦ θειοτάτου τῶν παρ' ἡμῖν

---

11 post πους spatium vacuum ‖ 13 post κρᾶσιν spatium vacuum   post φλέβας spatium vacuum   13–14 παρα|[κεῖσθ]αι Manetti 1999a, conl. vv. 11, 18 : παρα|[σκευάζ]ει D., quod incertum dicit in adn. ‖ 17 post μέρη spatium vacuum   δὲ D. ‖ 18 αν^ω ‖ 19 υποκεις^θ ‖ 22 λαμβ ⟨ἡ⟩ λαμβ(ανομένη) D. ‖ 23 ραιδιως ‖ 24 post χρόνους spatium vacuum   καθ

25 αν κειμέν(ων) ποταμῶν τὰ ῥεύματά (ἐcτιν)
[ο]ὐ[κ] ἀνάcχετα, τ(ῶν) δὲ cκολιῶν ἠπιώ-
τερα διὰ τὸ ἐγκόπτεcθαι, ο(ὕτωc) εἰ μ[(ὲν)] βρα-
[χ]ὺ ἐγένετο τὸ ἔντερον τὸ π(ρὸc) τῆι κάτω
κοιλίαι καὶ εὐθύ, κἂν ἐφέρετο ῥᾳδίωc
30 [ἡ] τροφή. ἐπεὶ δὲ cκολιόν τέ (ἐcτιν) καὶ πο-
[λύμ]ηκεc, ταύτηι ἐπιμένει πολλοὺc χρόνο(υc)·
[κ]αὶ περὶ μ(ὲν) τοῦ cώματοc τοcαῦτα.
[λ]έγει δὲ καὶ περὶ τῆc ψυχῆc ὡc τρι-
μερήc (ἐcτιν) καὶ τὸ μ(έν) τι αὐτῆc (ἐcτιν) λο[γ]ικόν,
35 τὸ δὲ θυμικόν, τὸ δὲ ἐπιθυμητι-
κόν· καὶ τὸ μ(ὲν) λογικὸν ἀπολείπει περὶ
τ[ο]ὺc κ(ατὰ) τὴν κεφαλὴν τόπουc· εὐφυεῖc γ(ὰρ)
ο[ὖ]τοι π(ρὸc) παραδοχὴν τοῦ ἡγεμονικ(οῦ).
[τὸ] δὲ θυμικὸν ἔταξεν περὶ τὴν καρδ(ίαν),
40 [οὐ] πόρρω μ(ὲν) τεταγμένον τοῦ λογικοῦ,
[ὑπ]οτεταγμένον δὲ τῶι λογικῶι,
[ἵν]α δὴ καὶ ὑπήκο<ον> αὐτῶι γί(νηται). τὸ μ(έν)τοι
[γε] ἐπιθυμ<ητ>ικὸν ἔταξεν μεταξὺ δια-

---

33 τριμερήc: cf. Arist. *Top.* 133a30-32, Aët. IV 4, 1 (*Dox. Gr.*, 390a2-3), Alcin. *Didaskalikos* 24 (176, 35); Ph. *Leg.* I 70 || 39-42 cf. *Ti.* 70a2-8 τὸ μετέχον οὖν τῆc ψυχῆc ἀνδρείαc καὶ θυμοῦ, φιλόνικον ὄν, κατῴκιcαν ἐγγυτέρω τῆc κεφαλῆc μεταξὺ τῶν φρενῶν τε καὶ αὐχένοc, ἵνα τοῦ λόγου κατήκοον ὂν κοινῇ μετ' ἐκείνου βίᾳ τὸ τῶν ἐπιθυμιῶν κατέχοι γένοc, ὁπότ' ἐκ τῆc ἀκροπόλεωc τῷ τ' ἐπιτάγματι καὶ λόγῳ μηδαμῇ πείθεcθαι ἑκὸν ἐθέλοι || 42-44 cf. *Ti.* 70d7-e3 Τὸ δὲ δὴ cίτων τε καὶ ποτῶν ἐπιθυμητικὸν τῆc ψυχῆc καὶ ὅcων ἔνδειαν διὰ τὴν τοῦ cώματοc ἴcχει φύcιν, τοῦτο εἰc τὸ μεταξὺ τῶν τε φρενῶν καὶ τοῦ πρὸc τὸν ὀμφαλὸν ὅρου κατῴκιcαν, οἷον φάτνην ἐν ἅπαντι τούτῳ τῷ τόπῳ τῇ τοῦ cώματοc τροφῇ τεκτηνάμενοι

27 ενκοπτεcθαιō || 28 τὴν D. || 29 κοιλίαν D. ρα.διωc || 30 post τροφή spatium vacuum 30-31 fort. *paragraphus* deperdita in lacuna || 31 suppl. D., sed *ekthesin* non vidit χρον° || 34 λογικόν D. || 36 [κ]όν D. || 37 [τ]ου\c/ το\πουc/ εὐφυεῖc Manetti 1986 : εὐφυὴc D. || 38 ο[ὖ]τοι Manetti 1999a : .[..]ται (fort. οἴεται vel γίνονται) Manetti 1986, ο['ίε]ται malit De Lacy : [αὔ]τη γί(νεται) D. ηγεμονιᵏ || 39-42 suppl. D. 39 καρᵟ || 40 πωρρω || 42 corr. D. post γί(νεται) spatium vacuum || 43 [γ̅] τὸ ἐπιθυμ(ητ)ικὸν D.

[φρά]γματοc καὶ ὀμφαλοῦ. ἐπέcτηcεν
45 [δὲ] τὸ ἧπαρ τῆι ἐπιθυμίαι κάτοχον, ἵνα
XVII τὰc ἐπιθυμίαc τα[.].[
τόν τε πνεύμονα π(ρὸc) τῆι κ[αρδία
ἡ φύcιc μαλακὸν ταc[
ἡ καρδία, φ(ηcίν), πυκινοκίνη[τοc οὖcα ἀλ-]
5 λομένη μὴ .[
λέγει ἐκμαγεῖο[ν
ἐπειδήπερ νοcο[
αὐτὸc cυννο[cεῖ] καὶ [
ὑγιαίνοντι cυνυγιαίν[ει
10 εἰc τὸ κατὰ φύcιν· καὶ περὶ τῆ[c ψυχῆc]

44–XVII 1 cf. *Ti.* 71a3–b1 εἰδότεc δὲ αὐτὸ ὡc λόγου μὲν οὔτε cυνήcειν ἔμελλεν, εἴ τέ πῃ καὶ μεταλαμβάνοι τινὸc αὐτῶν αἰcθήcεωc, οὐκ ἔμφυτον αὐτῷ τὸ μέλειν τινῶν ἔcοιτο λόγων, ὑπὸ δὲ εἰδώλων καὶ φανταcμάτων νυκτόc τε καὶ μεθ' ἡμέραν μάλιcτα ψυχαγωγήcοιτο, τούτῳ δὴ θεὸc ἐπιβουλεύcαc αὐτῷ τὴν ἥπατοc ἰδέαν cυνέcτηcε καὶ ἔθηκεν εἰc τὴν ἐκείνου κατοίκηcιν || **2–5** cf. *Ti.* 70c1–d6 τῇ δὲ δὴ πηδήcει τῆc καρδίαc ἐν τῇ τῶν δεινῶν προcδοκίᾳ καὶ τῇ τοῦ θυμοῦ ἐγέρcει, προγιγνώcκοντεc ὅτι διὰ πυρὸc ἡ τοιαύτη πᾶcα ἔμελλεν οἴδηcιc γίγνεcθαι τῶν θυμουμένων, ἐπικουρίαν αὐτῇ μηχανώμενοι τὴν τοῦ πλεύμονοc ἰδέαν ἐνεφύτευcαν, πρῶτον μὲν μαλακὴν καὶ ἄναιμον, εἶτα cήραγγαc ἐντὸc ἔχουcαν οἷον cπόγγου κατατετρημέναc, ἵνα τό τε πνεῦμα καὶ τὸ πῶμα δεχομένη, ψύχουcα, ἀναπνοὴν καὶ ῥαcτώνην ἐν τῷ καύματι παρέχοι· διὸ δὴ τῆc ἀρτηρίαc ὀχετοὺc ἐπὶ τὸν πλεύμονα ἔτεμον, καὶ περὶ τὴν καρδίαν αὐτὸν περιέcτηcαν οἷον μάλαγμα, ἵν' ὁ θυμὸc ἡνίκα ἐν αὐτῇ ἀκμάζοι, πηδῶcα εἰc ὑπεῖκον καὶ ἀναψυχομένη, πονοῦcα ἧττον, μᾶλλον τῷ λόγῳ μετὰ θυμοῦ δύναιτο ὑπηρετεῖν || **6–10** cf. *Ti.* 72b6–d4 ἡ μὲν οὖν φύcιc ἥπατοc διὰ ταῦτα τοιαύτη τε καὶ ἐν τόπῳ ᾧ λέγομεν πέφυκε, χάριν μαντικῆc· καὶ ἔτι μὲν δὴ ζῶντοc ἑκάcτου τὸ τοιοῦτον cημεῖα ἐναργέcτερα ἔχει, cτερηθὲν δὲ τοῦ ζῆν γέγονε τυφλὸν καὶ τὰ μαντεῖα ἀμυδρότερα ἔcχεν τοῦ τι cαφὲc cημαίνειν. ἡ δ' αὖ τοῦ γείτονοc αὐτῷ cύcταcιc καὶ ἕδρα cπλάγχνου γέγονεν ἐξ ἀριcτερᾶc χάριν ἐκείνου, τοῦ παρέχειν αὐτὸ λαμπρὸν ἀεὶ καὶ καθαρόν, οἷον κατόπτρῳ παρεcκευαcμένον καὶ ἕτοιμον ἀεὶ παρακείμενον ἐκμαγεῖον. διὸ δὴ καὶ ὅταν τινὲc ἀκαθαρcίαι γίγνωνται

44–45 suppl. D. **44** post ὀμφαλοῦ spatium vacuum || **XVII 1** τα[πεινοῖ τοῖc εἰδώλοιc,] D. || 2 κ[αρδίαι, ἧc ὀξεῖα] D. || 3 λ in μαλακον p.c. τά[ccει cπόγγον, ἵνα] D. || 4 πυκινοκε...[P : suppl. D. || 5 .[: τ, η, vel π legere possis [ῥηγνύηται. sp. vac. τὸν δὲ cπλῆνα] D. || 6 εγμαγηο[ἐγμαγ[εῖ]ο[ν (εἶναι) ἕτοιμον ἀεὶ π(αρα)-κείμ(εν)ον] D. || 7 νοcο[ῦντι μὲν τῶι ἥπατι καὶ] D. || 8 καὶ [cυναύξεται, τῶι δὲ] D. || 9 υ primum p.c. ex α cυνυγιαίνει [ἀεὶ ἄγων αὐτὸ] D. || 10 suppl. D.

δὲ ταῦτα. λέγει δὲ γί(νεc)θ(αι) τὰc νό[couc]
τριχῶc· ἢ παρὰ τὰ cτοιχεῖα [ἢ παρὰ τὴν]
γένεcιν τῶν cωμάτων ἢ παρὰ τ[ὰ τούτ(ων)]
περιccώματα. καὶ παρὰ μὲν τὰ cτο[ιχεῖα]
15 γίνονται νόcοι ὅταν ἢ πλείονα γένη[ται ἢ]
εἶδοc μεταβάλῃ ἢ ἐν ἀνοικείωι [καθί-]
cῃ· καὶ γ(ὰρ) πλείονα γενόμενα το[ῦ δέοντ(οc)]
τὰ cτοιχεῖα νόcουc κ(ατα)cκευάζε[ι διὰ]
τὸ πλῆθοc. καὶ μὴν καὶ ἐκβάντ[α τοῦ]
20 οἰκείου εἴδουc πάλι ἐμποιεῖ τ[ὰc νόcου]c.
ἀλλὰ γ(ὰρ) ὡc ὁμοίωc καὶ ἐν ἀνοικ[είοιc τό-]
ποιc ταχθέντα νόcουc ἐπιφέρει παραυτ[ά δι]ὰ
τοῦτο, τὸ δὴ ἐν ἀνοικείῳ τόπωι περιc.[± 3]ε()

διὰ νόcουc cώματοc περὶ τὸ ἧπαρ, πάντα ἡ cπληνὸc καθαίρουcα αὐτὰ
δέχεται μανότηc, ἅτε κοίλου καὶ ἀναίμου ὑφανθέντοc· ὅθεν πληρούμενοc
τῶν ἀποκαθαιρομένων μέγαc καὶ ὕπουλοc αὐξάνεται, καὶ πάλιν, ὅταν
καθαρθῇ τὸ cῶμα, ταπεινούμενοc εἰc ταὐτὸν cυνίζει || 11–23 cf. *Ti.* 82a1-
b8 τεττάρων γὰρ ὄντων γενῶν ἐξ ὧν cυμπέπηγεν τὸ cῶμα, γῆc πυρὸc
ὕδατόc τε καὶ ἀέροc, τούτων ἡ παρὰ φύcιν πλεονεξία καὶ ἔνδεια καὶ τῆc
χώραc μετάcταcιc ἐξ οἰκείαc ἐπ' ἀλλοτρίαν γιγνομένη, πυρόc τε αὖ καὶ τῶν
ἑτέρων ἐπειδὴ γένη πλείονα ἑνὸc ὄντα τυγχάνει, τὸ μὴ προcῆκον ἕκαcτον
ἑαυτῷ προcλαμβάνειν, καὶ πάνθ' ὅcα τοιαῦτα, cτάcειc καὶ νόcουc παρέχει·
παρὰ φύcιν γὰρ ἑκάcτου γιγνομένου καὶ μεθιcταμένου θερμαίνεται μὲν ὅcα
ἂν πρότερον ψύχηται, ξηρὰ δὲ ὄντα εἰc ὕcτερον γίγνεται νοτερά, καὶ κοῦφα
δὴ καὶ βαρέα, καὶ πάcαc πάντῃ μεταβολὰc δέχεται. μόνωc γὰρ δή, φαμέν,
ταὐτὸν ταὐτῷ κατὰ ταὐτὸν καὶ ὡcαύτωc καὶ ἀνὰ λόγον προcγιγνόμενον
καὶ ἀπογιγνόμενον ἐάcει ταὐτὸν ὂν αὐτῷ cῶν καὶ ὑγιὲc μένειν· ὃ δ' ἂν
πλημμελήcῃ τι τούτων ἐκτὸc ἀπιὸν ἢ προcιόν, ἀλλοιότηταc παμποικίλαc
καὶ νόcουc φθοράc τε ἀπείρουc παρέξεται

11 post ταῦτα spatium vacuum   11–14 suppl. D. || 15 ⟶νοcοι⟵ γένη[ται
καὶ (vel ἢ)] Cornford ap. Jones Sedley : γένη [τὸ] D. : γένη [ἢ ἢ] Jones in
adn. || 16 suppl. D. || 17 ο[melius quam α[P, suppl. Manetti 1999a : τα[ῦτα]
D. || 18–19 suppl. D. || 19 post πλῆθοc spatium vacuum   μη⟶ν⟵καιεγβαντ[||
20 ευποιειτ[± 8]c P, suppl. Manetti 1999a : ἐμποιεῖτ[αι ἐτέροι]c D. || 21 suppl.
D. || 22–23 fragmentum XII D. in fine versus coniunxit Manetti 2009   22
supplevi ex fr. XII v. 1 (]τοιπαραυτ[D.) : ἐπιφέ[ρει δι' αὐτὸ] Sedley ap.
Manetti 1999a : ἐπιφέ[ρει πολλὰ]c D. || 23 supplevi ex fr. XII v. 2 (]ωιπερι..
[D.) : τοπωι περιc.[± 3]ε ut videtur P, fort. περιcc[ώτ]ε(ρον) : τόπ[ωι
γι(νόμενον) εἶδο]c D. : τόπ[ῳ εἶναι νοcῶδ]εc Manetti 1999a

καὶ παρὰ μ(ὲν) τὴν τ(ῶν) στοιχείων διά[θεσιν]
25 οὕτως συνίστανται αἱ νόσοι. πα[ρὰ μὴν δ]ὲ
τὴν γένεσιν τ(ῶν) σωμάτ(ων) γί(νονται) νόσοι
τρ[όπῳ τοι]ούτῳ·
οἷον ἡ σὰρξ λαμβάνει τὴν γένεσ[ιν]
ἐξ αἵματος πεπηγότος καὶ συνε[στα-]
μένου, τὰ δὲ νεῦρα ἀποτελεῖται ἐκ [τῶν]
30 ἰνῶν τοῦ αἵματος. ταύτῃ δὲ ἀναιρ[ε-]
θεισῶν τ(ῶν) τοῦ αἵματος ἰνῶν ἄπη[κτον]
διαμένει λοιπὸν τὸ αἷμα πλὴν εκ[7/8]
ὅτι ἡ μ(ὲν) σὰρξ ἐξ αἵματος λαμβάνει
τὴν γένεσιν, τὰ δὲ νεῦρα ἐκ τ(ῶν) τοῦ
35 αἵματος ἰνῶν. ταύτηι δὴ συνέχεταί
φησιν καὶ τρέφεται τὰ σώματα ταῦ[τα]
πρὸς τῆς πιμελῆς, τηκομένης
αὐτῆς καὶ διὰ τ(ῶν) ἀραιοτήτ(ων) τ(ῶν) ὀστέῳ[ν]
ἐπιχορηγουμένης καὶ τρεφούσῃ[ς]
40 τὰ ὀστέα. ὅταν μ(ὲν) οὖν οὕτως γί(νηται) ἡ τ(ῶν) [σω-]

25-44 cf. *Ti.* 82b9-d1 δευτέρων δὴ συστάσεων αὖ κατὰ φύσιν συνεστηκυιῶν, δευτέρα κατανόησις νοσημάτων τῷ βουλομένῳ γίγνεται συννοῆσαι. μυελοῦ γὰρ ἐξ ἐκείνων ὀστοῦ τε καὶ σαρκὸς καὶ νεύρου συμπαγέντος, ἔτι τε αἵματος ἄλλον μὲν τρόπον, ἐκ δὲ τῶν αὐτῶν γεγονότος, τῶν μὲν ἄλλων τὰ πλεῖστα ᾗπερ τὰ πρόσθεν, τὰ δὲ μέγιστα τῶν νοσημάτων τῇδε χαλεπὰ συμπέπτωκεν· ὅταν ἀνάπαλιν ἡ γένεσις τούτων πορεύηται, τότε ταῦτα διαφθείρεται. κατὰ φύσιν γὰρ σάρκες μὲν καὶ νεῦρα ἐξ αἵματος γίγνεται, νεῦρον μὲν ἐξ ἰνῶν διὰ τὴν συγγένειαν, σάρκες δὲ ἀπὸ τοῦ παγέντος ὃ πήγνυται χωριζόμενον ἰνῶν; sed cf. Arist. *PA* 650b14 τὰς δὲ καλουμένας ἶνας τὸ μὲν ἔχει αἷμα τὸ δ' οὐκ ἔχει, οἷον τὸ τῶν ἐλάφων καὶ προκῶν. διόπερ οὐ πήγνυται τὸ τοιοῦτον αἷμα· τοῦ γὰρ αἵματος τὸ μὲν ὑδατῶδες μᾶλλόν ἐστι, διὸ καὶ οὐ πήγνυται, τὸ δὲ γεῶδες πήγνυται συνεξατμίζοντος τοῦ ὑγροῦ· αἱ δ' ἶνες γῆς εἰσιν ǁ **35-40** cf. *Ti.* 82d2-e3 τὸ δὲ ἀπὸ τῶν νεύρων καὶ σαρκῶν ἀπιὸν αὖ γλίσχρον

24 suppl. D. ǁ 25 post νόσοι spatium vacuum πα[± 6]ε P, suppl. Manetti 1999a : π[αρὰ δὲ α]ὖ D. ǁ 26 τρ[± 6]ουτω P, suppl. Manetti 1999a : τινὲς τοιούτω(ν) D., sed cf. adn. ǁ 27-31 suppl. D. ǁ 30 εινων ταυτι ǁ 32 πληνεκ[7/8] P, fort. πλὴν ἐκ[ψυχθὲν vel ἐν [τεθνεῶτι] vel etiam intelligere possis αἷμα. πλὴν ἐκ[εῖνο ῥητ(έον)] : ὃ γί(νεται) ἐν ἐκ[είνῃ] D. ǁ 34 το[ῦ] D. ǁ 36-45 suppl. D. ǁ 37 πειμελης ǁ 38 ὀστέ[ων] D. ǁ 39 επιχ in επιχορηγουμενης p.c. ex οτιγ ǁ 40 οσ in οστεα p.c. \ουν/

μάτ(ων) γένεcιc, κ(ατὰ) φύcιν ἔχει τὸ ζῷον,
ὅταν δὲ μὴ οὕτωc γί(νηται) ἀλ(λ') ἐνηλ<λ>αγμέ[νωc]
ἡ γένεcιc, νόcουc ἐπιφέρει. καὶ π[ερὶ τὴν]
γένεcιν δὲ τ(ῶν) cωμάτων ο(ὕτωc). παρὰ [δὲ]
45   τὰ περιττώματα cυνίcτα[νται τριχῶc]
     αἱ νόcοι ἢ π[α]ρ[ὰ τὰc] φύcαc [τὰc ἐκ τ(ῶν) πε-]
XVIII ριττωμ[άτ(ων)] ἢ παρ]ὰ̣ χολὴν ἢ φλέγμα· διὰ
     γὰρ ταῦ[τα τὰ τρί]α̣ καὶ κοινῇ καὶ ἰδίᾳ γί(νονται)
     νόcοι. κα[ὶ γ(ὰρ) ἓν μόν]ον αὐτ(ῶν) νόcουc ἐπιφέρει
     καὶ δύο c[υνάμφω] cυνελθόντα πάλι νό-
5   couc κ(ατα)c[κευάζ]ει. ὡc ὁμοίωc δὲ καὶ διὰ
     τὰ τρία c[υγκατ]οιcθέντα αἱ νόcοι ἀπο-
     τελοῦν[ται. κα]ὶ ἡ μ(ὲν) τοῦ Πλάτωνοc
     δόξα πε[ρὶ νόcω]ν ἐν τούτοιc. Φιλόλαοc
     δὲ ὁ Κροτ[ωνιά]τηc cυνεcτάναι φ(ηcὶν) τὰ ἡμέ-
10   τερα cώμ[ατα ἐκ] θερμοῦ. ἀμέτοχα γ(ὰρ) αὐτὰ̣ (εἶναι)
     ψυχροῦ, [ὑπομι]μνήcκων ἀπό τιν(ων) τοιούτ(ων)·
     τὸ cπέρμ̣[α (εἶναι) θερ]μόν, καταcκευαcτικὸν δὲ
     τοῦτο τ̣[οῦ ζῴο]υ· καὶ ὁ τόποc δέ, εἰc ὃν
     ἡ κ(ατα)βολ[ή – μήτρ]α̣ δὲ αὕτη – (ἐcτὶν) θερμοτέρα

καὶ λιπαρὸν ἅμα μὲν τὴν cάρκα κολλᾷ πρὸc τὴν τῶν ὀcτῶν φύcιν αὐτό τε τὸ περὶ τὸν μυελὸν ὀcτοῦν τρέφον αὔξει, τὸ δ' αὖ διὰ τὴν πυκνότητα τῶν ὀcτῶν διηθούμενον καθαρώτατον γένοc τῶν τριγώνων λειότατόν τε καὶ λιπαρώτατον, λειβόμενον ἀπὸ τῶν ὀcτῶν καὶ cτάζον, ἄρδει τὸν μυελόν. καὶ κατὰ ταῦτα μὲν γιγνομένων ἑκάcτων ὑγίεια cυμβαίνει τὰ πολλά· νόcοι δέ, ὅταν ἐναντίωc ‖ 44–XVIII 7 cf. Ti. 84c9–d2 τρίτον δ' αὖ νοcημάτων εἶδοc τριχῇ δεῖ διανοεῖcθαι γιγνόμενον, τὸ μὲν ὑπὸ πνεύματοc, τὸ δὲ φλέγματοc, τὸ δὲ χολῆc ‖ 8–XIX 1 Philolaus: 44A27 DK, CPF I 1, 79 1T ‖ 14 cf. 44B13 DK καὶ τέccαρεc ἀρχαὶ τοῦ ζῴου λογικοῦ, ὥcπερ καὶ Φιλόλαοc ἐν τῷ περὶ φύcεωc λέγει, ἐγκέφαλοc, καρδία, ὀμφαλόc, αἰδοῖον· ... αἰδοῖον δὲ cπέρματοc [καὶ] καταβολῆc τε καὶ γεννήcιοc

42 ο in οταν p.c. ‖ 44 post ο(ὕτωc) spatium vacuum ‖ 46 φύcαc [τὰc ἐκ τ(ῶν)] πε| D. : [τὰc μετὰ] πε- suppl. Edelstein, fort. recte ‖ XVIII 1–8 suppl. D. ‖ 3 νοcουc\c⁄ ‖ 5 post]ει spatium vacuum dispexit D., quod non video ‖ 7 ante τ in mg. linea descendens a sinistra parte decernitur ‖ 8 post τούτοιc spatium vacuum ‖ 9–18 suppl. D. 9 κρωτ[‖ 10 ἀμέτ(οχ)α D., cf. v. 16, ἀμιγῆ Kenyon ap. D. : αμεγα ut videtur P ‖ 14 μήτρα] D.

15 καὶ ἐοικ[υῖα ἐκ]είνωι – τὸ δὲ ἐοικός τινι ταὐτὸ δύναται ὧι
ἔοικεν –· ἐπεὶ δὲ τὸ κατα-
σκευάζ[ον ἀμέ]τοχόν (ἐστιν) ψυχροῦ καὶ ὁ τόπος
δέ, ἐν ὧ[ι ἡ κ(ατα)βολ]ή, ἀμέτοχός (ἐστιν) ψυχροῦ,
δῆλον [ὅτι καὶ τὸ] κ(ατα)σκευαζόμενον ζῷον
τοιοῦτο[ν γίνε]ται. εἰς δὲ τούτου τὴν
20 κατασκ[ευὴν ὑ]πομνήσει π(ρος)χρῆται τοιαύ-
τῃ· με[τὰ γ(ὰρ)], φ(ησιν), τὴν ἔκτεξιν εὐθέως {τὸ}
τὸ ζῷον ἐπισπᾶται τὸ ἐκτὸς πνεῦμα
ψυχρὸν ὄν· εἶτα πάλιν καθαπερεὶ χρέος
ἐκπέμπε[ι] αὐτό· διὰ τοῦτο δὴ καὶ ὄρεξις
25 τοῦ ἐκτὸς πνεύματος, ἵνα τῆι
ἐπεισάκτωι τοῦ πνεύματος ὁλκῇ θερμό-
τερα ὑπάρχοντα τὰ ἡμέτερα σώματα π(ρὸς) αὐτ(ο)ῦ
καταψύχηται. καὶ τὴν μ(ὲν) σύστασιν
τῶν ἡμετέρων σωμάτ(ων) ἐν τούτοις φ(ησίν).
30 λέγει δὲ γί(νεσ)θ(αι) τὰς νόσους διά τε χολὴν
καὶ αἷμα καὶ φλέγμα, ἀρχὴν δὲ γί(νεσ)θ(αι)
τῶν νόσων ταῦτα· ἀποτελεῖσθαι
δέ φ(ησιν) τὸ μ(ὲν) αἷμα παχὺ μ(ὲν) ἔσω παρα-
θλιβομένης τῆς σαρκός, λεπτὸν
35 δὲ γί(νεσ)θ(αι) διαιρουμέν(ων) τ(ῶν) ἐν τῇ σαρκὶ ἀγγείων·
τὸ δὲ φλέγμα συνίστασθαι ἀπὸ τῶν ὄμ-
βρων φ(ησίν). λέγει δὲ τὴν χολὴν ἰχῶρα
εἶναι τῆς σαρκός. παράδοξόν τε αὐτὸς
ἀνὴρ ἐπὶ τούτου κινεῖ· λέγει γ(ὰρ) μηδὲ τε-
40 τάχθα[ι] ἐπὶ τ[ῷ] ἥπατι χολήν, ἰχῶρα μ(έν)-

36 ὄμβρος, scil. τὸ ὑγρὸν: cf. Emp. 31B98, 2; B100, 12, 18 DK

15 το δε εοικος τινι τατο δυναται ωι εοικεν add. s.l. et in mg. P || 16]τοχον : ο alt. ex η correxit P ψυχρον perperam P τοπος || 17 ω[: ω ex τ || 19 τοιοῦτο[ν γίνε]ται D., spatii gratia : ἔς]ται Kenyon ap. D. post γίνε]ται spatium vacuum || 20 suppl. D. || 21 με[τὰ γὰρ] τὴν D. {τὸ} delevi cum D. || 22 επεισπαται || 23 post ὄν spatium vacuum || 24 ἐκπέμπει D. post αὐτό spatium vacuum || 26 επισακτωι || 27 παυτ︣ᵛ Pᵐᵍ || 28 post καταψύχηται spatium vacuum || 32 post ταῦτα spatium vacuum || 33 μ︣ε\cω/[cον] : prius μεcον scripsit, deinde μ(εν) εcω correxit P || 34 post cαρκός spatium vacuum || 38 post cαρκός spatium vacuum α\υ/́τοc || 39 κεινει

τοι τῆc capκὸc (εἶναι) τὴν χολήν. τό τ' αὖ
φλέγμα τ(ῶν) πλείcτ(ων) ψυχ<ρ>ὸν (εἶναι) λεγόν-
των αὐτὸc θερμὸν τῇ φύcει ὑπ[ο]τί-
θεται· ἀπὸ γ(ὰρ) τοῦ φλέγειν φλέγμα εἰρῆcθ(αι)·
45 ταύτηι δὲ καὶ τὰ φλεγμαίνον[τα]
μετοχῇ τοῦ φλέγματοc φλεγμ[α]ί-
νει. καὶ ταῦτα μ(ὲν) δὴ ἀρχὰc τ(ῶν) νό[c]ων
ὑπ[ο]τίθεται, [c]υνεργὰ δὲ ὑπερβολ[άc]
τε θερμαcίαc, τροφῆc, κ(ατα)ψύξεω[c καὶ]
XIX ἐνδείαc τ(ῶν) τούτ[ο]ιc [παραπληcίων. ὁ δὲ]
Πόλυβοc ἐξ ἑνὸc μ[(ὲν) cτοιχείου οὐ λέγει]
τὰ ἡμέτερα cώμ[ατα γεννᾶcθαι ἀλ(λὰ) πολλ(ῶν) τὴν]
αὐτὴν φύcιν ἐχόν[τ(ων) – ἐξ ὑγροῦ τε καὶ ξηροῦ,]
5 ψυχροῦ τε καὶ θερμ[οῦ -, οὐ χωρὶc ὄντ(ων) τ]ούτ(ων)
ἀλλὰ κεκραμέν(ων) αὐ[τ(ῶν) μετρίωc, ὑπερ-]
βαλὸν δὲ θάτερον θατ[έρου, νόcουc ἀπο-]
τελεῖν. δεύτερ[ον δὲ λέγει τὴν]

41-44 cf. Prodic. 84B4 DK || XIX 1-18 CPF I.2, 18 28T || 2-8 cf. Hipp. Nat. hom. 3 (p. 170, 8-14 Jouanna) πρῶτον μὲν οὖν ἀνάγκη τὴν γένεcιν γενέcθαι μὴ ἀφ' ἑνόc· πῶc γάρ ἂν ἕν γ' ἐόν τι γεννήcειεν, εἰ μή τινι μιχθείη; εἶτ οὐδὲ ἢν μὴ ὁμόφυλα ἐόντα μίcγηται καὶ τὴν αὐτὴν ἔχοντα δύναμιν, γέννα οὐδ' ἂν μία cυντελέοιτο. καὶ πάλιν, εἰ μὴ τὸ θερμὸν τῷ ψυχρῷ καὶ τὸ ξηρὸν τῷ ὑγρῷ μετρίωc πρὸc ἄλληλα ἕξει καὶ ἴcωc, ἀλλὰ τὸ ἕτερον τοῦ ἑτέρου πολλὸν προέξει καὶ τὸ ἰcχυρότερον τοῦ ἀcθενεcτέρου, ἡ γένεcιc οὐκ ἂν γένοιτο κτλ; (p. 172, 2-3) ἀνάγκη τοίνυν ... μὴ ἓν εἶναι τὸν ἄνθρωπον || 8-18 cf. Hipp. Nat. hom. 4 (pp. 172, 13-174, 6 Jouanna) τὸ δὲ cῶμα τοῦ ἀνθρώπου ἔχει ἐν ἑωυτῷ αἷμα καὶ φλέγμα καὶ χολὴν ξανθὴν

41 post χολήν spatium vacuum || 42 ⸌ψυχον⸍[θερμον] P, corr. D. || 44 ειρηc^θ ||
48 post ὑπ[ο]τίθεται spatium vacuum || 49 τε P^mg κ(ατα)ψύξεω[: ξ ex χ ||
XIX 1 paragraphus tantum discernitur, fort. diple in lacuna deperdita post ἐνδείαc add. τούτων ἢ M. Fränkel ap. D., sed καὶ addito ἐνδείαc post τε transponere possis (scil. XVIII 48 ὑπερβολ[άc] | τε ⟨καὶ ἐνδείαc⟩ θερμαcίαc, τροφῆc, κ(ατα)ψύξεω[c καὶ] || {ἐνδείαc} τ(ῶν) ...) || 2 suppl. D. || 3-10 suppl. ex. gr. Manetti 2008 : cf. Hipp. Nat. hom. 3-4 3 c[ώματα cυνεcτάναι, τὴν δὲ] D. || 4 φύcιν [ὁμοίωc πᾶcιν εἶναι, ἥπερ ἐκ] D. || 5 suppl. D. || 6 αὐ[τ(ων), cυνέcτηκεν· μετα-] D. || 7 θατ[έρῳ νόcον ἀπο-] D. || 8 ante δευτερ[spatium vacuum δευτέρα[ν δὲ ἀποτελεῖcθαι] D., supplevi ex. gr.

τῶν cωμάτ(ων) μίξ[ιν (εἶναι) ἐξ αἵματός τε]
10 καὶ φλέγματος καὶ χ[ολῆς ξανθῆς τε]
καὶ μελαίνης· ἀπὸ δ[± 11]
τούτ(ων) ἢ ἑνὸς αὐτ(ῶν) ν..[± 11]
μεταβολὴν ἢ κ(ατὰ) τὸν αὐ[± 10]
cυμμίξεως κ(ατὰ) φύcιν [± 10]
15 cώματι χωρις[θέ]ν‚α[ι] δ[± 10]
νόcουc γί(νεc)θ(αι). νοcεῖν δὲ καὶ ἀ[φ' ὧν ἐχω-]
ρίcθη τόπων κ[α]ὶ εἰc [οὓc μετε]χ[ώ-]
ρηcεν. Μενεκράτ[η]c δὲ ὁ Ζε[ὺ]c ἐπι-
κληθεὶc ἐν Ἰατρικῆι δ[ε]ῖξίν τι[ν]α τ(ῶν)
20 cωμάτ(ων) ἐκτιθέμενοc ο(ὕτωc) αἰτιολογεῖ
τὰ πάθη, πρότερον περὶ τ(ῶν) πο[ιοτ]ή[τ]ω(ν)
πολυπραγμον(ῶν) τ(ῶν) cωμάτ(ων). cυνεcτάναι γ[(ὰρ)]
λέγει τὰ cώματα ἐκ τ(ῶν) τεccάρων
cτοιχείων β' μ(ὲν) θερμῶν β' δὲ [ψ]υχρῶν·
25 θερμῶν μ(ὲν) αἵματοc χολῆc, ψυχρῶν
δὲ πνεύματοc [κ]αὶ φλέγματοc.

καὶ μέλαιναν, καὶ ταῦτά ἐcτιν αὐτῷ ἡ φύcιc τοῦ cώματοc, καὶ διὰ ταῦτα ἀλγεῖ καὶ ὑγιαίνει. ὑγιαίνει μὲν οὖν μάλιcτα, ὅταν μετρίωc ἔχῃ ταῦτα τῆc πρὸc ἄλληλα δυνάμιοc καὶ τοῦ πλήθεοc, καὶ μάλιcτα μεμιγμένα ᾖ· ἀλγεῖ δ' ὅταν τι τούτων ἔλαccον ἢ πλέον χωριcθῇ ἐν τῷ cώματι καὶ μὴ κεκρημένον ᾖ τοῖcι πᾶcιν. ἀνάγκη γάρ, ὅταν τι τούτων χωριcθῇ καὶ ἐφ ἑωυτοῦ cτῇ, οὐ μόνον τοῦτο τὸ χωρίον ἔνθεν ἐξέcτη ἐπίνοcον γίνεcθαι, ἀλλὰ καὶ ἔνθα ἂν cτῇ καὶ ἐπιχυθῇ, ὑπερπιμπλάμενον ὀδύνην τε καὶ πόνον παρέχειν || 18–XX 1 Menecrates: cf. Ephipp. fr. 17 Kassel-Austin, Plut. *Ages.* 21.10, *Moralia* (*Apophth. Lac.*) 213A et al.; Ath. 289A-290A etc.; vide Weinreich 1933

9 μειξ[μετα[βολὴν ἀπὸ αἵματός τε] D., supplevi ex. gr. || 10 suppl. D. || 11 δ[υνάμεως γ(ὰρ) πάντ(ων)] D. || 12 αὐτ(ῶν) γί(νεc)θ(αι) [ταύτην τὴν)] D. || 13 α[ὐτὸν τόπον γι(νομένηc) τῆc] D. || 14 [γί(νεται)· ἐὰν δ' ἐν τῷ] D. || 15 cωματι‖γινεται‖χωριc[..]ν‚α[.]δ[P : cωματι ⟦γινεται⟧ χωριc[θῇ τι ἀπὸ τ(ῶν) ἄλλ(ων)] D. || 16 post γί(νεc)θ(αι) spatium vacuum 16–17 α[φ' ὧνπερ ἐχωρί]cθη D., longius || 17–21 suppl. Thost (ex fr. X D.) 17 ριcθη‖cαν] εἰc [οὕcπερ ἐχώ-] D. || 18 ante Μενεκράτ[η]c spatium vacuum Ζε[ὺc ἐπι-] D. || 19 [τινα τ(ῶν)] D. || 20 ἐκτιθέμενοc καὶ [μέλλων αἰτιολ(ογεῖν)] D. || 21 πο[...().].[.]ω P : suppl. D. || 22–28 fr. 6 D.² · 22 post cωμάτ(ων) spatium vacuum cυν[εcτάναι] D. || 23 τεc[cάρων] D. || 24 [β̄ δὲ ψ]υχρῶν καὶ] D. || 25 ⟨καὶ⟩ χολῆc, [ψυχρῶν] D. || 26 φλέγμα[τοc. sp. vac. καὶ] D.

τούτ(ων) μ(ὲν) δὴ μὴ στασιαζόντ(ων), ἀλλ' εὐκρά-
τως διακειμέν(ων), ὑγιαίνει τὸ ζῶιον,
δυσκράτως δὲ ἐχόντων νο[σεῖ. τότε]
30 γ(ὰρ) ἐκθεῖ ἐκ τ(ῶν) ἡμ[ε]τέρων ϲωμ[άτ(ων) φλέ-]
γματα δοθιῶνας κα[ὶ οἰδ]ή[μα]τα [ποιοῦντα]
καὶ κατάρρους δὲ ἐξ ὑ[π]ε[ρβολῆς τοῦ]
φλέγματος διαφόρ[ους συν]ιστ[ασθ]αι. [παλαι-]
ούμενον γ(ὰρ) φ(ησιν) ἐν τῶι σώ[μ]ατι τ[εἰ-]
35 σιόντι δὲ φλέγματι τογαει..[
νονενει..αι πο[..]τηνκ.κ.αι[
ἐμμεῖναν δὲ τοῦτο πυρρὰν χ[ολὴν]
ἀπογεννᾶι. ἐμμείνασα δὲ α[ὕτη]
καὶ παλαιωθεῖσα μέλαιναν ἀπογ[εννᾶ]
40 χολήν. ἢν δὲ καὶ παλαιωθεῖσ[αν]
καὶ ὑπέρχολον γενομένην δ[έχηταί τι,]
ὅπου ἂν τύχῃ μέρος καὶ κυῆ [οὐδέν φ(ησιν)]
ἀγαθὸν ἐργάζες[θα]ι. οἰσθεῖσα μ[(ὲν) γ(ὰρ)]
ἐπὶ ἰσχία ἰσχιαδ[ι]κὴν ἐμποιεῖ ν[όσον]
45 ἐπὶ δὲ τὸν πλεύμονα περιπλ[ευμονίαν,]
ἐπὶ δὲ τὰς πλεύρας πλευ[ρῖτιν,]
ἐπὶ δὲ τὰ σπλάγχνα οἰσθεῖ[σα]
καῦσον ἀπεργάζεται· τοιαῦ[τα δὲ πολ(λὰ)]

31 δοθιῶνας: cf. Hipp. Aff. 35 (VI 246, 6–7 L.) κηρίον καὶ χοιράδες καὶ φύγεθλα καὶ δοθιῆνες καὶ ἄνθραξ ὑπὸ φλέγματος φύεται

27 ἀ[λλ' εὐκρό-] D. : ἀλλ' εὐκρό- D.² || 28 τ[ὸ σῶμα] D. || 29 δυσκρότως D. 29–30 suppl. D. || 30 εκθει P, fort. recte? : ἐκθεῖ(ν) D. : ἐκθύειν corr. Craik, 150 n. 72 || 31 δοθιονας κα[3/4]η[..]τα ut videtur P, supplevi ex gr. : κ[αὶ τὰ τούτοις ὅμοια.] D. || 32 υ[vel τ[P δὲ ἐ[κ τῆς ὑπερβολῆς τοῦ] D. || 33 φμεγματοσδιαφορ[...].ιστ[..]αι[legi, correxi et supplevi ex gr. : φλέγματος διαφόρ[ους γί(νες)θ(αι).....] D. 33–34 [παλαι]ούμενον suppl. Beckh-Spät, p. 27 n. 2, cf. v. 39 : [ἀλλοι]ούμενον suppl. D. in adn. || 34–35 suppl. D. || 35 τὸ κειθα[.......] D. 35–36 in mg. sin. linea obliqua a dextra parte descendens discernitur || 36 νομενεις[.]αιπο[..] τηνκ [..........] D. || 37–43 suppl. D. 37 [χολὴν] D. || 40 χ ex κ post χολήν spatium vacuum || 41 post γενομένην littera discernitur, α[vel δ[: ἀ[ποδέχηται] fort. longius, δ[έχηταί τι] melius cum D. || 44 ἐμποιεῖ | D. || 45 πνεύμονα D. περι[πνευμονίαν] D. 45–48 suppl. D. || 47 σπλαγχαν

XX καὶ διάφορα γί(νεται) πάθη. ὁ δὲ Αἰ[γινήτης]
Πέτρων συνεστάναι φ(ησὶν) τὰ ἡ[μέτερα]
σώματα ἐκ δισσ[ῶ]ν στοιχείων ψυ[χροῦ]
τε καὶ θερμοῦ, ἑκατέρωι δὲ τούτ[ων]
5 ἀπολείπει τι ἀντίστοιχον τῶι μ[ὲν]
θερμῶι τὸ ξηρόν, τῶι δὲ ψυχρῶι [τὸ ὑγρόν.]
καὶ ἐκ μ(ὲν) δὴ τούτ(ων) συνεστάναι τὰ σώ[ματα.]
φησὶν δὲ γί(νεσ)θ(αι) τὰς νόσους ἀπ[ὸ τοι-]
[ούτ](ων) διὰ τὰς περιττώσεις τῆς τρο[φῆς,]
10 ὅταν ἀσύμμετρα ἡ κοιλία μὴ λ[
[....]απληρω δὲ μὴ κατεργάσηται
αὐτά, συμβαίνει νόσους γί(νεσ)θ(αι)· ἢ ἀπὸ τ(ῶν)
στοιχείων τ(ῶν) προειρημέν(ων), ὅταν ἀνώ-
μαλα ἦι, νόσους ἀπεργάζεται. περὶ
15 δὲ τῆς διαφορᾶς τῆς κατὰ τὰς νό-
σους οὐδὲν διακριβοῖ. περὶ δὲ τῆς
χολῆς ἰδιώτερον παθολογεῖ· φ(ησὶν) γ(ὰρ) αὐ-
τὴν ὑπὸ τ(ῶν) νόσων αὐτ(ῶν) κ(ατα)σκευάζεσθ(αι).
οἱ μ(ὲν) γ(ὰρ) ἄλλοι ἀπὸ τῆς χολῆς λέγουσι
20 γί(νεσ)θ(αι) τὰς νόσους, οὗτος δὲ ἀπὸ τ(ῶν)
νόσων τὴν χολήν – καὶ σχεδὸν [οὕτω]ς
ὁ Φιλόλαος οἴεται μὴ (εἶναι) ἐν ἡμῖν χολὴ[ν]
οἰκείαν -. καὶ κ(ατὰ) μ(ὲν) τοῦτο συνηγόρευ-
σεν τῷ Φιλολάῳ, κ(ατὰ) δὲ τἆλλα †αυτγνει∖·/†

16–24 cf. *CPF* I 1, 79 1T || 21–23 Philolaus: 44 A28 DK

XX 1–7 suppl. D. 1 post πάθη spatium vacuum || 7 εγμ || 8–9 απ[....|...]′ P, supplevi spatii causa : ἀπ[λῶς | μὲν] D. || 10–11 ἅ σύμμετρα, ἡ κοιλία μὴ λ[α][βοῦς]α, πλείω δέ, D., fort. ἀσύμμετρα ᾖ, ⟨ἡ⟩ legendum || 11]απληρωδε vel]απληιωδε (ω ex ι?) P || 16 post διακριβοῖ spatium vacuum || 18 ∖νοσων∕[σωμ] ατ(ων) P : prius σωμάτ(ων) scripsit, deinde correxit P, sed ατ(ων) obliterare neglexit (fort. νοσημάτων voluerat) vel probabilius idem ac αὐτ(ῶν), ut alibi, intellexit: {[σωμ]ατ(ων)} D. κ(ατα)σκευάζεσθ || 21 suppl. Manetti 1999a : [οὗτος ὡ]ς D., spatio longius || 23 εγγειαν ut videtur a. c. P, οἰκείαν p. c. fort. P Manetti 1999a, ο[ἰκ]εῖαν Manetti 1986 : [ἢ] ἀ[χρ]είαν D. τοῦτο Manetti 1999a : ταῦτα D. || 24 αυτγνει∖·/ ut videtur P : αυτονει vel αηγνει D. : αὐτονοεῖ vel αὐτογνωμ(ονεῖ) velim, sicut D. in adn., vel αὐτολογεῖ (cf. v. 17) vel similia

25 Φιλιστίων δ' οἴεται ἐκ δ' ἰδεῶν συνεστά-
ναι ἡμᾶς τοῦτ'((ἔστιν) ἐκ δ' στοιχείων πυρός,
ἀέρος, ὕδατος, γῆς· (εἶναι) δὲ καὶ ἑκάστου δυ(νάμεις)
τοῦ μ(ὲν) πυρὸς τὸ θερμόν, τοῦ δὲ ἀέρος
τὸ ψυχρόν, τοῦ δὲ ὕδατος τὸ ὑγρόν,
30 τῆς δὲ γῆς τὸ ξηρόν. τὰς δὲ νόσους γί(νες)θ(αι)
πολυτρόπως κατ' αὐτόν, ὡς δὲ τύπωι
καὶ γενικώτερον εἰπεῖν τριχῶς· ἢ γ(ὰρ) παρὰ
τὰ στοιχεῖα ἢ παρὰ τὴν τ(ῶν) σωμάτ(ων) διά-
θεσιν ἢ παρὰ τὰ ἐκτός. παρὰ μ(ὲν) οὖν τὰ
35 στοιχεῖα, ἐπειδὰν πλεονάσῃ τὸ θερμὸν
καὶ τὸ ὑγρὸν ἢ ἐπειδὰν μεῖον γένηται
καὶ ἀμαυρὸν τὸ θερμόν. παρὰ δὲ τὰ
ἐκτὸς γ'· ἢ γ(ὰρ) ὑπὸ τραυμάτ(ων) καὶ ἑλκῶν
ἢ ὑπὸ ὑπερβολῆς θάλπους ψύχους τ(ῶν) ὁμοίων
40 ἢ ὑπὸ μεταβολῆς θερμοῦ εἰς ψυχρὸν
ἢ ψυχροῦ εἰς θερμὸν ἢ τροφῆς εἰς τὸ
ἀνοίκειον καὶ διεφθορός. παρὰ δὲ τὴν
τῶν σωμάτ(ων) διάθεσιν ο(ὕτως)· ὅταν γ(άρ), φ(ησιν), εὐ-
πνοῇ ὅλον τὸ σῶμα καὶ διεξίῃ ἀκω-
45 λύτως τὸ πνεῦμα ὑγίεια γί(νεται)· οὐ γ(ὰρ) μό(νον) κ(ατὰ)
τὸ στόμα καὶ τοὺς μυκτῆρας ἡ ἀνα-
πνοὴ γί(νεται) ἀλ(λὰ) καὶ καθ' ὅλον τὸ σῶμα, ὅταν
δὲ μὴ εὐπνοῇ τὸ σῶμα νόσοι γί(νονται) καὶ
διαφόρως· καθ' ὅλον μ(ὲν) γ(ὰρ) τὸ σῶμα
50 τῆς ἀναπνοῆς ἐπεχομένης νόσος
XXI [.] . [. .] . [± 19   ]
    [± 23   ]τας γι()

XX 25–XXI 2 Philistion: fr. 4 Wellmann

25 et 26 δ̄ || 29 post ψυχρόν spatium vacuum || 30 post ξηρόν spatium vacuum, om. D. || 34 post ἐκτός spatium vacuum || 37 α[[υ]μα\υ/ρον post θερμόν spatium vacuum || 38 γ̄ || 39 η\υπο/ || 42 post διεφθορός spatium vacuum || 45 γμ°ᵏ || 47 ὅταν add. in mg. P || **XX 50–XXI 1** νόσος || [εἰ]ς θ[άνατον ἄγει suppl. Wellmann, *Fragmente*, 111 || **XXI** 1 [..]αθ[D. || 2 [...]σα[...............τ]ὰς γι(νομενας) D.

[.]λλῳ[.].[± 16   ] κινεῖcθαι
[.]cμη[.].[± 18   ]..ῳντα ηρε
[..]ν̣.[.].[± 18   ]τοντα
[..]ν̣τ̣[± 15   ]θη ἐν τοῖc
[..].αφ[± 15   ]φειλοντα
[..]ενε̣ι̣[± 15   ]ιωc νόcοι γί(νονται)
..ταυτα̣[± 15   ] ἡμῖν δὲ
[ἀν]αγκαῖον π[8/9   ἀνθ]ρώπου α΄ καὶ
[2/3]οια[..]τ̣[11/12   ]α̣cεωc ταυ-
τη[.]δια[..]ηνυπ[6/7   ] παθῶν αἰτιο-
λογίαc· [c]υνέcτη[κεν δὲ] ὁ ἄνθρωποc
ἐκ [ψυ]χῆ[c] καὶ cώμ[α]τ̣[ο]c, ἁ̣[λ(λ')] εἰc τοῦτο ὑπο-
[μν]ηcεωc οὐ χρε[ία. καὶ πε]ρὶ μ(ὲν) ψυχῆc
[ἄλλοι]c̣ ἀν̣[α]βάλλομα[ι, ἡμῖν δὲ] τοῦ cώμα-
[τοc μ]ελητέον ἐπεὶ [μάλιcτα] περὶ τοῦτο
[cπου]δάζει ἡ ἰατρικ[ή. τοῦ c]ώ̣ματοc
[μ(ὲν) ο]ὖ̣ν τὰ μ(έν) (ἐcτι) ἁπλᾶ μέρη, τὰ̣ δὲ cύνθετα·
ἁπλᾶ δὲ καὶ cύνθετα λαμβάνομ(εν) π(ρὸc) αἴc-
θηcιν καθὼc καὶ Ἡρόφιλοc ἐπιcημειοῦ-
ται λέγων ο̣(ὕτωc)· "λεγέcθω δὲ τὰ φαινόμενα

18-32 Herophilus: T50a von Staden, cf. T50b (= Gal. *Meth. med.* 2.5, X 107 K.)   18-29 Erasistratus: fr. 87 Garofalo 1988

3]λλ[D.   κεινειcθαι || 4]εμη[vel]cμη[P : [...]μὴ D.   4-5]εν τὰ ἠρε|[μοῦ]ντ[α D. || 5]το vel]τα P || 6]η D.   τοῖc vel ταῖc || 7]αc[D.   ]ειλοντα D. || 8 [...] εν c[D.   ]ωc D. || 9 [..]εν ταῦτ[α D.   ante ἡμῖν spatium vacuum   9-10 *paragraphi* minima vestigia || 10-13 ἤδη καὶ ἀνάγκη εἰπεῖν περὶ ἀνθρώπου πρῶτον καὶ ἐν τοῖc ἑξῆc ἀπὸ τῆc cυcτάcεωc ταύτηc διαcημῆναι τὰc τῶν παθῶν αἰτιολογίαc intelligit D. in adn. || 10 legi : [.]δηκαιαν [D.   α̅ || 11]α vel]ε || 12]ηνυπ[vel ηναπ[P : τη[.] δια[...]ηναπ[D. || 13 suppl. D. || 14-15 suppl. D. | cώμ[ατοc. ὠ]c [δ'] εἰc τοῦτο ὑπο|[τυπώ]cεωc οὐ χρε[ία (ἐcτίν), περ]ὶ μ(ὲν) D. || 16 [ἄλλοι]c D. : [ἄλλοc]ε Wellmann, 425   16-19 suppl. D. || 18 post ἰατρικ[ὴ spatium vacuum in lacuna

ANONYMI LONDINIENSIS

π[ρ]ῶτα καὶ εἰ μή (ἐστιν) πρῶτα". ὁ μ(ὲν) γ(ὰρ) Ἐρασί-
cτρατος καὶ πόρρω τοῦ ἰατρικοῦ κανό-
25 νος προῆλθε· ὑπέλαβεν γ(ὰρ) τὰ πρῶτα
cώματα λόγωι θεωρητὰ (εἶναι) ὥcτε τὴν
[αἰcθητ]ὴν φλέβα cυνεcτάναι ἐκ λόγωι
θε[ω]ρητ(ῶν) cωμάτ(ων), φλεβόc, ἀρτηρίαc, νεύρο(υ)·
ἀλλὰ τοῦ[τ]ον παραιτητέον. ἡμῖν δὲ
30 λεκτέον ὡc τ(ῶν) cωμάτ(ων) τὰ μ(ὲν) (εἶναι) ἁπλᾶ,
τὰ δὲ [cύ]νθετα, π(ρὸc) αἴcθηcιν τούτ(ων) λαμ-
βα[νο]μέν(ων). ἁπλᾶ μ(ὲν) οὖν ἐcτι τὰ ὁμοιο-
μερῆ, κ(ατὰ) τὰc τομὰc διαιρούμενα
εἰc ὄμ[οι]α μέρη ὡc ἐγκέφαλόc τε καὶ νεῦ-
35 ρον καὶ ἀρτηρία, φλὲψ καὶ τὰ ὑγρά.
ἕκαc[το]ν γ(ὰρ) τούτ(ων) καὶ ὁμοιομερέc (ἐcτιν)
καὶ τ[ε]μνόμεν[ο]ν εἰc ὅμοια χωρίζεται
μέ[ρη.] cύνθετ[α] δ' (ἐcτὶν) τὰ ἀνομοιομερῆ ἢ τὰ
κατὰ [τὰ]c τομὰc εἰc ἀνόμοια χωριζό-
40 μεν[α] μέρη ὡc χείρ, cκέλοc, κεφαλή,
ἧπα[ρ, πν]εύμων, ἕκαcτον τ(ῶν) τοιούτ(ων)·
καὶ γ(ὰρ) [ἀνο]μοιομερῆ (ἐcτιν) καὶ κ(ατὰ) τὰc τομὰc
εἰc ἀ[νόμ]οι[α] χωρί[ζετ]αι μέρη. τ(ῶν) δ' ἁπλ(ῶν)
τὰ μ[(ὲν) διε]c[παρ]μένα τὰ δὲ ἡνωμένα·
45 κ[αὶ διεcπαρμ(έν)α] μ(ὲν) οὖν (ἐcτιν) αἷμα, χολή, φλέ-
γμ[α καὶ ἁπλ]ῶc πάντα τὰ ἐν ἡμῖν ὑγρά,
ο[7/8] πνεῦμα, τὰ τούτοιc ἐοικότα.

23–28 cf. [Gal.] *Introd.* XIV 697, 8 K. = Erasistratus fr. 86 Garofalo 1988

23 post πρῶτα spatium vacuum, om. D. || 24–26 corr. Thost (ex fr. VIII D.) 24 [cτρατ]οc D. πωρρω || 25 [νοc π]ροῆλθε D. || 26 [cώμα]τα D. || 27 suppl. D. εγλογωι || 28 θ[εωρη]τ(ῶν) D. νευρ° || 29 post παραιτητέον spatium vacuum || 30 \ scil. (εἶναι) P, perperam pro / scil. (ἐcτὶν) || 32 ante ἁπλᾶ spatium vacuum || 33 post -μερῆ spatium vacuum [τὰ] κ(ατὰ) D. || 35 ⟨καὶ⟩ φλὲψ D. || 38 post μέ[ρη fort. spatium vacuum in lacuna αν‖οι]\ομοιο⁄μερη || 43 post μέρη spatium vacuum απ^λ || 44 μ[...]c[...] μενα P, supplevi : μ[(έν) (ἐcτιν) κεκερματιcμ]ένα D., conl. Plat. *Ti.* 81a 6 || 45 κ[± 10] P, supplevi : κ[εκερματιcμ(έν)α] D. || 46 ἁπλ]ῶc supplevi spatii gratia : ὅλ]ωc D. || 47 ὁ[μοίωc φῦcα] D.

[τὰ ἡνωμέ]να δὲ τὰ μὴ τοιαῦτα. τ(ῶν) δὲ
[ἡνωμένω]ν αὐτ(ῶν) τὰ μ(έν) (ἐστι) διατεταμέ-
50 [να, τὰ δὲ c]τερεά τε καὶ διεcτηριχότα,
[τ]ὰ̣ [δὲ ο]ὔ̣[τ]ε̣ δ[ιε]cτηριχότα οὔτε
[δ]ια[τεταμέ]ν̣α̣. διατεταμένα μ(ὲν) οὖν
[± 11]. ἀρτηρία, φλέψ, τὰ τούτοις
XXII ἐγγύc. δ[ι]ε̣c̣[τη]ριχότα δὲ ὀcτέα, χόν-
δροι, τὰ ὅμοια. τ̣ὰ̣ μ[ετ]αξὺ δὲ τούτ(ων) ἐγκέ-
φαλοc, μυελόc, τ̣ὰ̣ ἐ̣[οι]κότα. καὶ ἡ μ(ὲν) τοῦ
ζῴου cύcταcιc ὡ̣[c] ἐν κεφαλαί[οι]c [...]θ()
5 τοιαύτη (ἐcτίν). ἰδ̣[ί]α̣ι̣ δ̣ὲ̣ [...]ηc[± 5]
οἰκονομίαc αὐτῆc [....].[.].[
εἰπεῖν· οὕτωc γ(ὰρ) αν...[± 11].
ἀπὸ πάcηc δὴ τοίνυν [c]υ̣c[τάcεωc ἀποφοραὶ τ(ῶν)]
cωμάτ(ων) cυνεχεῖc [γί(νονται)] ἀπ̣' [ἀψύχ]ο̣υ [ἢ ἐμ]ψύχ(ου)·
10 καὶ ἀπὸ τῆc ἐμψύχου μᾶλλον [ἢ ἀ]π̣ὸ τῆc
ἀψύχου διά τε τὴν θερμαcίαν [κ]αὶ
διὰ τὴν κίνηcιν. οτ.δε.....[.]ρον
τῶν εἰρημέν(ων) ἀπὸ τῆc εμ[± 3 θερμα]cίαc
μᾶλλον ἀποφοραὶ τ(ῶν) cωμάτ(ων) [γίνονται ἢ] ἀπὸ
15 τῶν ἐκτόc· τά γ(ὰρ) [ἑ]ψόμενα [καὶ τὰ] θ[ε]ρ-
μαινόμενα τ(ῶν) ὑδ[ά]τ(ων) μικρότερα γί(νεται) παρὰ
τὴν θερμαcίαν, αἰ̣(τία) ἐ̣ν τῶι ἄνω τρ̣[έχο]υ̣-

48 post τοιαῦτα spatium vacuum || 50 [να, τὰ δὲ] παχέα τε καὶ D. || 51 suppl.
D. || 52 δια[τεταμέ]να D. ante [δ]ιατεταμένα spatium vacuum || 53 ν[εῦρον,
ἀδή]ν, D. || XXII 1 post ἐγγύc spatium vacuum δ[ιεcτηρι]χότα D. ||
2 post ὅμοια spatium vacuum ενκε| || 4 ἐν κε]φαλαί[οι]c D. [...]θ P, om.
D. : εἰρῆcθ(αι) vel μαθ(εῖν) vel εἴπε(ῖν) intelligere possis || 5 (ἐcτιν) corr. ex
γι() P post (ἐcτίν) spatium vacuum (ἐcτίν). sp. vac. [ἰδ]ίαι [δ]ὲ π[ερὶ τῆc]
D. in fine litterae incertae || 6 αὐτῆ[c νῦν ἀναγκαῖον δοκεῖ] D. || 7 ἄν
[εἴη cύμμετρον τῷ λόγ(ῳ)] D. || 8 τοινυν [.]υ̣c̣[..].[P, supplevi : τοίνυν
[τῆc cυcτάcεωc τ(ῶν)] D. || 9 [..]α̣π̣[3/4]ο̣υ̣[....]ψυˣ P, supplevi : [μ(ὲν)]
ἀπ[οφοραὶ γίνοντα]ι D. || 11 εμψυχου perperam P : corr. D. || 12 κεινηcιν
post κίνηcιν spatium vacuum ὅτ[ι κ(ατὰ) τὴν διαφο]ρὰν D. || 13 εμ[± 8]
cιαc : ἐμ[φύτου θερμα]cίαc fort. longius, an ἐμ[φύτ(ου) scripsit? : [ἐν ἡμῖν
θερμα]cίαc D. || 14 ∖ ̸cωματ̣ suppl. D. || 15 [καὶ ἁπλῶc θερ-] D., longius
spatio || 17 αι()εντωιανωτρ[...]υ̣ P, supplevi : [....] τῶι ἄνω π[νέο]υ- D.

ANONYMI LONDINIENSIS

cαν αὐτὴν φύcει [c]υν̣α[πο]φέρειν ἑ[αυ]τῇ
ἀτμοειδῶc πολλὴν ὑγρότη[τα καὶ ἅμα]
20 λεπτυνόμενον ὑπ' αὐτῆc τὸ [ὑγρ]ὸν
ἀτμοειδῶc ἀποφέρεcθ[αι. καὶ ο(ὕτωc) μ(ὲν)]
ἐπὶ τ(ῶν) ἐκτόc. διὰ ταῦτὰ [δὲ γίνεται]
ἀποφορὰ π(ρὸc) τῆc θερμαc̣ί[αc ἀπὸ τῶν]
ἡμετέρων cωμάτ(ων). ἢ τ[ὰ] κ̣ιν̣η̣[θέντ]α
25 δύναται ἀποφέρειν· ταύτηι γ(ὰρ) καὶ τὰ μ(ὲν) [βαρ]έα
καὶ παχέα δυcκόλωc διαφορεῖται, [τὰ δ]ὲ̣
κοῦφα καὶ ἐλαφρὰ εὐχερῶc, ὡc ἄν δὴ
τῆc κινήcεωc αἰ(τίαc) ὑπ(αρχούcηc) τῆc ἀποφορᾶc.
καὶ γ(ὰρ) τὸ μ(ὲν) κατερραμμένον ἔδαφοc
30 οὐ πάνυ πολλὴν ἀποφορὰν ποιεῖται
διὰ τὸ βάροc, τὸ δὲ κ(ατά)ξηρον πλείcτην
διὰ τὴν κουφότητα, ἧι καὶ κονιορτὸ̣c
ἀποφέρεται πολύc, ἅτε δὴ τῆc κιν̣[ή]cεω(c)
παραιτίαc τούτ(ων) ὑπ(αρχούcηc). διὰ τὴν κίνη[c]ι̣ν
35 οὖν ὡc ὁμοίωc ἀποφορὰ ἀπὸ τ(ῶν) cωμά̣τ(ων)
γίνεται cυνεχήc. τούτων δὴ ο(ὕτωc) ἐχόντ(ων)
καὶ ἀποφορᾶc cυνεχοῦc γινομένηc
ἀπὸ τῶν ἡμετέρ(ων) cωμάτ(ων), εἴπ[ερ] ἀν-
τὶ τ(ῶν) ἀποφερομέν(ων) μὴ ἐγίνετο εἰc τὰ
40 cώματα πρόcθεcιc κ[ἂν] διεφθείρετο ῥᾳδίωc
τὰ cώματα. ὅθεν ἡ φύcιc ἐμηχανήcατο
ὀρέξειc τε τοῖc ζῴοιc καὶ ὕλην καὶ δυνά-
μειc· ὀρέξειc μ(ὲν) εἰc τὸ τὴν ὕλην α[ἱ]-
ρεῖcθαι, ὕλην δὲ εἰc ἀναπλήρωcιν τ(ῶν) ἀπο-

36–52 Erasistratus: fr. 78 Garofalo 1988

18 cυναποφέρειν [ἑαυτῆι] D. ‖ 19 suppl. D. ‖ 21 ἀποφέρεcθ[± 6] suppl. D. ‖ 22 ταυτα [± 9] P, supplevi ex. gr. : [δὲ δοκεῖ γί(νεc)θ(αι) ἡ] D. ‖ 23 ἀπὸ supplevi : ἐπὶ D. ‖ 24 post cωμάτ(ων) spatium vacuum ητ[.]κειν̣η[4/5]α P, supplevi ex. gr. : ἠτ[μιcμ(έν)α γ(ὰρ)..] D. ‖ 25 ταυτ[.]τ(ων). D. suppl. D. ‖ 28 κεινηcεωc ⟨παρ⟩αι(τίαc) coni. D. in adn.‖29 κατεραμμενον‖33 κειν[.]cεω‖ 34 κεινη[c]ιν ‖ 36 post cυνεχήc spatium vacuum ‖ 39 εγεινετο ‖ 40 κἂν D. ρα[.]διωc ‖ 41 εμηχα⟨νη⟩cα⟨το ‖ 43 ante ὀρέξειc spatium vacuum ‖ 44 ante ὕλην spatium vacuum

45 φερομέν(ων), δυνάμεις μέντοι γε εἰς διοί-
κησιν τῆς ὕλης. καὶ γ(ὰρ) οὐδὲν ὄφελος ἦν
ὀρέξεως εἰ μὴ ὕλη παρῆν, οὐδὲ μὴν
ὕλης ὄφελος ἦν εἰ μὴ δυνάμεις παρῆ-
σαν αἱ διοικονομοῦ<σαι>. ἀλλὰ γ(ὰρ) ὕλ[η]ν
50 ὑπεβάλετο τροφήν τε καὶ πνεῦμα·
δύο γ(ὰρ) πρῶτα καὶ κυριώτατά (ἐστιν) οἷς δ[ιοι-]
κεῖται τὸ ζῶιον, ὥς φ(ησιν) ὁ Ἐρασίστρατος.
ἔνιοι δὲ ἐγκαλοῦσιν αὐτῶι καὶ λέ-
γουσιν ἐκεῖνο αʹ· οὐ [μ]όνον δύο εἶ[ναι]
XXIII   ].[2/3].[
[± 15   ]τατα· ὑπερβολὴν γ(ὰρ) οὐ
[± 13   ἀν]αγκαῖον. γʹ οὐδὲ τοῦ-
το [± 6   διοικο]νομεῖται τὸ ζῶιον ἀλ(λὰ) αὐτά (ἐστιν)
5 .[± 14   ]να ὑπὸ τ(ῶν) δυνάμεων
..[± 13   ]σι πρὸς τὸν Ἐρασίστρατον
.[± 12   ἐν οἰ]κείωι τόπωι πρὸς ἡμῶν δια-
β.[± 10]. ἐπεὶ δὲ ὕλην ὑποβέβληται
τοῦ ζ[ώ]ι[ου ἡ φύς]ις τροφήν τε καὶ πνεῦμα,
10 ἀναγκ[αῖόν (ἐστιν) περὶ] τῆς ἑκατέρου διοικήσεως
λαλῆς[ασθαι <καὶ> π]ρό[τε]ρον περὶ τῆς τοῦ πνεύματο(ς)·

49–52 cf. [Gal.] *Introd.* 9 (XIV 697, 11–14 K = Erasistratus fr. 86 Garofalo 1988) || **XXIII 8–25** Erasistratus: fr. 100 Garofalo 1988, sed in v. 9 ὑποβέβληται scil. φύσις, cf. XXII 41, 50, non Erasistratus

45 ante δυνάμεις spatium vacuum || 47 παρηι P : corr. D. || 48 παρⁿ || 49 corr. D. ante ἀλλὰ spatium vacuum || 53 ενκαλουσιν 53–54 *paragraphum* om. D. || 54 ā || **XXIII** 2 κυρι]ώτατα D. 2–3 οὐ|[δετέρου ἡμῖν (εἶναι) ἀνα]γκαίαν D. || 3 γ̄ 3–4 τού|το[ις πρώτοις διοικο]νομεῖται D. || 5 δ[ιοικονομούμε]να D. || 6 [καὶ ταῦτα μ(ὲν) λέγου]σι D. || 7 [ἃ ὕστερον ἐν οἰκ]είωι D. 7–8 δια|πο[ρηθήσεται. sp. vac.] D., sed vox verbi διαβάλλειν fort. supplenda, διαβέ[βληται potius quam διαβλ[ηθήσεται || 9 supplevi, cf. XXII 41 et 49–50 : [τ]οι[α]ύ[τ]η[ν αἴτ(ια) τιθε]ὶς D. || 10 αναγκ[± 8] P, supplevi : ἁπάντ[ων, περὶ] D. || 11 λαλῆς[ομ(εν), καὶ π]ρό[τε]ρον D. πνευματ°

ἕλκετα[ι τ]οιγ(άρ)[τ]οι [τ]ὸ πνεῦμα ἔξωθεν
ὑπὸ τ[οῦ] στό[μ]ατος καὶ τῶν μυκτήρων
καὶ δι[ὰ τ]ῆς τρ[α]χείας ἀρτηρίας φέρεται εἰς
τε πλ[εύ]μον[α] καὶ κ[α]ρδίαν, ἔτι δὲ θώρακα,
διηθ[εῖτα]ι δὲ καὶ εἰς κοιλίαν ὀλίγον διὰ τοῦ
[στομά]χου καθ' ἡμᾶς, οὐ μὴν δὲ κατὰ
τὸν Ἐρ[α]cίστρατον. ἀπὸ τούτ(ων) δὴ τ(ῶν) τόπων
φέρετα[ι εἰ]ς τὰς κ(ατὰ) μέρος ἀρτηρίας· φέρεται
δὲ κ[α]ὶ εἰς τὰ κοιλώματα, ὡς ὁμοίως δὲ
καὶ ε[ἰς] τὰ καθ' ὅλον τὸ cῶμα ἀραιώματα,
εἶτα δι[ε]κθεῖ διὰ τ(ῶν) ἐν τῆι cαρκὶ φυcικῶν ἀραι-
ωμάτων εἰς τὸ ἐκτός. τὸ δὲ πλεῖον ἐκ-
πνεῖται διά τε τοῦ στόματος καὶ τ(ῶν) μυκτή-
ρων. καὶ δὴ τοῦ εἰσπνεομένου πλεῖον
ἐκπνεῖται διὰ τούτ(ων) τ(ῶν) τόπων, λέγω δὲ διὰ
cτόματος καὶ μυκτήρων, ὅπερ (ἐστὶν) ἴcως παρά-
δοξον· πῶς γ(ὰρ) οἷόν τ' (ἐστὶν) πλεῖον ἐκπνεῖσθ(αι),
καίτοι γε ἀπὸ τοῦ εἰσπνεομένου ἀναλου-
μένου τινὸς εἰς τὰ cώματα; ἀλλ' οὐκ (ἔστιν) πα-
ράδοξον· ὃν γ(ὰρ) τρόπον κατατάccεταί τι εἰς
τὰ cώματα ἀπὸ τοῦ εἰσπνεομένου, τὸν
αὐτὸν τρόπον καὶ τῶι πνεύματί τινα π(ρος)τί-
θεται ἀπὸ τ(ῶν) cωμάτ(ων) καὶ πλείονά γε, ἅτινα

12–23 cf. Anon. Brux. 32 (= Vindic. in Wellmann, *Fragmente*, pp. 228, 17–229, 4) quando enim per nares inferius adducitur, per fauces ad pulmonem fertur, exinde pars cordi, pars thoraci transmittitur. tunc impletis locis inductus aer per vias totius corporis insensuales totus egeritur. quando autem ex pulmone atque corde et ventre redditur, rursum per fauces reciprocus fertur ad narium atque oris vias: tunc via servata rursum per totam corporis superficiem inducitur per eiusmodi qui per supraductas vias exierit etc. || 15 θώρακα: Herophilus T 143ab; 143c von Staden; cf. Gal. *Anat. Adm.* VIII 10 (II 702, 18–703, 2 K.) || 16 εἰς κοιλίαν: cf. [Arist.] *De spiritu* 483a19; Gal. *UP.* VI 16 (I 358, 7–9 Helmreich)

12–14 suppl. D. || 15 τε om. D. πυ[εύμ]ον[α] D. || 16–17 suppl. D. || 17 post ἡμᾶς spatium vacuum || 18 post Ἐρ[α]cίστρατον spatium vacuum || 19–22 suppl. D. || 25 ante καὶ spatium vacuum εἰcπνοιμενου || 28 εκπνεις⁰

35 καὶ πλεῖον ἀποτελεῖ τὸ ἐκπεμπόμενον
πνεῦμα. ψυχρόν τε ὑπάρχον τὸ πνεῦμ(α)
θερμὸν ἐκπέμπεται ἅτε δὴ φερόμενον
διὰ cωμάτ(ων) θερμῶν. ἀμέλει γ(ὰρ) τὴν
εἰcπνοὴν γί(νεc)θ(αί) φ(αcιν) εἰc τὸ τὸ πλεῖον θερμὸν
40 τ[ὸ] περὶ τὴν καρδίαν κ(ατα)cβέννυcθαι καὶ
μὴ cωματούμενον κ(ατα)φλέγειν τὰ cώ-
μᾰτα. τούc γε ὕπνουc, ὥc φηcιν ὁ Ἀριc<το>τέληc,
ἀποτελεῖcθαι τοῦτον τὸν τρόπον· τῆc
γὰρ καρδίαc φύcει θερμῆc ὑπαρχούcηc
45 καὶ [ἐ]ξ αὐτῆc ἀνηρτημένου τοῦ θερμοῦ
τ[ο]ῦ δ' ἐγκεφάλου ψυχροῦ, cυμβέβηκεν
περὶ τῶι ἐγκεφάλωι cυνίcταcθαι
ὑγρότητα τὴν ἀναφερομένην ὑπὸ
[τ]ῆc θερμότητοc ἀπὸ καρδίαc

42–XXIV 9 *CPF* I.1, 24 22T || 43–XXIV 8 cf. ex. gr. Arist. *Iuv.* 469b9–11 ἀναγκαῖον δὴ ταύτηc τὴν ἀρχὴν τῆc θερμότητοc ἐν τῇ καρδίᾳ τοῖc ἐναίμοιc εἶναι, τοῖc δ' ἀναίμοιc ἐν τῷ ἀνάλογον; Arist. *SV.* 3, 456b17–29 ἀλλὰ γὰρ ὥcπερ εἴπομεν, οὐκ ἔcτιν ὁ ὕπνοc ἀδυναμία πᾶcα τοῦ αἰcθητικοῦ, ἀλλ' ἐκ τῆc περὶ τὴν τροφὴν ἀναθυμιάcεωc γίγνεται τὸ πάθοc τοῦτο· ἀναγκαῖον γὰρ τὸ ἀναθυμιώμενον μέχρι τοῦ ὠθεῖcθαι, εἶτ' ἀντιcτρέφειν καὶ μεταβάλλειν καθάπερ εὔριπον. τὸ δὲ θερμὸν ἑκάcτου τῶν ζῴων πρὸc τὸ ἄνω πέφυκε φέρεcθαι· ὅταν δ' ἐν τοῖc ἄνω τόποιc γένηται, ἀθρόον πάλιν ἀντιcτρέφει καὶ καταφέρεται. διὸ μάλιcτα γίνονται ὕπνοι ἀπὸ τῆc τροφῆc· ἀθρόον γὰρ πολὺ τότε ὑγρὸν καὶ τὸ cωματῶδεc ἀναφέρεται. ἱcτάμενον μὲν οὖν βαρύνει καὶ ποιεῖ νυcτάζειν· ὅταν δὲ ῥέψῃ κάτω καὶ ἀντιcτρέψαν ἀπώcῃ τὸ θερμόν, τότε γίνεται ὁ ὕπνοc καὶ τὸ ζῷον καθεύδει … πάντα γὰρ καρηβαρίαν ποιεῖ κτλ; 457b31–458a5 ὥcπερ οὖν τὸ ἀτμίζον ὑγρὸν ὑπὸ τῆc ἡλίου θέρμηc, ὅταν ἔλθῃ εἰc τὸν ἄνω τόπον, διὰ τὴν ψυχρότητα αὐτοῦ καταψύχεται καὶ cυcτὰν καταφέρεται γενόμενον πάλιν ὕδωρ, οὕτωc ἐν τῇ ἀναφορᾷ τοῦ θερμοῦ τῇ πρὸc τὸν ἐγκέφαλον ἡ μὲν περιττωματικὴ ἀναθυμίαcιc εἰc φλέγμα cυνέρχεται (διὸ καὶ οἱ κατάρροι φαίνονται γιγνόμενοι ἐκ τῆc κεφαλῆc), ἡ δὲ τρόφιμοc καὶ μὴ νοcώδηc καταφέρεται cυνιcταμένη καὶ καταψύχει τὸ θερμόν; 458a8–12 τῆc μὲν οὖν καταψύξεωc τοῦτ' ἐcτὶν αἴτιον, καίπερ τῆc ἀναθυμιάcεωc ὑπερβαλλούcηc τῇ θερ-

36 post πνεῦμα spatium vacuum πνευᵘ || 39 φ(αcιν) interpretavi, cum communis opinio videatur, cf. ἀμέλει v. 38 : φ(ηcιν) D., sed cf. adn. («vix Erasistratus») || 40 κ̂ζβεννυcθαι || 42 post μᾰτα spatium vacuum γε : τε D. Manetti 1989 corr. D. || 46 ενκεφαλου || 47 ενκεφαλωι

50 [ἤ]ν δὴ cυνι[c]ταμένην κ(ατα)ψύχεcθαι
[κ]αὶ ἐκ τοῦ κα[τάρρου] πάλιν κ(ατα)φέρεcθαι
[μὴ] δυναμένην διὰ τὸ βάροc ἐπιμέ-
[νειν] ἐν τοῖc τόποιc, εἰc [δὲ] τὴν καρδίαν

XXIV   deest versus

καὶ τῆι μίξει τὸ θερμόν. [ὧ]δε τ[ὸν ὕπνον γί(νεc)θ(αι)],
τὴν δὲ ἐγρήγορcιν ἀποτελεῖcθαι [ἀ]ν[α]λ[ουμένηc]
τῆc ὑγρότητοc ἁπάcηc τῆc περὶ τῷ [ἐγκεφάλῳ],
5 ἔπειτα τοῦ θερμοῦ πάλιν πλεονάζοντ[οc. 2/3]
τοι γε ἑαυτὸν ἐπαινεῖ ὁ Ἀριcτοτέληc ὅτι π[α]ρὰ [τοὺc]
ἄλλουc καὶ τὸν ὕ[π]νον καὶ τὴν ἐγρήγορcιν α[ἰ]τι[ο]-
λογεῖ, ἐκείνων αὐτὸν [μό]νον τὸν ὕπνον α[ἰτιο]-
λογούντ(ων), μηκέτι δὲ καὶ τὴν ἐγρήγορcιν.
10 πλὴν περὶ οὗ ὁ λό(γοc), τὸ πνε[ῦ]μα ψυχρὸν εἰcπνεῖ[τα]ι,
θερμὸν μ(έν)τοι γε ἐκπνεῖται ὡc δὴ διὰ θερμῶν
χωρίων φερόμενον. καὶ μὴν ξηρὸν μ(ὲν) εἰc-
πνεῖται, ὑγρὸν δὲ ἐκπνεῖται. καὶ δῆλον·
εἰ γ(ὰρ) τιc περὶ τοῦ cτόμ[ατ]οc καὶ τοῦ μυκτῆροc
15 τὴν χεῖρα ἢ μέροc [τ]ι τοῦ ἱματίου προθείη,
cυνόψεται ἔνικμον [ὂν τ]οῦτο, ὡ[c] δὴ cὺν
τῶι πνεύματι καὶ ὑγρότητοc cυνεκπεμπο-
μένηc· καὶ περὶ μ(ὲν) τῆc τ[οῦ π]νεύματοc διοι-
κήcεωc ταῦτα. περὶ δὲ τῆc τροφῆc [ἀ]ναγ-

μότητι. ἐγείρεται δ', ὅταν πεφθῇ καὶ κρατήcῃ ἡ cυνεωcμένη θερμότηc ἐν ὀλίγῳ πολλὴ ἐκ τοῦ περιεcτῶτοc, καὶ διακριθῇ τὸ cωματωδέcτερον αἷμα καὶ τὸ καθαρώτατον

51 κα[± 5] P : κατα K. apud D., nihil legit D. sed coni. κατάρρου vel ⟨ἐν⟩-κεφάλου in adn. ‖ 52–53 τὸ βάροc ἐπιμέ|νειν Manetti 1986, 1989 : [τὸ ψῦχοc διαμέ-] D. ‖ 53 εἰc [δὲ] Manetti 1989 : ἐπὶ D. ‖ **XXIV** 2 ante [ὧ]δε fort. spatium vacuum in lacuna, cum D. τὸ[ν] ὕπν[ον γί(νεc)θ(αι)] D. ‖ 3 ἀν[α]-λουμέν[ηc] D. ‖ 4 ἐγκεφ[άλῳ] D. ‖ 5 πάνυ D. Manetti 1989 5–6 post πλεονάζοντ[οc], fort. [ἀλ(λ)' οὔ]|τοι coni. Manetti 1989, cum Anonymi potius quam Aristotelis verba haec videantur : κ[αί]|τοι D. ‖ 6 παρὰ [τοὺc] D. ‖ 7 ὕπνον D. αἰτι[ο-] D. ‖ 8 αἰ[τιο-] D. ‖ 12 post φερόμενον spatium vacuum   12–13 *paragraphum* om. D. ‖ 14 πρὸ pro περὶ velit D. ‖ 15 την χειρα p. c. ex ταβ..[..] ?   [τ]ι om. D. ‖ 16 [ὂν vel γι(νόμενον) τ]οῦτο supplevi spatii gratia : [τ]οῦτο [ὡc] D. ‖ 19 post ταῦτα spatium vacuum

20 καῖον ὑπομιμνήσκειν μετὰ [ταῦτα]· [α]ὔ[τ]η προcενε[χθ]εῖcα
πρώτης κατεργαcίας τυγ[χ]άνει ἐν cτόματι,
τεμνομένη μ(ὲν) πρὸς τῶν προcθίων ὀδόν-
των – τομεῖς καλοῦνται –, καταλεαινομέ-
νη δὲ πρὸς τ(ῶν) μυλῶν, λοιπὸν κ(ατα)πίνεται
25 διὰ cτομάχου καὶ φέρεται εἰς κοιλίαν
κἂν ταύτηι δὲ μεταβάλλει τε καὶ ἀποικειοῦται
χυλουμένη ἐπὶ τὸ οἰκεῖον· καὶ γὰρ ἀρέcκει
ἡμῖν τὴν τροφὴν ἐν κ[ο]ιλίαι μεταβάλλειν
τε ἐπὶ τὸ οἰκεῖον κἂν ταύτ[η]ι δευτέρας κ(ατ)<ερ->
30 γαcίας τυγχάνειν [κα]ὶ οὐχ ὥcπερ ὁ Ἀcκ-
ληπιάδης ὁ οἰνοδώτης καὶ Ἀλέξανδρος
ὁ Φιλαλήθειος διέλαβον, ὡς τέμνεται μόνον
καὶ χυλοῦται ἡ τροφὴ ἐν κοιλίᾳ καὶ προδιάθε-
cίς τις αὐτῆι γί(νεται), οὐ μὴν ἀποικείωcις
35 ἐπὶ τὸ οἰκεῖ<ο>ν. ἡμεῖς γ(ὰρ) λέγομεν καὶ χυλοῦcθ(αι)

26–29 cf. Gal. *Fac. nat.* I 12 (II 26, 14–15 K.) ὅτι μὲν οὖν ἀναγκαῖον ὁμοίωcίν τιν᾽ εἶναι τοῦ τρέφοντος τῷ τρεφομένῳ τὴν θρέψιν, ἄντικρυς δῆλον; Gal. *Fac. nat.* II 4 (II 89, 9–11 K.) καὶ τὴν πέψιν ἀλλοίωcίν τιν᾽ ὑπάρχειν καὶ μεταβολὴν τοῦ τρέφοντος εἰς τὴν οἰκείαν τοῦ τρεφομένου ποιότητα || **27 sqq.** cf. [Gal.] *Def. med.* (XIX 372, 9–373, 3 K.) πέψις ἐcτὶ μίξις καὶ χύλωcις ὥcπερ ἕψηcις τροφῆς ἐν κοιλίᾳ καὶ ἐν ἐντέροις κατὰ μεταβολὴν εἰς ἀνάδοcιν τετελεcμένη. ἑτέρως. πέψις ἐcτὶ κατεργαcία τροφῆς κατὰ μεταβολὴν ἐν κοιλίᾳ καὶ ἐν ἐντέροις. ἢ οὕτως. πέψις ἐcτὶν ἀλλοίωcις ἑτοίμη πρὸς ἐξαιμάτωcιν, ἥτις γίνεται ὑπὸ τῆς φύcεως διὰ θερμαcίας ἑψήcει παραπληcίως. πῶς Ἱπποκράτης καὶ Ἐραcίcτρατος καὶ Ἐμπεδοκλῆς καὶ Ἀcκληπιάδης τὰς πέψεις τῆς τροφῆς φαcι γίνεcθαι; τὰς πέψεις τῆς τροφῆς Ἱπποκράτης μὲν ὑπὸ τοῦ ἐμφύτου θερμοῦ φηcι γίνεcθαι, Ἐραcίcτρατος δὲ τρίψει καὶ λειώcει καὶ περιcτολῇ τῆς γαcτρὸς καὶ ἐπικτήτου πνεύματος ἰδιότητι. Ἐμπεδοκλῆς δὲ cήψει· οἱ δὲ ἐξ ὠμῶν ἔφαcαν τὰς ἀναδόcεις γίγνεcθαι, ὥcπερ καὶ Ἀcκληπιάδης ὁ Βιθυνός de sanguine nutrimento apud Erasistratum, cf. fr. 86 Garofalo 1988 **27–35** Alex. Philal.: *AP.* 6 von Staden || **30–31** Asclepiades: cf. Cels. *prooem.* 20 (pp. 20, 24–21, 3); Cael. Aur. *Cel.* I 113 (*CML* VI 1, p. 84, 27–30) neque ullam

20 \μετα[....(.)]⸍ P, suppl. D.   αὔ]τη προcενε[χθε]ῖcα D. || 24 κ̂πεινεται || 26 αποικει\ου⸍ται || 28 ημειν μεταβαλ\λ⸍ειν || 29 τεεπι, ε alt. ex γ corr. D. || 30–31 Αc\κ⸌ληπιαδης || 32 \ωc⸍τεμνε[cθ]\τ⸍αι || 34 [ου μην] ου μην || 35 οικειν P, corr. D.   post οἰκεῖ(ο)ν spatium vacuum ημιc χυλουcθ

54 ANONYMI LONDINIENSIS

τὴν τροφὴν ἐν κοιλίᾳ καὶ κ(ατ)εργαςίας τυγχ(άνειν) καὶ
μεταβολῆς τῆς
ἐπὶ τὸ οἰκεῖον, ὡς ἂν δὴ διὰ τοιούτ(ων) καὶ θερ-
μοτέρων παραφερομένην χωρίων. καὶ
δεόντως, ὥςπερ κἀπὶ τ(ῶν) ὑδάτ(ων)· ταῦτα
40 γὰρ ῥέοντα διά τινων τόπων μετα-
λα<μ>βάνει τῆς ἐπ' ἐκείν(ων) δυνάμεως
καὶ τὴν αὐτὴν κείνοις ἴςχει δύναμιν·
ἐὰν γὰρ ὦςιν ο<ἱ> τόποι ἀςφαλτώδεις, καὶ
τὸ ὕδωρ ἀςφαλτῶδε<ς> γί(νεται) κ(ατὰ) τὴν δύναμ(ιν),
45 ἐάν θειώδεις, θειώδη μεταβάλλον-
τα γί(νεται) καὶ τὰ ὕδα<τα>· ὡς οὖν ταῦτα μετα-
βάλλει τὰς δυνάμεις παρὰ τὰς τ(ῶν) τόπω(ν)
διαφοράς, ο(ὕτως) κἀπὶ τῆς τροφῆς. αὕ-
τη γ(ὰρ) πα[ρ]α[φερομένη ± 5] διὰ θερ-
50 μοτέρων τόπ[ων   ± 12   ]νην
ἐν κοιλίαι και …[9/10   ]χυς [τ]ό-
ποι μὲν η τ[± 10   ]….[.]..γει
τοιδ..[± 12   ]οτ[.]ροιης
μεν[.]να[± 12   ].δε κα[τ]ερ-
XXV [γαςί]ας τυγχάνει. ἀναλαμβ[α]νομένη δὲ
πρὸς τ(ῶν) ἀγγείων τ(ῶν) ἀπὸ τοῦ με[ς]εντερίου μ(ὲν)
ἐκφυόντ(ων), ἐμφυόντων δὲ εἰ[ς] τὴν κοιλίαν

digestionem in nobis esse, sed solutionem ciborum in ventre fieri crudam et per singulas particulas corporis ire, ut per omnes tenuis vias penetrare videatur, quod appellavit leptomeres, sed nos intelligimus spiritum; Anon. Brux. 8 (= Vindic. in Wellmann, *Fragmente*, p. 213, 5–14); [Gal.] *Def. med.* cit. οἰνοδώτης: cf. Gal. *Thras.* 24 (V 846, 16–18 K.)

36 τυγ^χ καὶ μεταβολῆς τῆς P^mg || 37 \αν/ τούτ(ων) D. || 41 corr. D. ἀπ' D. || 43 in mg. sin. lineolam paulo descendentem a sinistra parte, nescio qua ratione, scripsit P οἱ D. || 44 ἀςφαλτῶδες D. δυνα^μ || 45 ἐὰν ⟨δὲ⟩ D. || 46 ὕδα(τα) D. || 47 τοπ^ω || 48 ὅ[τως] || 49 πα[ρ]α[φερομένη suppl. Garofalo, cf. v. 38 τη γ(ὰρ) [ ] θερ- tantum legit D. || 50]νη^ν || 51 και …[vel κατ…[: καὶ D. || 52].γει P :]εται D. || 53 τωι [D.]ροιης vel]ρειης P :]ροιπο D. || 54 λωνον και [D.].δε non vidit D. || XXV 1 post τυγχάνει spatium vacuum || 3 ενφυοντων

προστίθεται τῶι ὅλωι ϲώματ[ι]. καὶ μὴν
[καὶ] ἀτμοειδῶϲ διὰ τῶν ἀρ[αιωμά]τ(ων)
[τῶν] ἐν τῆι κοιλίᾳ ἀναλαμβάνεται ἡ τροφὴ
καὶ ἐξ ὠμῶν γί(νεται) ἡ π(ρόϲ)θεϲιϲ τῶι ὅλωι ϲώματι,
ὡϲ ἂν δὴ καὶ ἐξ ὠμῶν γινομέν(ηϲ) τῆϲ
ἀναδόϲεωϲ. καὶ ἐν τῶι ϲτόματι δὲ ληφθεί-
ϲηϲ τῆϲ τροφῆϲ παρὰ ταὐτὰ ἀνάδοϲ‹ιϲ› γί(νεται) ἀπ' αὐ-
τῆϲ, ὡϲ ἂν δὴ πάλιν καὶ ἐξ ὠμῶν γινομέν(ηϲ)
τῆϲ ἀναδόϲεωϲ. ταύτῃ δὴ κα[ὶ] οἱ κ(ατά)ξηρα
ἴϲχοντεϲ τὰ ϲτόματα διακ[λυϲ]άμενοι
μαλακώτερα φέρονται, ὡϲ [ἂν δ]ὴ ἀν[α]δόϲ(εωϲ)
παραυτὰ γινομένηϲ. ἀμέ[λει] δὲ τούτῳ
τῶι λό(γῳ) καὶ δυϲώδη προϲφερόμε[νοι δ]ιωθούμεθ(α)
αὐτὰ κατὰ τὴν παραυτὰ γεν[ομ]ένην
γεῦϲιν· καὶ ἐξ ὧν ἀντιλαμβα[νό]μεθα, καὶ αὐτὰ δῆ(λα).
ἐξ ὧν φανερὸν ὡϲ καὶ ἐξ ὠμῶν γί(νεται) ἡ ἀνάδ(οϲιϲ).
ἀλλὰ γ(ὰρ) καὶ κατὰ τὴν κ(ατά)ποϲιν τὴν διὰ ϲτομάχου
τῆϲ τροφῆϲ ἀνάδοϲιϲ γί(νεται) καὶ π(ρόϲ)θεϲιϲ τῶι ὅλῳ.
ἐξ ὧν φανερὸν ὡϲ καὶ πέψιϲ γίνεται καὶ ἐν κοιλίαι
καὶ ἐξ ὠμῶν δὲ ἡ ἀνάδοϲιϲ. [τ]αύτῃ δὴ
καὶ τοῦ Ἀϲκληπιάδου διοίϲομ[(εν)· οὕ]τοϲ γ(ὰρ)
ἐξ ὠμῶν αὐτὸ μόνον λέγει γί[(νεϲ)θ(αι) τ]ὴν ἀνάδ(οϲιν)
ἡμεῖϲ δὲ καὶ ἐξ ὠμῶν μ(ὲν) καὶ ἐκ π[έψε]ωϲ

4–6 cf. Aret., *Caus. sign. acut.* III 15.5 (58, 4–7) οὐ γὰρ ὀχετοῖϲι αἰϲθητοῖϲι μοῦνον ἡ φύϲιϲ πάντη διαπέμπει τὴν τροφήν, ἀλλὰ πολλῷ πλέον ἀτμοῖϲι, οἵπερ ἀπὸ παντὸϲ ἐϲ πᾶν ἐνεχθῆναι ῥηΐδιοι, τῆϲ φύϲιοϲ αὐτοὺϲ καὶ διὰ ϲτερεῶν καὶ πυκινῶν ἀγούϲηϲ

---

4 ⟨προϲτιθεται τωι ολωι ϲωματ[ι]⁄ [τητηϲκατεργαϲιαϲτυγχανει] sp. vac. και μην P : ⟨προϲτιθεται τωι ολωι ϲωματ[ι] sp. vac. και μην⁄ [τητηϲ κατεργαϲιαϲτυγχανει /////////////] D. ‖ 5 suppl. D. ‖ 10 ταῦτα D. : παραυτὰ Schöne ap. Diels, cf. v. 15, 17, XXXII 43 corr. D. ‖ 11 ⟨και⁄ P : ⟨καὶ⟩ D. γινομεῦ ‖ 12–17 suppl. D. ‖ 14 αν[α]δοϲ^c ‖ 15 post γινομένηϲ spatium vacuum minimum τουτ^ω ‖ 16 διοθουμε^θ ‖ 18 εκδων P : ἐκ δ' Hackforth apud Jones : corr. D., an ἐξ ὧν δὲ corrigendum? καιαυτ^αδῆ (vel ειρ? = εἴρηται) P^mg ‖ 19 ἀνα^δ ‖ 20 ⟨και⁄ ‖ 21 ολ^ω ‖ 25 ανα^δ ‖ 26 ημιϲ

τῆς ἐν κοιλίᾳ γι(νομένης). καὶ τοῦ Ἐρασι[cτρά]του δὲ
διοίcομ(εν), καθ' ὅcον κεῖνοc μ(ὲν) τὸ {μ(ὲν)} αἷ[μα] εἶπεν
μόνον (εἶναι) τροφήν, ἡμεῖc δὲ καὶ [τὸ αἷ]μα μ(ὲν)
30 εἶναι τροφήν, μὴ μόνον δέ, ἀλ(λὰ) κ[αὶ τὴ]ν ὠμὴν
δὲ τροφήν. εἶτα τῆc τροφῆc ἡ μ(ὲν) [κε]χυλω(μένη)
καὶ λεπτομερεcτέρα αὐτόθεν ἀνα[δίδο]ται τῶι
ὅλωι cώματι διὰ τ(ῶν) ἀραιω(μάτων), ἡ δὲ cτερεὰ καὶ
τρα[χεῖα] πέccεται
ἐν κοιλίαι· πέψιc γάρ (ἐcτιν) μεταβολὴ κ[αὶ χύλω]cιc·
35 καὶ διαίρεcιc γ(άρ). καὶ οὐ μόνον ἐν [κοιλίαι]
γί(νεται) ἀνάδοcιc, ἀλ(λὰ) πάcηc τῆc τροφῆc ἐλά[χιcτά
τινα λ]είπεται καὶ φέρε(ται) εἰc τὰ ἔντερ(α) καὶ ἐν
τούτ(οιc) ἀνάδ(οcιc). {καὶ ἐν τοῖc ἐντέροιc [± 6]οιοιc}
ἡ γ(ὰρ) μεριcθεῖcα εἰc ταῦτα τροφὴ ἀν[αδί]δοται
ἢ διὰ τ(ῶν) περὶ αὐτὰ ἀραιωμάτ(ων) ἢ διὰ [τ(ῶν) ἀγγ]είων
τ(ῶν) ἐμφυόντ(ων) εἰc αὐτά, καὶ οὐ πᾶc[α, ἐλά]χιcτον
40 δ[ὲ] ταύτηc ἀπολείπεται, ὃ δὴ π(ρὸc) τ[ῆc ἐ]ν τῷ
κ[ό]λωι ἰδιότητοc ἀποκοπροῦτα[ι. γί(νεται) δὲ] καί τι τοῦ

27-31 Erasistratus: fr. 135 Garofalo 1988 || **31-35** ad hos versus pertinet fr. II posticum (v. infra p. 95)

27 post γι(νομένηc) spatium vacuum || 28 καθοc∖ον⁄, θ ex τ ∖ψ̣⁄τομ̣: μ(ὲν) pr. supra lineam add. sed μ(ὲν) alt. non delevit, perperam P : ∖μ(ὲν)⁄ τὸ {μ(ὲν)} D. || 29 ημιc || 31 post τροφήν spatium vacuum [..].υλ^ω P : [εὔχ]υ-μ(οc) D., sed cf. fr. II 1 || 33 ∖διαταραι^ω⁄ P : ∖διαχωροῦ[cα]⁄ D. πεcεται P : πεcc(ε)ται D. post πέccεται add. [̣κ[..(.)]αι̣] | {επι τωι.ι} P^mg, verba probabilius pertinentia ad v. 34 : om. D. || 34 post (ἐcτιν) ∖[κατα̣...λου[± 7]ι̣ω̣...]⁄ add. s.l. et in mg. P (cf. v. 33) κ[αὶ χύλω]cιc supplevi, κ[.......]ιc ∖ἐπὶ τοι..ι⁄ D. sed cf. v. 33 || 34-35 κ[αὶ λείωc]ιc ἐπὶ τὸ [ἑψῆ]|cαι suppl. in adn. D. || 35 καὶ ex cαι P : cαι D. post γ(άρ) spatium vacuum ἐ[ν κοιλίαι] D.   35-36 *paragraphum* om. D. || 36 post ἀλ(λὰ), s.l. et in mg., παcηc τηc τροφηc ελα[± 9]ειπεται και φερ^ε | ειc τα εντερ() | και εν του^τ ανα^δ add. P ἐλά[χιcτά τινα ex. gr. (cf. ταῦτα v. 37) : ἄπ̣[επτόν τι D. ἀνάδ(οcιc) : ἀναδ(ίδοται) D.   και εν τοιc εντεροιc [± 6]οιοιc P, fort. delendum : καὶ ἐν τοῖc ἐντέροι[c οὐκ αὐ]τοῖc D. || 40 τ^ω || 41 post ἀποκοπροῦτα̣[ι fort. spatium vacuum in lacuna

c[π]έρματος· καὶ γ(ὰρ) τοῦτο κατασκευά[ζε]ται
π[ρὸ]ς τῆς ἰδιότητος τῆς ἐν τοῖς c[περ]ματικ(οῖς)
πόροις μεταβαλλούςης τὴν φε[ρομέ]ν(ην)
45 ὡς αὐτοὺς τροφήν. ο(ὕτως) δὴ καὶ τὸ κ[3/4]αταλλ()
πρὸς τῆς ἐν ἑκάςτῳ ἰδιότη<το>c γί(νεται) [τροφ(ή). τού-]
των οὕτως ἐχόντων, †πορονκατ[....]νθ( )†
κ[αὶ] ἀπὸ τ(ῶν) ἐντέρων ἀνάληψις γ[ίνετ]αι
τῆς τροφῆς. τὸ μ(ὲν) γ(ὰρ) ἐν τῶι λεπτῶι [ἐ]ντέρῳ
50 παρακείμενον λεπτότερόν τ' ἐστ[ὶν] καὶ
ὑγρότερον, τὸ δὲ ἐν τῶι ἀπευθυς[μέ]νῳ
ξηρότερόν τε καὶ παχύτερον, ὡς ἂν δὴ
ἀπ[ὸ] τούτ(ων) ἀναδόςεως γεγεν[ημ]ένης.
ὡς π(ρὸς) α[ὐ]τὰ <τὰ> ἀποκρινόμενα περισςώ[ματά,
φ(αςι),] τροφὴ
XXVI [.]λλω[.. τρ]οφὴ δὲ τ(ῶν) ἀλόγων ζώιων. πρὸς τοῦ-
το τὰ μ(ὲν) π[ε]ριςςώματα τροφή (ἐςτιν) τ(ῶν) ἀλόγων
ζώιων, αὕτη δὲ πρὸς αὐτῶν λαμβανομένη

42-45 σπερματικοὶ πόροι: Herophilus T 191 von Staden (Anon. Brux. 2 = Vindic. in Wellmann, *Fragmente*, p. 208, 11-16) quo probatur in seminales vias sanguinem venire, sed earum virtute albescere atque mutatum in seminis transire qualitatem; cf. Anon. Brux. 5 (p. 211, 14-17); 8 (p. 213, 12-14) || 54- **XXVI 9** cf. Cael. Aur. *Cel.* I 114 (*CML* VI 1, p. 86, 8-10) (Asclepiades)

42 του᾽το᾽ || 43 c[περ]ματικ || 44 φε[ρομε]ῡ || 45 τροφήν: φ ex π P τοκ[(vel α[vel δ[) 3/4]αταλλ() dubitanter legi : τὸ [διαλλ]άττον D. : τὸ ἄ[λλως κ]αταλλ(αςςόμενον) Sedley || 46 corr. D. in fine versus [± 5]. P, sed fort. aliqua correxit in lacuna : supplevi ex. gr. in fine versus s.l. et in mg. dextro legitur scholion [.].. τροφη / εν τοι εντεροις εξ^ω | βλεπε, quod supplevi [ὅ]-τι τροφή (ἐςτιν) ἐν τοῖς ἐντέροις ἔξω βλέπε cf. fr. I posticum (infra p. 95) : \[..] τροφή (ἐςτιν) ἐν τοῖς ἐντέροις ἔξω μεγις-/ D. βλεπε, λ p. c. ex littera incerta || 47 πορον vel περον legi : ἕτερόν D. κατ[....]νθ || 48 ἀνάληψις, η ex α || 49 [ε]ντερ^ω || 50 τεστ[: ες ex ει? || 51 απευθυ[cμε]ν^ω || 52 τε om. D. || 53 ἀπ[.] P : π[(ρὸс) D. || 54 ..π̣α[.]τα legi (prima littera sinistrorsum posita) et supplevi dubitanter: π(ρὸс) δ[ὲ] τὰ Manetti 2003 : [αὐ]τὰ [δὲ] τὰ D. : ὡς πρὸς α[ὐ] τὰ Sedley περιςςώ[ματά (φασι)] supplevi spatii gratia : περιςςώ[ματα] D. τροφῇ intelligit Sedley, cf. v. seq. || **XXVI 1** [.]λλω[vel [.]με[vel [.]μο[dubitanter legi : [ἄ]λλ[(ων), τρ]οφὴ Manetti 2003 : [ἄ]λλων γί(νεται),] τροφή D., longius : [ὅ]μοια, τρ]οφή suppl. Sedley post ζώιων spatium vacuum 1-2 *paragraphum* legit D., perperam || 3 ζώι[ων, α]ὕτη D.

ANONYMI LONDINIENSIS

με[ταβ]άλλει εἰc τὴν cάρκα [τ]ιν(ῶν) καὶ αὐτ(ῶν)
5 [αὔξει τὸ cωμ(α)· ἡμ]εῖc μ(έν)τοι γε τὰc τ(ῶν) ἀλόγων ζώιων
cάρκ[αc π]ροcφερόμεθα οἷον [ὀ]ρνίθων καὶ τ(ῶν)
παρα[πληc]ίων καὶ πρὸc τούτ(ων) τρεφόμεθα τε
καὶ [αὐξαν]όμεθα· [τῷ] δὲ αὐτῶι λόγωι τροφ(ή)
ἐcτίν, [φ(αcιν)] τ(ῶν) ἀνθρώπων τὰ περιccώματα.
10 εἰ δεῖ οὖ[ν τ]ροφὴν (εἶναι) τ(ῶν) ἀνθρώπων τὰ περιccώ(ματα),
ἐπειδ[ὴ τὰ] ἄλογα τ(ῶν) ζώιων τρέφεται πρὸc
τ(ῶν) περι[cc]ωμάτ(ων) καὶ αὔξεται, ἡμεῖc δὲ
πρὸc τ[(ῶν) ἀλό]γων ζώιων, τούτωι τῶι λό(γωι)
φήcο[μ(εν) κα]ὶ τὸ ξύλον καὶ τὸν λίθον καὶ
15 τὰ πλ[ηcίον] τροφὴν (εἶναι), ἐπειδὴ πάντα εἰc πάν-
τα μετ[αβάλ]λει. ἄλογον δὲ τοῦτο· καὶ γὰρ τὰ θαν(άcιμα)
τῶν [φαρμά]κων ἐροῦμ(εν) τροφήν, ἐπειδήπερ οἱ ὄρτυ-
γεc c[ι]τούμενοι τὸ κώνειον τρέφουcι
[το]ὺc ἀνθρώπουc. πλὴν ταῦτα μ(ὲν) ο(ὕτωc),
20 ἐκεῖνο δὲ ῥητέον ὅτι γί(νεται) καὶ ἐν κοιλίᾳ πέψιc
καὶ ἐξ ὠμῶν δὲ ἀνά[δοc]ιc. ἡ πλε[ί]ω(ν)
δὲ ἀνάδοcιc ἀπό τε κοιλίαc καὶ cτομάχου

praeterea excrementa ventris, Graeci scybala dicunt, negat aliena esse natura, siquidem etiam ex ipsis corpora augeantur. quaedam denique, inquit, animalia ex ipsis solummodo nutriunt⟨ur⟩ || 16–19 ὄρτυγεc: cf. S.E. *PH* I 56–57 καὶ κοινῶc τὰ ἄλλοιc ἡδέα ἄλλοιc ἐcτὶν ἀηδῆ καὶ φευκτὰ καὶ θανάcιμα. τὸ γοῦν κώνειον πιαίνει τοὺc ὄρτυγαc κτλ; D.L. IX 80 καὶ τῇ μὲν

4 με[ταβάλ]λει D. post cάρκα spatium vacuum perperam dispexit D. [τ]ιν(ῶν) legi : οὕτω D. || 5 [± 8]ειc P, supplevi ex. gr., cf. v. 8, 12, sed longius : [γί(νεται) τροφή], εἰc D. || 6 π]ροcφερόμενα D. ο]ρνειθων || 8 [αὐξαν]όμεθα [τῷ δὲ] D. τροφ || 9 [φ(αcιν)] ex. gr. supplevi, sed etiam [φ(ηcιν) vel [α⟨ὐ⟩τ(ῶν)] supplere possis : [αὖ] D. || 10 περιcc^ω || 12 ημιc || 14 φήcο[μ(εν) κα]ὶ Manetti 2003 : φηc[ὶν κ]αὶ D. || 15 τὰ πλ[ηcίον] spatio congruenter Manetti 2003 : τὰ ⟨παρα⟩πλ[ήcια] D. επιδη || 16 και γαρ P : sp. vac. ⟍διὰ⟋ τί γὰρ D. θαῦ || 17 τῶν [φαρμά]κων ἐροῦμ(εν) Manetti 2003 : τῶν [....]ν κα[..]ευου[..]επι[.] D. ⟍τροφην⟋ P : ⟍τροφη⟋ D. επιδηπερ P : εἴπερ D. 17–18 οἱ ὄρτυ|γεc P Kotzia-Pantele : οἱ οἴcυ|ποc D. || 18 c[ι]τούμενοι Manetti 2003 : [..]ουν[...]οι D. || 19 τοὺc D. post ἀνθρώπουc spatium vacuum 19–20 *paragraphum* om. D. || 20 πεψιc : ψ ex ζ? || 21 εξωμων P : εὐ[χύμω]ν D. post ἀνά[δοc]ιc spatium vacuum πλε[.]^ω

καὶ ἀπὸ τῶν ἐντέρων καὶ τοῦ κόλου καὶ
ἀτμοε[ι]δῶς διὰ τ(ῶν) ἀραιωμάτ(ων) τ(ῶν) ἀμφ' αὐτά
25 καὶ ἀπὸ τοῦ στόματος. καὶ οὐ μόνον ἀπὸ
τούτ(ων) ἀνάδος[ι]ς γί(νεται) καὶ πρόσθεσις ἀλ(λὰ) καὶ
ἀπὸ τ(ῶν) ἐν τοῖς ἀγ[γ]ε[ί]οις παρ[α]κειμέν(ων)·
καὶ ἀπὸ τῆς ἐν ταῖς φλεψὶν παρακει-
μένης [τ]ροφῆς καὶ ἀπὸ τῆς ἐν αὐταῖς ἀρ-
30 τηρίαις ἀνάδ[ο]σις γί(νεται) καὶ πρόσθεσις τῷ ὅλῳ
σώματι καὶ ἀτμοειδῶς. ὁ μ(έν)τοι γε Ἐρασίστρα-
τος οὐκ οἴεται ἀνάδοσιν γί(νες)θ(αι) ἀπὸ τ(ῶν) ἀρτηριῶ(ν)·
μὴ γ(ὰρ) (εἶναι) κ(ατὰ) φύσιν ἐν αὐταῖς αἷμα – τοῦτό (ἐστιν)
τροφή – ἀλ(λὰ) πνεῦμα, οὐχ ὑγιῶς ἱστάμεν(ος) λό(γον),
35 ὡς ἀποδείξομ(εν). εἶς μ(ὲν) γ(άρ)· εἴπερ μὴ παρέκει-
το ἐν [ἀ]ρτηρίαις κ(ατὰ) φύσιν αἷμα, ἐχρῆν
διαι[ρ]ουμέν[(ων)] ἀρτηριῶν αἷμα μὴ ἀποκρίνε(σθαι)·
ἀποκρίνεται δέ γε· ὥ[ς]τ[ε] καὶ τροφὴ ἐν ταύταις.

αἰγὶ τὸν θαλλὸν εἶναι ἐδώδιμον, ἀνθρώπῳ δὲ πικρόν, καὶ τὸ κώνειον ὄρτυγι μὲν τρόφιμον, ἀνθρώπῳ δὲ θανάσιμον κτλ; [Gal.] *Ther.* XIV 227, 10 K., cf. Gal. *Simpl. med. fac.* XI 382, 3–7; 600, 7–11 K. etc. || **31–33** Erasistratus: fr. 45 Garofalo 1988 || **35 sqq.** cf. Gal. *An in arteriis* 1.1–3 (pp. 144–146 Furley-Wilkie): ἐπειδὴ τιτρωσκομένης ἀρτηρίας ᾑστινοσοῦν φαίνεται κενούμενον αἷμα, δυοῖν θάτερον ἀναγκαῖον ὑπάρχειν, ἢ ἐν αὐταῖς αὐτὸ περιέχεσθαι ταῖς ἀρτηρίαις ἢ ἑτέρωθεν μεταλαμβάνεσθαι. ἀλλ' εἰ μεταλαμβάνεται, παντί που δῆλον ὡς ὅτ' εἶχον κατὰ φύσιν, πνεῦμα μόνον ἐν αὐταῖς περιείχετο. εἰ δὲ τοῦτο, ἐν ταῖς τρώσεσιν ἐχρῆν πρότερον τοῦ αἵματος ἐκκενούμενον φαίνεσθαι τὸ πνεῦμα. οὐχὶ δέ γε φαίνεται· οὔκουν οὐδὲ μόνον ἔμπροσθεν περιείχετο ... ἀντιλαμβάνονται γοῦν οἱ περὶ τὸν Ἐρασίστρατον ψεῦδος εἶναι φάσκοντες τὸ συνημμένον. οὐ γὰρ ἀληθὲς ὑπάρχειν φασὶ τὸ "εἰ μεταλαμβάνεται, φαίνεται πρὸ αὐτοῦ κενούμενον πνεῦμα". δύναται γὰρ κενοῦσθαι μέν, μὴ φαίνεσθαι δέ, λεπτομερὲς ὂν καὶ κοῦφον καὶ διὰ τοῦτο ῥαδίως ἐκπεμπόμενον

24 ἀτμοε[ι]δῶς Manetti 1986 : γί(νεται) ἡ ἀν[ά]δ[ο]ς[ις D. αυτ^α || 25 [τοῦ] D. post στόματος spatium vacuum || 29 αταις, τ ex ρ, P, quod interpretari potest αὐταῖς vel {α}ταῖς : ταῖς, τ ex α, D. || 30 ανα∖δ[ο]∕σις P : ἀνάδο[ς⟨ις⟩] D. || 31 post ἀτμοειδῶς spatium vacuum || 32 αρτηρι^ω || 34 ισταμεν̄ λο(γον) incertissime P^mg || 35 ∖γ∕ || 37 αποκριν^ε || 38 δε γε ωֽ[.(.)]ι[]και p.c. P, suppl. Manetti 1996a : [μ](έν)τοι, [ὥστε γί(νεται)] D. 38–39 *paragraphum* om. D.

πρ[ὸс] τοῦτο ἀπολογοῦνται οἱ Ἐραсιсτρά-
40 τειοι λέγοντεс διότι, διαιρέсεωс γεν(ομένηс)
κατὰ τὰс ἀρτηρίαс, κενοῦται τὸ αἷμα κἀπορ(ρεῖ)
τῶν ἀρτηριῶν, οὐ μὴν ἐκ τ(ῶν) ἀρτηριῶν.
διαφέρει δὲ τὸ διά τινος κενοῦс[θ]αι ἢ τὸ
ἔκ του ὡς κἀπὶ τ(ῶν) ἐκτός· καὶ γ(ὰρ) διὰ τ(ῶν)
45 κρουν(ῶν) ῥεῖ τὸ ὕδωρ, οὐ μὴν ἐκ τ(ῶν) κρουν(ῶν).
οὕτωс καὶ τ(ῶν) ἀρτηριῶν διαιρεθειсῶν
δι' αὐτ(ῶν) μὲν κενοῦται τὸ αἷμα, οὐ μὴν ἐξ αὐ-
τῶν· οὐ γ(ὰρ) κατὰ φύсιν ἐν ταύταιс αἷμα· τῶι [δὲ]

a συνανε|сτομῶсθαι | τὰс φλέβαс | εἰс [τὰ]с ἀρτηρία(с) |
b καὶ κενὸν | [γί(νεс)θ(αι)], τῶι μὴ | δύναсθαι | κενὸν | ἀθροῦν
c ἀπολείπεсθαι [τ]όπον μετὰ τὴν π[νε]ύματοс κένω(сιν), |
d παρεμπῖπτον τὸ αἷ[μ]α ἐκ τ(ῶν) φλεβῶν [εἰс] τὰс
e ἀρτηρία(с), | διὰ μ(ὲν) [τ(ῶν)] ἀρτη[ρ]ιῶν ἀποκρίνεται, οὐ
f μὴ[ν ἐ]ξ αὐτ(ῶν) †ανκειω( )†.

νωθρὸν δέ (ἐсτιν) λίαν τοῦτο· α' μὲν γ(ὰρ) τὰ ἡμέ-
50 τερα сώματα τοῖс ἀсυμπτώτοιс ἔοι-
κε[ν с]ώμα[сιν] ὡс сιφῶсί τε καὶ сτάμνοιс· ὡс
γὰρ ο[ὕ]τοι κ(ατα)χθέντες ἢ τρυπηθέντ[ε]с οὐκ ἀποκρίνου-

39–48 fr. 7 D.² 39 πρ[ὸс] τοῦτο D.², πρ[ὸс ὃν λόγον] D. ⸌οι⸍ ‖
40 λέγοντεс D.², [λέγουτ]ες D. γεν̅ ‖ 41 [κατα τας]⸌.... τας⸍ αρτηριας
incerte correxit P : κατὰ ⸌τὰс⸍ ἀρτηρίαс D.², κατὰ [τὰс ἀρτη]ρίαс D.
καπορ̅ P : κάπορ(εῖ) D. post καπορ(ρεῖ) suppl. (διὰ) Manetti 1996a ‖ 42 τῶν
ἀρτηριῶν D.², τῶν [ἐκεῖ φλεβ]ῶν D. ‖ 43 διαφέρει δὲ τὸ D.², διαφ[έρει δὲ τ]
ὸ D. ‖ 44 ἔκ του ὡс κἀπὶ D.², ἐκ τού[του καὶ ἐ]πὶ D. ‖ 45 [ε]κρουν̓ κρουν(ῶν)
ῥεῖ τὸ D.², κρου[ν(ῶν) ῥεῖν φ(αμεν)] D. ‖ 46 οὕτωс καὶ τ(ῶν) D.², οὕτ[ωс δὲ
καὶ τ(ῶν)] D. ‖ 47 αὐτ(ῶν) ⸌μὲν⸍ κενοῦται D.², αὐτ[(ῶν) μ(ὲν) κενο]ῦται
D. ‖ 48 οὐ γ(ὰρ) κατὰ φύсιν D.², [οὐ γ(ὰρ) (εἶναι) λέγου]сιν D. τῶι δὲ ˈ 48f
ανκειω( ) in mg. dextro et inferiore add. P ‖ 48a сυναν⸌ε⸍|стομ.сθαι τότε
[γ(ὰρ) с]υν⸌ε⸍сτομῶсθαί [τε] D. αρτηρι^α ‖ 48b καὶ κενὸν Manetti 1996a : καὶ
τὸ ἐνὸν D. ante τωι tres litterae incertae, [γί(νεс)θ(αι)] supplevi ex. gr. : [οὕ]-
τω{ι} D. ‖ 48c απολιπεсθαι κεν^ω ‖ 48d παρεμπειπτον P : παρεμπείπτειν
D. ‖ 48e αρτηρι^α διαμ[.] P, suppl. spatii gratia Manetti 1996a : διὰ μ[(έν)τοι
τ(ῶν)] D. ‖ 48e–f ἀποκρίνεται οὐ μὴ[ν ἐ]ξ αὐτ(ῶν) †ανκει† Manetti 1996a :
[ἀ]πορεῖν ἐκ τούτ[(ων) ὡс δι]ὰ κ[αλ]άμ(ων) ἔ[ξ]ω D. ‖ 48f ανκει^ω ut videtur
P, fort. ἀγγείω(ν) p.c. legendum ‖ 49 λειαν post τοῦτο spatium vacuum
α̅ ⸌γ̓⸍ ‖ 50 сωμα⸌τα⸍ εοι|, ο ex α p.c. ‖ 51 κε[.]⸌.⸍[c]ωμα[cιν]⸍ сτάμνοιс
Manetti 1986 : καλάμοιс D. ‖ 52 ⸌η⸍τρυπηθεντ[ε]с⸍

XXVII ϲι τὸ ἐν αὐ[τ]οῖϲ περιεχόμενον πνεῦμα
οὐδὲ κενοὶ γί(νονται) τούτου ἀλλ' ἐμμένον ἔχουϲιν
ἐν αὐτοῖϲ, ο(ὕτωϲ) καὶ ἐπὶ τ(ῶν) ἀρτηριῶν διαιρεθειϲ(ῶν)
οὐ πάντωϲ κενωθήϲεται ταῦτα τοῦ πνεύμ(ατοϲ)
5 ἀλλ' ἐμμενεῖ ἐν ταῖϲ ἀρτηρίαιϲ καὶ μετὰ τὴν
διαίρεϲιν, ὥϲπερ κἀπὶ τ(ῶν) ἐκτόϲ. β'· εἴπερ ὁ κενὸ(ϲ)
ἀθροῦϲ αἴ(τιοϲ) γί(νεται) τῆϲ παρεμπτώϲεωϲ τοῦ αἵματοϲ
ἐκ τῶν φλεβῶν εἰϲ τὰϲ ἀρτηρίαϲ ο(ὕτωϲ), ἐχρ[ῆ]ν τὸν
αὐτὸν αἴτιον γί(νεϲ)θ(αι) τῆϲ κ(ατ)οχῆϲ τοῦ πνεύματοϲ καὶ
προϲαναπληρῶ(ϲαι) <τὸ> κενωθ(έν)·
10 ἀλ(λὰ) γὰρ οὐ γί(νεται), ὥϲτε <τὸ> αἴτι<ον> π[αρ]ορᾶν
δεῖ. ναί φαϲιν οἱ Ἐραϲιϲτράτειοι, οὐκ ἔοικε
τὰ ἡμέτερα ϲώματα τοῖϲ ἀϲυμπτ[ώ]τοιϲ
ϲώμαϲιν – ἄθλιπτα κατωνόμαϲται – ἀλ(λὰ) ἀϲκῶι
ἐμπεπληρωμένωι ὑγροῦ καὶ ἐμπεπνευμα-
τωμένωι· ὡϲ ὁ [μ(ὲν)] ἀϲ]κὸϲ τρωθεὶϲ ἀποκρί<νει>
15 δι' αὐτοῦ τό [τ]ε πνεῦμα καὶ ὑγρόν, οὐ [μὴν]
ἐξ [ἑ]αυτοῦ, οὕτωϲ καὶ αἱ ἀρτηρίαι διαιρε[θε]ῖϲαι
διὰ μὲν αὐτ(ῶν) κενούμενον ἴϲχουϲι τὸ
αἷμα, οὐκ ἐξ αὐτ[(ῶν)] δέ· πρὸϲ δὲ καὶ τοῦτ' εἴ-
ποιμ(εν) διότι οὐ [το]ῖϲ οὖϲ[ι] ϲυμπτωτοῖϲ ἔοικεν
20 τὰ ἡμέτερ[α] ϲώματα,
ἀλλὰ τοῖϲ δὴ ἀϲυμπτώτοιϲ. [καὶ] τ[αῦ]τα
δῆλα ἐπὶ τ(ῶν) [τ]ελευτ(ῶν)· κατὰ γ(ὰρ) τὰ ὑμέ(νια)
εὑρίϲκοντα[ι] αἱ ἀρτηρίαι ἀϲύμπτωτ[οι], αἱ δὲ φλέβεϲ
[ϲ]υμπτω[το]ί.

XXVII 3 διαιρεθειϲ || 4 ταῦτα P : τὰ [ἐντὸϲ] D.   πνευμ || 5 ∖και∕ || 6 post ἐκτόϲ spatium vacuum   β̄   κεν° || 8 ο(ὕτωϲ) ἐχρ[ῆ]ν legi, [ἀν]ά[γκη τὸν] D. || 9 κ(ατ)∖ο∕χηϲ και προϲ[αναπληρω | .ενωθ Pmg : οὕτωϲ τὸ αἴτιον [.........]ωθ D. || 10 ∖γαρ∕ ∖ωϲτε αιτι π[αρ]οραν δει∕, correxi : ὥϲτε ⟨τὸ⟩ αἴτιον π[αρ]ορᾶν δεῖ D. || 12 αθλιπτα P : ἃ [κυρίωϲ] D. || 13 ενπεπληρωμενωι || 14 ωϲ ὁ [...]κ̣ο̣ϲ P, supplevi : ωϲο[.]νον, ὅϲ D.   αποκρει P, correxi : ἀποκρεί[νει] D. || 15 οὐ [μὴν] supplevi, ἅ[μα δὲ καὶ] D. || 17 versum omisit D. || 18 post δέ (pr.) spatium vacuum || 20 το potius quam τα legitur   post ϲώματα, ⟦ωϲ[..]τ[.]ο̣ϲ⟧ linea transversa delevit, ut videtur, P : [ὥ]ϲ (φ(αϲιν) πταίοντ] εϲ D. || 21 δὴ legi, ὑ(πάρχουϲιν) D., brevius spatio   [ὡϲ ταῦ]τα D. || 22 τετελευτηκότων coni. D. in adn.   υμε P : ὑμέ[νια] D. || 23 αἱ δὲ φλέβεϲ [ϲ]υμπτω[το]ί Pmg, cf. Manetti 1986 : ∖ἀλλ' ο[ὔ]τοι ϲύμπτω[τοι]∕ D.

ε[ἰ τ]οιγ(άρ)τοι τα[ῦ]τα τοῦτον ἔχει τὸν τρόπ[ον],
25 μοχθηροὶ φαίνονται καὶ κ(ατὰ) τοῦτο οἱ ['Ε]ρ[ασιστ]ρ(άτειοι).
εἶτα φέρε δὲ καὶ οἰκε[ιοῦν]τες μὴ τοῖς
ἀcυμπτώτοις [ἀλλὰ] τ[οῖ]ς εὐcυμπτώτοις,
ὡς γε ἀσκοῖς, ἵνα [κα]ὶ αὐτοῖς συναγο[ρε]ύω-
μεν, λέγωμ[ε]ν ὡς ἐπεὶ τοῦ ἀσκοῦ τὸ ἐνὸν κενω(θείη),
30 ἐπισύμπτωσις γί(νεται) καὶ οὐχὶ κενὸς ἀθροῦς τόπο[ς].
ο(ὕτως) ἐχρῆν καὶ ἐπὶ τῆς δ[ιαιρ]έ-
σεως τ(ῶν) ἀρτηριῶν μετὰ τὴν κέ[ν]ωσιν
τοῦ πνεύματος ἐπισυμπίπτειν ταύτας·
ἐπισυμπιπτουσῶν γ[(ὰρ)] αὐτ(ῶν), οὐκ ἂν ἐγίνετο
κενὸς ἀθροῦς, [ο]ὐ[δὲ παρέμ]πτωσι[ς α]ἵματος,
35 οὐδὲ ἀπόκρισις τού[το]υ, [οὐ]δέ γε κένως<ις>,
ὥστε καὶ κατὰ τοῦτο ἄτοποί (εἰσιν). φέρε
δὲ μετὰ τὴν [δι]αίρεσιν [κ(ατὰ) το]ύτους ἀποκρινο(μένου)
τοῦ πνεύμ[α]τος, ἀποκρίνες[θ]αι
τὸ αἷμα τῶι μ[ὴ δ]ύν[ασθαι] κενὸν ἀθροῦν
40 ἀπολειφθῆναι· φήσομ[(εν) ὅτ]ι οὐκ ἐχρῆν αἷμα

40 sqq. cf. Gal. *An in arteriis* 2.3 (pp. 148–150 Furley-Wilkie) καὶ γὰρ εἰ
τῇ λεπτοτάτῃ βελόνῃ διατρήσαις ἀρτηρίαν, εὐθὺς ἐξακοντίζεται [ἂν]
τὸ αἷμα. ἐχρῆν δ' οἶμαι καὶ εἰ μὴ διὰ τοῦ μεγάλου τραύματος, ἀλλὰ διὰ
γοῦν τοῦ μετρίου μὴ ταχέως μηδ' ἀναισθήτως, ἀλλ' ἐν χρόνῳ πλείονι
κενοῦσθαι τὸ πνεῦμα. πρὶν γὰρ ἐκεῖνο κενωθῆναι πᾶν, πῶς ἂν ἐκπίπτοι
διὰ τοῦ τραύματος τὸ αἷμα, λέγοντός γε αὐτοῦ τοῦ Ἐρασιστράτου τὰς
πορρωτάτω κειμένας ἀρτηρίας πρώτας ἀπολαύειν τῆς μεταχύσεως; κτλ ;
4.2 (p. 154 Furley-Wilkie) τί τοίνυν συμβήσεται κατὰ τὸν Ἐρασίστρατον;

25 ταῦτα D. [ε]ρ[αcιcτ]ρ̄, interpretavit D. ‖ 26 οἰκει[οῦν]τες D., sed fort.
εἰκά[ζον]τες coniciendum? ‖ 27 [ἀλ(λὰ) τοῖς] D. ‖ 28 ˎγε˒ P : om. D. ‖
29 επι του αc{κ}ˎκου τοˊ ενον κενω P, interpretavi : ἐπὶ ἀσκˎοῦ τοˌῦˊ
ἐνόν(τος) κενω(θέντος) D. : ἐπὶ τοῦ ἀσκοῦ τὸ ἐνὸν κενω(θέντος) Colomo ‖
30 επιcˎυμˊπτωcιc ˎκαι ουχι κενοc αθρουc τοπο[c]ˊ ō P : ἀλ(λὰ) D.
[δι]αιρε| D. ‖ 32 επιcυμπειπτειν ‖ 33 επιcυμπειπτουcων γ[(ὰρ)] legi :
[δὲ] D. ‖ 35 correxi : κού]δέ γε κένωc[ις] D. ‖ 36 τουτο ατοποι // P, cf.
Manetti 1986 : ταῦτα αγαν[...]ις D., et ἄγαν νωθ(ε)ῖς coni. in adn. post (εἰσιν)
spatium vacuum ‖ 37 [κ(ατὰ) το]ύτους legi et supplevi : ε]ὐθὺς D. αποκριν° ‖
38 πνευμ[α]τος αποκρινες[θ]αι P : πνεύμ(ατος) εἴπω(μεν) εἰς]κρίνεσθαι D. ‖
39 μ[ὴ δ]ύν[ασθαι] κενὸν legi et supplevi : μ[ὴ τόπον κε]νὸν D. ‖ 40 αποληφθηναι
φήcομ[(εν) ὅτ]ι οὐκ ἐχρῆν legi et supplevi : [ἀλ(λὰ) μὴν οὐκ ἐ]χρῆν D.

κενοῦσθαι τ[ού]τωι τῶι λό(γω), ἀλ(λὰ) τὸ πν[εῦ-
μα τὸ ἐν τῇ ἡμ[ετέρᾳ] παρακείμενον
cυγκρίcει λε[9/10 κ]αὶ cυνέρ[χε]cθαι τοῦτο τῶι πνεύματι
τῶι ἀποκριθέντι· οὐκ ἀποκρίνεται δέ
45 γε τοῦτο καὶ cυμπλη[ρ]οῖ τὸν τοῦ κενω(θέντοc)
πνεύματοc τόπον, ἀλ(λὰ) [.]....[.].
εἶτα κατὰ τοὺc Ἐραcιcτρατείουc τού<του>c
τε{ν} κενοῦται {μενον}. καὶ [± 5] ....
Ἐραcιcτράτειοι [..]ει [....] καρδία δεχη[
50 τῶν ἀρτη[ριῶ]ν (ἐcτὶν) καὶ [.]ουτ[...] τοῦ
πνεύματοc [.]οιπονδ[
[..]cδε τω .[
πρώτη κενώcεται [± 4]...θα
κατὰ τοῦ μέγα †ρονετοc[κε-]

ἐκκενοῦcθαι μὲν δηλονότι τὸ κατ' αὐτὴν πνεῦμα, cυγκενοῦcθαι δ' αὐτῷ τὸ
τῶν πληcίον ἀρτηριῶν· πληcίον δ' εἰcὶ τῆc εἰρημένηc αἵ τ' ἀπ' αὐτῆc εἰc
τὴν χεῖρα νεμόμεναι καὶ ἡ μεγάλη ἀπὸ τῆc καρδίαc, ἀφ' ἧc αὐτή πέφυκεν.
ἀλλ' εἴπερ αὕτη κενωθήcεται, πᾶcα δήπουθεν ἀνάγκη πληcίον οὖcαν
αὐτῆc τὴν ἀριcτερὰν κοιλίαν τῆc καρδίαc cυνεκκενοῦcθαι (καὶ) τὴν τ' ἐπὶ
κεφαλὴν ἀνιοῦcαν καὶ τὴν ἐπὶ τὴν ῥάχιν καταφερομένην; 4.3 (p. 156 Furley-
Wilkie) ἀναγκαῖον γὰρ ἔcται βελόνη τρωθείcηc τῆc εἰρημένηc ἀρτηρίαc
πρῶτον μὲν ἐκκενοῦcθαι τὸ ζωτικὸν πνεῦμα πᾶν, ἔπειτα δὲ εἰc ἀπάcαc τὰc
ἀρτηρίαc αἷμα μεταχεῖcθαι· τὸ δὲ πάντων δεινότατον, ὅτι καὶ εἰc αὐτὴν
τὴν ἀριcτερὰν κοιλίαν τῆc καρδίαc

41 τούτ[ωι τῶι λό(γω)] D. ‖ 42 τη[.]ημ[4/5]. P : τῆ[ι ἡμετέραι] D. ‖
43 ˋλε[(vel με[) 10/11]αιˊ P : ˋλε[ίωc]ˊ D.   cυνέρ[χε]cθαι legi et
supplevi : cυνα[φίεcθαι] D. ‖ 45 cυνπλη[κενω ‖ 46 τόπον ἀλ(λὰ) [τ]ὸ
αἷμ[α] supplere possis : post τόπον nihil legit D. post versus exitum
nonnullas litteras add. P^mg quas legere nequeo: fort. .[1/2]οτο[..]μ |
.....[..]ου ‖ 47 correxi : τοὺc[δε ὅ- D. ‖ 48 τε in mg. sin. ˋτενˊκενουˋταιˊμενον :
fort. τε{ν} κενοῦται correxit imperfecte ex τὸν κενούμενον post κενοῦται
spatium vacuum minimum   post καὶ legit λ[....] αἷμ[α.....] D. ‖ 49]ει vel
]επ   καρδιαδ.χη[P :]αι διαδ[ο]ῦν[αι] D. ‖ 50 τῶν ἐπι[....................]
τοῦ tantum legit D. ‖ 51 [.]οιπονδ[.[...]cιcτρατου] ut videtur P :]
πολ[........] του[...] D. fort. λ]οιπὸν δ[ὲ? ‖ 52 ante lacunam duo litterarum
[παραλεπτωcειcου] linea transversa delevit P : [παραδητας] τοτ[D.]
cδε τω[..] D. ‖ 53 πρωˋτη/[θη] post κενώcεται nihil legit D.   53–54 ἕνε|κα
τὰτοῦ D. in adn. ‖ 54 καˋταˊτουμεγαρονετοc : fort. prave scriptum pro
κατὰ τοῦ μέγα ῥέοντοc? : καˋταˊτοῦ μεταιονᾶι οc[............κ]ε- D. in fine
versus vestigia incertissima

XXVIII νωθῆναι τὸ ἐν ταῖς ἀρτηρίαις τῶι πο-
λὺ κεχωρίσθαι ταύτας τῆς καρδίας,
καὶ πάλι πρώτη πληρωθήσεται αἵματος πρὸ τ(ῶν)
[ἀ]ρτη(ριῶν)·
οὕτως τε πολὺς χρόνος γενήσεται
5   εἰς τὸ μετὰ τὴν κένωσιν τοῦ πνεύματος
ῥυῆναι [ἀ]π' αὐτ(ῶν) τὸ αἷμα. καὶ ἐπὶ πᾶσιν, εἴ-
περ ἡ καρδία, πρώτη κενουμένη τοῦ πνεύμ(ατος),
πρώτη καὶ πληροῦται κ(ατὰ) τὴν παρέμπτωσιν
αἵματος, λέγω, ἀναιρεθήσεται τὸ ζῶιον τῶι ἐν ἀνοι-
10 κείωι γί(νες)θ(αι) τόπωι τὸ αἷμα καὶ δεσπόζοντι τοῦ ζώιου
μ[ορίω]ι. οὐκ ἔχει δέ ταῦτα
τοῦτον τὸν τρόπον· πολλῶν γ(ὰρ) διαιρουμέν(ων) ἀρτηριῶ(ν)
οὐδεὶς ἀπέθ[ανεν]· οὐκ ἄρα ὑγιής (ἐστιν) ἡ τ[(ῶν)δ]ε τ(ῶν)
['Ε]ρ[α]ςιςτρατείων κεκομψευμένη δόξα. τ[ούτ](ων)
οὕτως ἐκκειμέν(ων), ὅτι μ[(ὲν)] καὶ διὰ τὰς ἀρτηρία<ς> ὡς
<(ἐστιν)>
ἀνάδοσις ὑπεμνήσαμ(εν), ὅτι δὲ καὶ κ(ατὰ) τὰς
15 ἀρτηρίας ἀπεδείξαμεν· καὶ πλείων γε
ἡ ἐν ταῖς φλεψὶ ἀνάδοσις ἤπερ ἐν ταῖς ἀρ-
τηρίαις, ὡς ἀποδείξομ(εν). α' μ(ὲν) γ(ὰρ) ἀξιολογώ-
τεραί (εἰσιν) αἱ φλέβες (τῶν) ἀρτηριῶν· πιθανὸν δὲ
ἐν τῶι ἀξ<ι>ολογωτέρωι πλείονα γί(νες)θ(αι) τὴν
20 ἀνάδοσιν παρὰ τὰ ειρ[.] . στοτο. (εἶναι).

XXVIII 3 ↘προ τ [α]ρτ^η/ P : ↘πρὸς [τ(ῶν) φλ(εβῶν)]/ D. ‖ 5 εἰς τὸ : ᾥστε
D. ‖ 6 [.]↘αυ/τ P (fort. αποτ prius scripserat) : [τού]τ(ων) D. post αἷμα
spatium vacuum 6–7 paragraphus valde evanida ‖ 7 πνευ^μ ‖ 9 ↘λεγω/ :
λόγῳ coni. D. in adn., «opp. ἔργῳ δὲ οὐκ ἀναιρεῖται, cf. v. 10» ‖ 10 και –
μ[....]ι add. s.l. P. μ[ορίω]ι supplevi spatii gratia : μ[έρει] D. ‖ 11 ↘πολλων
γ διαιρουμέν/ αρτηρι^ω ‖ ουδεις ‖ απεθ[....] add. s.l. et in mg. dextro P, cf.
Manetti 1986 οὐδ[ὲν ἀπέθανεν] D. τ[(ῶν)]δε τ(ῶν) D. ‖ 12 κεκομψομενη
P : corr. D. post δόξα spatium vacuum 12–13 paragraphum om. D. ‖
13 ↘και/δ[ιοτ]↘ιατας/αρτηρια↘ως/ ἀρτηρία⟨ς⟩ fort. perperam P, an
διὰ τὰς φλέβας corrigendum? ὡς om. D. ⟨⟨(ἐστιν)⟩⟩ correxi : (ἐστιν)
D. ‖ 14–15 κ(ατα) ↘τας/ [αρ|τηριων] ↘αρτηριας/ [[προ]απεδειξαμεν]
προαπεδείξαμεν D. ‖ 16–17 η ↘εν ταις/ [απ̣οτ(ων)]] φλε|ψι|[βων] αναδοσις
ηπερ ↘εν ταις/ [απ̣οτ] αρ|τηρι↘αις/[ων] ‖ 17 αποδιξομ ⎯α̅ ‖ 18 εἰσιν D. ‖
19 corr. D. ‖ 20 αναδοσις P ειρ[.].στοτο.↘ P : παρὰ τὰ ἐλ[ά]χ[ι]στα ταῦ-
[τ]α suppl. K. ap. D., sensui parum apta

IATRICA XXVIII 1-42   65

ἀξιολογώτεραι δέ (εἰσιν) τ[(ῶν) ἀ]ρτηριῶν αἱ φλέβ(ες),
ἐν δ[ὲ τ]ού[τοις πλ]είων γενήσεται ἡ ἀνάδος(ις).
[καὶ] β΄· καὶ αὐτ[αί] (εἰσιν) κ(ατὰ) τὸ μέγεθος αἱ ἀρτηρίαι
ταῖς φλε[ψ]ίν – φέρε γ(ὰρ) ο(ὕτως) ἔχειν – ἀλλ' οὖν γε
25 αἱ μ(ὲν) ἀρτηρίαι, μείζονες οὖσαι κ(ατὰ) τὴν περιο-
χήν, αὐτὸ μόνον φανήσονται τῶι τε
τετραχίτωνες (εἶναι) καὶ συνεστ<άν>αι ἐξ εὐρώσ-
των τ(ῶν) χιτών(ων). αἱ δὲ φλέβες ἀσθενέσ-
τεραι ὑπ(άρχουσαι) κατὰ τὴν περιοχὴν τῶι μονοχί-
30 τωνες εἶναι, ὅμως εὐρυκοιλιώτεραί
γε εἰσὶν τ(ῶν) ἀρτηριῶν, εὐρυκοιλιώτεραι δὲ
οὖ[σαι], πλείονα ἕξουσιν καὶ τὴν ἀνάδο-
σιν τὴν εἰς αὐτὰς γι(νομένην). τὸ δὲ γ΄· αἱ μ(ὲν) ἀρτη-
ρίαι π[λ]εῖον ἔχουσι τὸ παρακείμενον ἐν αὐτ(αῖς) πνεῦμ(α),
35 [ἧττον δ]ὲ τὸ αἷμα. αἱ δὲ φλέβες πλεῖον
[ἔχο]υσι τὸ αἷμα, ἐλάχιστον δὲ τὸ πνεῦμ(α).
ἀρέσκει γ(ὰρ) ἡμῖν καὶ ἐν ἀρτηρίᾳ καὶ ἐν φλεβὶ
κατὰ φύσιν παρακεῖσθαι καὶ αἷμα καὶ πνεῦμ(α),
[οὕτ]ως δὲ ταῦτα παρακεῖσθα<ι>, κα-
40 [θὼς] πρόκειται. πλὴν ἐπεὶ ἐν μ(ὲν) ἀρτηρίᾳ
{[π]λειον} πλεῖον τὸ πνεῦμα, ἐν δὲ φλεβὶ
ἔλ[αττ]ον τοῦτο, πιθανώτερον πλείονα

33–35 cf. Anon. Brux. 44 (= Vindic. in Wellmann, *Fragmente*, p. 234, 11–14)
ut graece dicimus ἀρτηρία μικρὸν μὲν τὸ αἷμα, πολὺ δὲ τὸ πνεῦμα, αἱ δὲ
φλέβες πολὺ ἔχουσι τὸ αἷμα, μικρὸν δὲ τὸ πνεῦμα, id est arteria multum
habet spiritum et modicum sanguinem, venae autem multum habent
sanguinem et modicum spiritum

21 φλεβ̄ || 22 ἐν αἷς [εἰκότως πλ]είων D.   22–23 supplevi αναδος | [...] P :
ἀνάδο|σις D. || 23 β̄ απ[...] P, ut videtur, [εἰ ἴσαι] D. : supplevi ex. gr., sed
ὅμ[οιαι] malim || 24 ἀλλ ουν γε P : εἰ δ᾽ οὖν ἴς[αι] D. || 25 μιζονες || 27
corr. D. || 28 τ(ῶν) deleverit D. in adn.   post χιτών(ων) spatium vacuum
|| 31 ⟩γε⟨ P : om. D. || 32 suppl. D. || 33 post γι(νομένην) spatium vacuum
γ̄ || 34 πλεῖον D. ⟩εναυτ⟨ πνευμ || 35 [ἧττον δ]ὲ supplevi spatii gratia,
[ἐλάχιστον δ]ὲ D.   post αἷμα minimum spatium vacuum || 36 πνευμ || 37
ἀρέ[σκει] D. ⟩εν⟨ φλεβι || 38 πνευμ || 39–40 suppl. D. || 39 παρακεῖσθαι D.
|| 40 post πρόκειται spatium vacuum || 41 πλειον bis perperam scripsit P,
delevi cum D. || 42 ε.[...]ον P, supplevi : [ἐναντί]ον D.

γί(νεc)θ(αι) [ἐν] φλεβὶ τὴν ἀνάδοcιν ἤπερ ἐν ἀρτ(ηρίᾳ).
καὶ διὰ μ(ὲν) τούτ(ων) cυνακτέον ὡc πλείων
45 [γί(νεται)] ἡ ἀνάδοcιc ἐκ τ(ῶν) φλεβῶ(ν) ἤπερ ἐξ ἀρτηριῶ(ν).
ὁ μέντοι γε Ἡρόφιλοc ἐναντίωc διείλη-
φε[ν]· οἴετα[ι] γ(ὰρ) πλείονα μ(ὲν) γί(νεc)θ(αι) ἀνάδοcιν
ἐν ταῖc ἀρτηρίαιc. ἥccονα δὲ ἐν
ταῖc φλεψὶ διὰ δύο ταῦτ[α]· α' μ(ὲν), ἐπει-
50 δήπερ ἀμφότεραι μ(ὲν) ὀρεκτικ[ῶ]c ἔχουcι
τῆc τροφῆc, ἥ τε φλὲψ κ[α]ὶ ἡ ἀρτη-
XXIX ρία, ἐπεὶ δὲ κατ' ἴcον ὀρέγονται τῆc τροφῆc,
κατ' ἴcον καὶ ἡ ἀνάδοcιc εἰc αὐτὰc γενήcεται.
δεύτερον δέ· αἱ μ(ὲν) ἀρτηρίαι, φ(ηcίν), cυcτέλ<λ>ον-
ταί τε καὶ διαcτέλλονται τόν τε cφυγμὸν
5 ἀποδιδόαcιν, αἱ δὲ φλέβεc οὔτε cυcτέλλον-
ται οὔτε διαcτέλλονται οὐδὲ cφυγμωδῶc
κινοῦνται. ἐπεὶ τοιγ(άρ)τοι αἱ μὲν ἀρτηρία(ι)
[c]φυγμωδῶc κινοῦνται, αἱ δὲ φλέβεc
οὐ κινοῦνται [c]φυγμωδῶc, ταύτῃ ἐπὶ τ(ῶν)
10 ἀρτηριῶν διὰ [τ]ὴν διαcτολὴν εὔ[λο]γόν (ἐcτιν) πλείονα
γί(νεc)θ(αι) τὴν
ἀνάδοcιν ἤπερ τὴν ἐπὶ τ(ῶν) φλεβῶν διὰ τὴν
εἰρημένην αἰ(τίαν). οὐκ ὀρθ[ῶ]c δὲ ὁ προκεί-
μενοc ἀνὴρ ἐποίηcεν· οὐ γ(ὰρ) ἐνόηcεν ὡc
εὐρυκοιλιώτεραί (εἰcιν) αἱ φλέβεc παρὰ τὰc
15 ἀρτηρίαc, εὐρυκοιλιώτεραι δὲ οὖcαι,
πλείονα δεόντωc ἕξουcι καὶ τὴν ἐν αὐ-
ταῖ[c] γινομένην ἀνάδοcιν· καὶ π(ρὸc) μ(ὲν) τὸ α'

XXVIII 46–XXIX 23 Herophilus: T 146 von Staden

43 αρ^τ ‖ 45 suppl. D. φμεβ^ω ut videtur P, corr. D. αρτηρι^ω ‖ 47 |φευ D. ‖
48 post ἀρτηρίαιc spatium vacuum ἥcc[ον]α D. ‖ 49 ᾱ ‖ **XXIX** 2 ε\ιc/[ε]
αυτ\αc/[(ων)] ‖ 3 corr. D. ‖ 5–6 cυcτελ\λ/ον|ται P : cυcτέλ(λ)ονταί D. ‖
7 κεινουνται post κινοῦνται spatium vacuum αρτηρι^α ‖ 8 κεινουνται ‖
9 κεινουνται ‖ 10 \δια[τ]ην[ωc.....]διαcτολην/ P : \διὰ [τ]ὴν ὡc[ιν ἐ]κ[εί]-
ν[η]ν/ D. von Staden ‖ 11 \την/ (pr.) P : om. D. ‖ 12 post αἰ(τίαν) spatium
vacuum ‖ 13 ενοηcεν : ν in fine p. c. ex littera incerta ‖ 16 ἐν ex εἰc ‖ 17 ᾱ

αὐτοῦ κεφάλαιον τοῦτο καθήξει λέγειν,
πρὸς δὲ τὸ δεύτερον ἐροῦμ(εν) διότι
20 αἱ ἀρτηρίαι σφυγμωδῶς κινοῦνται, cυcτελ-
<λ>όμεναι καὶ διαcτελλόμεναι, ο(ὕτως) [δ]ὲ κινού-
μεναι ἐκθλίψουσιν εἰς τὸ ἐκτὸς τὴν τρο-
φὴν· εἰ δὲ ταῦτα ο(ὕτως) ἔχει, ὁμολογουμένως
ἐπ[ὶ]cυνάγεται ὅτι πλείων ἀνάδοcιc γί(νεται) τρο-
25 [φῆ]ς εἰς τὰς φλέβας ἤπερ εἰς τὰς [ἀρ]τηρίας. ἀλ(λὰ)
ἐπ[ο]μένως κ[ἀ]κεῖνο δεῖ ὑπονοῆσαι, ὡς
[τρο]φὴ παράκειται ἐν ταῖς ἀραιότησι τ(ῶν) φλεβῶν
[κ]αὶ [τ(ῶν)] ἀρτηριῶν. καὶ κοινῶς ἐν πάσῃ ἀραιό-
[τη]τι τετμημένῃ κατὰ τὸ ἡμέτερον cῶμα
30 [πα]ράκειται τροφὴ καὶ ἀνάδοcιc γί(νεται) εἰς αὐτὴν
κα[ὶ] π(ρόc)θεcιc τῶι ὅλω[ι] cώματι, [ὥ]cτε καὶ
κ(ατὰ) τὰς κοιλότητας τ(ῶν) ἀρτηριῶν καὶ τ(ῶν)
[φλ]εβῶν παράκειται τροφὴ καὶ ἀνάδοcιc
[τ]αύτης εἰς αὐτάς. καὶ μὴν κἀκεῖνο
35 δ[εῖ ὑ]πολαβ[ε]ῖν, ὡς ἡ τροφὴ π[ᾶc]α οὐ προс-
[τίθε]ται ἀναδιδομένη τῶι ὅλωι cώματι,
[ἀλ]λὰ τὸ μ(ὲν) νόcτιμον τὸ ἀπ' αὐτῆς ἀνα-
[δί]δοται καὶ π(ροc)τίθεται τῶι cώματι, τὸ
[δ]ὲ ἀλλότ[ρ]ιον καὶ cκυβαλῶδες χωριζό-
40 [μ]ενον εἰς ἔντερα διὰ τ(ῶν) ἀποπάτ(ων) ἀπο-
[κ]ρίνετα[ι]. ἀλ(λὰ) γάρ τοι εἰ πᾶσα ἡ λαμβανομέν(η) τροφ(ὴ)
[ἀ]νελαμβάνετο [καὶ] π(ροс)ε[τ]ίθετο, εἶτα
[μη]δεμία ἀπ' αὐτῆς ἐγίνετο ἀπόκρι-
[cιc], εὐκό[λω]c ὑπ[ε]ρφυεῖc κ(ατά) τε τὰ μεγέθ(η)

18 αυτου P : τούτου D. von Staden ‖ 19 διοτι [ωcπερ] ‖ 20 κεινουνται 20–21 cυcτελ|.μεναι P : corr. D. ‖ 21–22 κεινου|μεναι ‖ 22 εκθλειψουcιν 22–23 τρο|[φὴν] D. ‖ 25 \ηπερ/ ‖ 26 ε.[.]μενωc P, supplevi : [(ὁμο)λογου]-μένωc sic D. ‖ 27 [τροφὴ] D. ‖ 28 [κ]αι vix umbrae litterarum : καὶ D. ‖ 29 |τητι D. ‖ 31 κα[.]πθεcιc P : ὁμο[λογ]ου[μ(έν)]ωc D. ‖ 34 [τ]αύτης εἰς αὐτάς legi : [γί(νεται)] αὐτῆς D. post αὐτάς spatium vacuum κἀ[κε]ῖνο D. ‖ 35 δεῖ ὑπολαβ[εῖ]ν D. velim οὐ πᾶcα, cf. v. 46 ‖ 39 cκυβα[λ]ῶδ[ε]c D. ‖ 41 [κ]ρίν[εται] D. [.].γαρτοι ει ut videtur P, ἀ(λλὰ) γάρ τοι εἰ interpretavi : [εἰ] γάρ τοι D. λαμβανομεν̄ τροφ Pmg ‖ 42 [ἀ]νελαμβάνετο [καὶ] legi et supplevi : ἀναλαμβαν[ομέν]η D. ‖ 43 [μη]δεμ[ία] D. ‖ 44 εὐκό[λω]c supplevi : κ]ἂν ἡ[μεῖ]c D. μεγε^θ

45 [καὶ] τὰς ῥώμας ἂν ἐγινόμεθα. ἐπεί
[δὲ] οὐ [πᾶc]α π(ροc)τίθεται ἀλλ' ὥcπερ ἡ νόc-
τ[ι]μος <τροφὴ> ἤδ[η] ἀλλοτρίας ἀποκρίνεται
[οὕτω] καὶ μέτριοι κατὰ cώματα
[...]αυτ[.] τ(ῶν) δὲ ὑποδεδειγμένων
50 [..]ου ὑπ[ὲ]ρ τοῦ διὰ τῆc κύcτεωc
[ἀπο]κ[ρ]ινο[μέ]νου διάcταcιc γεγένηται
[π]αρὰ τοῖc ἀρχαίοιc τ(ῶν) φιλοcόφων·
[οἱ] μ(ὲν) γ(ὰρ) εἶπ[ο]ν ἐν τῶι προcφερομένῳ
XXX ὑγρῶι ἐνυπάρχειν φ[± 7   ].
δε καὶ νόcτιμον καὶ [± 9   τ]ὸ μ(ὲν)
νόcτιμον ἀναλαμβ[άνεcθαι].[.].
μάτ(ων) καὶ π(ροc)τίθεcθαι το[ῖc cώ]μαcιν, τὸ
5 δὲ φαῦλον φέρεcθαι ε[ἰc κ]ύ[c]τιν καὶ κατὰ
τὰc ἀπουρήcειc ἀποκρίνεcθ[αι] εἰc τὸ ἐκτό(c).
οἱ δὲ ἔφαcαν πᾶν μ(ὲν) ὑγρὸν ο.[...]ηcτ..
ἑαυτῶι (εἶναι), ἤδη δὲ κατὰ [τ]ὰc προcφορ[ὰ]c
αὐτοῦ τὸ μ(ὲν) ἀναδίδ[οc]θαι καὶ π(ροc)τ[ίθ]εcθαι
10 τοῖc cώμαcιν, τὸ δὲ κ[(ατα)φερε]cθαι ε[ἰ]c

XXIX 49–XXX 15 de urinis cf. ex gr. Gal. *Nat. fac.* I 13 (*Scr. min.*, III 122, 17 sqq.), adv. Asclepiadem

45 [...]τας...αcαc P, ac mendose scripsit pro ἂν, correxi : [καὶ] τὰc [ῥώ]-μαc D. επι || 46 [.(.)]ου[...]α P, supplevi : [ἀεὶ ἡμῖν] D. νο^c 46–47 ἀλλ' [ἐπ(ε)ί]περ ἡ νόc(τιμος) | [ἀεὶ τρ]οφὴ [τῆc] ἀλλοτρίαc D. || 47 τ[.]ιμοcηδ[.] P, legi et supplevi || 48 [ὡc εἴρηται] μέτριοι κατὰ ⟨τὰ⟩ cώματα coni. D. in adn. || 49 [...]αυτ[.] P : [ἐcμεν] οὔτ[ω] D. ante τῶν spatium vacuum || 50 litterae incertissimae :[πρῶτόν] (ἐcτιν) τ[ὸ περὶ] τοῦ D. || 51 [ἀποκρ]ι-νο[μ(έν)ου, πε]ρὶ οὗ [ἰ]δία cτάcιc D. || 52 [καὶ π]αρὰ D. || 53 προcφερομεν^ω || XXX 1–2 φ[ύcιν διπλῆν τοιάν]|δε D. || 2 [φαῦλον ἐν(εῖναι), ὧν τὸ μ](ὲν) D. || 3–4 ἀναλαμ[βάνεcθαι δια τῶν ἀραιω]|μάτ(ων) D. || 4–10 fr. VI D. hic coniunxit Manetti 1997 4 το[ῖc cώμαcιν] τὸ D. || 5 ε[ἰc κ]υ[c]τιν και κατα P (+ fr. VI D.) : ε[ἰc τὸ κάτω καὶ] διὰ D. || 6 αποκρινεcθ[αι] εἰc το εκτ^ο P (+ fr. VI D.) : ἀποκρ[ίνεcθαι εἰc τὸ]εκτ(όc) D. || 7 ὑγρον ο.[.(.)]ι.ηcτ.. vel]..πτ[.]ν P (+ fr. VI D.) : ὑγρ[ὸν ὁμοειδὲc αὐτὸ] D., velim ὁμογενέc, ὁμοιότροπον vel similia || 8 [τ]αc προcφορ[α]c P (+ fr. VI D.) : [τὴν ἀνάληψιν] D. || 9 ανα-διδ[οc]θαι και π(ροc)τ[ιθ]εcθ.. P (+ fr. VI D.) : ἀναδιδ[όμενον προcτίθεcθαι] D. || 10 κ[vel λ[vel μ[vel ν[[...].....[.]. P (+ fr. VI D.), supplevi ex. gr. : μ[ὴ ἀναδιδόμενον εἰc] D.

τοὺϲ κατὰ τὴν κύϲτιν [τόπουϲ καὶ διὰ]
τῆϲ ἐν τούτοιϲ ἐνυπάρχο[ύϲηϲ] δυνά[μεωϲ ἔνθ]εν
ἀποκρίνεται δριμύ τε κ[αὶ ἁλμυρόν.]
ταύτῃ γ(ὰρ) τὸ οὖρον ἑλκωτι[κὸν καὶ δά]κνω(δεϲ),
15 ὅτι (ἐϲτὶν) δριμύ τε καὶ ἁλμυρόν. [ἀλλ' ἐκεῖ-]
νο ῥητέον ὅτι ἐπὶ τοῦ πρώτ[ου ἐκκει-]
μένου γίνονται οἱ πλείου[ϲ τ(ῶν) ἀρχαί]ων
καὶ εἰϲ τοῦτο ὑποδείγματι χρῶν[ται τῇ θα-]
λάϲϲῃ καὶ τῶι ἡλίωι· οὗτοϲ [γ(ὰρ) τῷ ἄναμ-]
20 μα νοερὸν ἐκ θαλάϲ[ϲηϲ εἶναι ἀπὸ]
τοῦ νοϲτίμου τοῦ κ(ατὰ) τὴν θ[άλαϲϲαν]
τρέ[φ]εται, ἀναλαμβάνων μ[ὲν τὸ λεπτόν, τὸ δὲ]
ἀργότερον καὶ παχύτερον κ[αὶ ἁλμυρὸν (κατα)λεί-]
πων ἐν τῆι θαλάϲϲηι. ἀ[π]οφ[έρεται δὲ καὶ ἀπὸ]
25 τοῦ π(ροϲ)φερομένου ὑγροῦ τὰ τ[ρέφοντα ἡμᾶϲ]·
ἀπὸ γ(ὰρ) τούτου τὸ μ(ὲν) νόϲτιμον [καὶ λεπτὸν]
ἀναδίδοται εἰϲ τὰ ϲώμα[τα ἡμῶν, τὸ δὲ]
φαυλότερον καὶ ἀργότερον ϲκύ[βαλον διὰ]
τὴν κύϲτιν εἰϲ τὸ ἐκτὸϲ ἀποκρ[ίνεται].
30 τούτων οὕτωϲ ἐκκειμέν(ων) α[
οὐκ ἔχομ(εν) παγίωϲ εἰπεῖν πε[ρὶ τοῦ ὑγροῦ]
τοῦ ἀποκρινομένου κ(ατὰ) τὰ ἀπου[ρήματα, πό-]

15-24 *CPF* I.1, 100 3T || 19-20 ἄναμμα νοερὸν ἐκ θαλάϲϲηϲ: Aët. II 20.4 (*Dox. Gr.*, p. 349b) et 16 (*Dox. Gr.*, p. 351b) Heraclito, Hecataeo, Cleanthi (*SVF* I 501), Stoicis (*SVF* II 655-656) definitionem tribuit; Chrysipp. *SVF* II 650 (= D.L. 7.144); Zeno *SVF* I 121; Porph. *De antro nymph.* 11 (p. 12, 27-29)

11 κύϲτιν [τόπουϲ φέρεϲθαι ὅθεν διὰ] D. || 12 \ενυπαρχο[υϲηϲ]/ δυνά-[μεωϲ ἔνθ]εν supplevi (]αν in fine versus Manetti 1997) : δυνά[μεωϲ μεταβαλλόμ(εν)ον] D. || 13 [καὶ ἁλμυρὸν γενόμενον] D. || 14 ελκοτι[± 8] κυο vel]κνω P, supplevi ex. gr., in fine versus intelligere possis etiam δά] κυο(ν) : ἑλκούϲ[ηϲ δῆλον] D. || 15 ἁλμυρὸν [sp. vac. π(ρὸϲ) δὲ ἐκεῖ-] suppl. D. supplevi ex. gr. || 16-18 suppl. D. || 18 του\το υ/ποδιγματι || 19-23 suppl. D. 19 post ἡλίωι spatium vacuum || 24 post θαλάϲϲηι spatium vacuum ἀποφέρεται δὲ ὁμοίωϲ] D. || 25-27 suppl. D. || 28 supplevi : ϲκ[ὼρ γι(νόμενον) διὰ] D., sed cf. XXIX 39 || 29 ἀποκρ[ίνεται] D. || 30 ἀ[πορούμ(εν)οι μ(ὲν)] D. || 31-32 suppl. D. || 32 \τα/

τερον τὸ ἀλλότριόν (ἐcτιν) τὸ ἀποκρ[ινόμενον ἐπὶ]
τῶι ἐν τῶι ὑγ[ρ]ῶι καὶ [
35 ἐνυπάρχειν ἄχρειον ὑγρὸν [ἢ ἐν τῆ̣ι]
κύcτει μεταβάλλει π(ρὸc) το̣c̣α̣[
κεῖνο δὲ λέγομεν ὅτι ἀπὸ τοῦ π[(ροc)φερομ(έν)ου]
ὑγροῦ ἀποκρίνεται κατὰ τὰ̣ c̣[ώματα]
ὑγρὸν δριμύ τε καὶ ἀλμυρόν. κ̣[αὶ ταῦτα μ(ὲν)]
40 περὶ τῆc διοικήcεωc τῆc κ(ατὰ) τὴν [κύcτιν. πει-]
ρῶνται δὲ κ(ατα)cκευάζειν ὅτι ἀπὸ παν[τὸc τοῦ]
cώματοc cυνεχεῖc γί(νονται) ἀποφοραὶ λο[γιζόμενοι]
ἀπό τιν(ων) τοιούτ(ων)· καὶ πρῶτον ἀπὸ τ(ῶν) ἀ[ρωμάτ(ων)].
ἀρώματα γ(άρ), φ(αcιν), εἰ πόρρω κέοιτο, [ὀcφραινό-]
45 μεθα τῶι cώμα<τα> φέρεcθαι ἀπ' αὐτ̣[(ῶν) εἰc ἡμᾶ]c̣.
τάχα δὲ πρὸc ταῦτ' ἐροῦcι ἀπὸ μ(ὲν) τ̣(ῶν) [ἀρωμάτ(ων)]
μὴ γί(νεc)θ(αι) ἀποφορὰν cωμάτ(ων), π̣ρο̣[πάcχειν
δὲ τὸν ἀέρα π(ρὸc) τ(ῶν) ἀρωμάτ(ων)· τρό[πον]
δὲ τοῦτον κατὰ τὰ[c ε]ἰcπνοὰc [αἴcθηcιν γί(νεc)θ(αι)]
50 ἡμῖν τ(ῶν) ἀ̣πὸ τ(ῶν) ἀρωμάτ(ων) δυ(νάμεων) κα̣[ὶ] μ̣ὴ
εἶναι ἀποφοράν. νωθρὸν δὲ λία[ν φαίνεται]
τοῦτο· cώματα γ(άρ) (ἐcτιν) κατὰ τὸ λόγωι θε̣[ωρητὸ]ν̣

46-51 cf. Arist. *Sens.* 5 (443b1-2); *de An.* II 7 (419a25); III 12 (434a 22-435a 10); Thphr. *De odor.* 1; *De sens.* 20; fr. 277A FHSG (= Priscian. *Metaphr.*, p. 14, 10-12 Bywater). ἡ δὲ ὄcφρηcιc, φηcί, διὰ τοῦ ἀέροc ὥcπερ ἀναμιγνυμένου πωc ἔοικε καὶ πάcχοντοc, ἡ δὲ ἀκοὴ cχηματιcμένου; cf. Priscian. *Metaphr.* 28 (p. 13, 16-21 Bywater) ἀπελθόντοc τοῦ ὀcφραντοῦ ἐμμένειν τὴν ὀcμὴν οὐ διὰ τὰ ἀπορρεύcαντα μόρια μόνον ἀλλὰ καὶ αὐτοῦ πεπονθότοc τι τοῦ ἀέροc

33-34 ἀποκρ[ινόμ(εν)ον, ὃ ἐν|υ[πῆ]ρχεν D. ∥ **34** το̣δει vel το̣δερ, ut videtur, sed litteras correxit P, fort. τῶι ex τοδε interpretandum ὑγ[ρ]ῶι καὶ [ὃ φύcει δοκεῖ] D. ∥ **35** αχριον [ἢ ὃ γι(νόμενον) ἐν τῆι] D. ∥ **36** μεταβάλλεται D. π̣ το̣cα[ut videtur P, fort. π(ρὸc) το̣ c̣α[πρὸν? : [πρὸc τὸ φαῦλον D. 36-37 sp. vac. ἐ]|κεῖνο D. sed ἐ]|κεῖνο legere non necessarium, cf. IX 34 ∥ 37-45 suppl. D. ∥ **39** post ἀλμυρόν spatium vacuum ∥ **44** φαcὶν D. πωρρω ∥ **45** corr. D. αυτ[± 5]c̣ P : supplevi ex. gr. : ἀπ' αὐτ[(ῶν) π(ρὸc) ἡμᾶc] D., brevius spatio ∥ **46** suppl. D. ∥ **47** π̣ρο̣[πάcχειν suppl. Garofalo : [δ]ι̣α̣[τίθεcθ(αι)] D. ∥ 48-49 suppl. D. ∥ **50** κα̣[ὶ] μ̣. P : δια[πνοῶν καὶ μὴ] D. ∥ 51-52 suppl. D. **51** post ἀποφοράν spatium vacuum

XXXI τὰ ἀποςπώμενα ἀπὸ τ(ῶν) ἀρωμάτ(ων). καὶ τοῦτο
δῆλον ἐπὶ τ(ῶν) πεπαλαιωμένων ἀρ{αι}ωμάτων·
ταῦτα γ(ὰρ) ἀςθενῆ καὶ οὐκ ἐνεργοῦ[c]αν ἴςχει
τὴν δύναμιν διὰ τὸ πολλὴν γεγενῆςθαι ἀπ' αὐ-
5 τῶν διὰ τὸν χρόνον ἀποφορὰν ἐξ ὧν ςυνάγεται
τὸ λεγόμενον. καὶ ἀπὸ τ(ῶν) κρεῶν δὲ ταὐτὸ ὑπο-
μιμνήςκουςι λέγοντες τὰ μ(ὲν) ἕωλα κουφότερα (εἶναι)
καὶ ὀλιγοτροφώτερα, τὰ δὲ πρόςφατα βα<ρύ>τερα
καὶ πολυτροφώτερα. καὶ τοῦτο δῆλον ἐπὶ τῆς
10 αὐτοψίας· ςταθὲν γ(ὰρ) τὸ ἕωλον κρέας κατα-
λήψῃ κουφότερον, τὸ δὲ π(ρός)φατον βαρύτερον·
τίνος αἰ(τίας) γι(νομένης); δηλονότι τῶι ἀπὸ μ(ὲν) τ(ῶν) ἑώλων
πολλὴν γεγονέναι ἀποφοράν, ἀπὸ δὲ τ(ῶν) π(ρος)φάτ(ων)
ἔλαττον, καὶ μὴ διαφέρειν ἢ κατὰ τὸ αἰςθητὸν
15 ἀπὸ τοῦ ὑποκειμένου ποιεῖςθαι ἀφαίρεςιν ἢ κ(ατὰ)
τὸ λόγωι θεωρητόν. καὶ μὴν καὶ ἀπὸ τ(ῶν) ἄρτ(ων)
ταὐτὸ κ(ατα)ςκευάζουςιν· οἱ γ(ὰρ) θερμότεροι βαρύτεροί
τ[ε] καὶ πολυτροφώτεροι, οἱ δὲ ψυχρότεροι
κουφότεροι καὶ ὀλιγοτροφώτεροι διὰ τὴν αὐτὴν
20 αἰτίαν. καὶ ταῦτὰ πιςτοῦςιν οἱ ἀλεῖπται· οὐκ ἄν
ποτε γ(ὰρ) π(ρος)έφερον τοῖς ἀθληταῖς θερμούς τε
ἄρτους καὶ πρόςφατα κρέα, εἰ μὴ βαρύτερα ἦ<ν>
καὶ πολυτροφώτερα, τοὺς δὲ ψυχροτέρους

16–20, cf. XXXII 26–31: cf. Athenaeum medicum ap. Orib. I 8 (*CMG* VI 1, 1, p. 11, 31–33) ὅτι δ'οἱ θερμοὶ (scil. ἄρτοι) καὶ πρόςφατοι τροφιμώτεροι τῶν ψυχρῶν εἰςι καὶ τῶν παλαιῶν δῆλον· ἡ γὰρ θερμότης ςυλλαμβάνεται τῇ πέψει, et Orib. I 2 (*CMG* VI 1, 1, p. 8, 23–26) οἱ μὲν γὰρ πρόςφατοι (πυροί) πολυχυλότεροί εἰςι καὶ πνευματώδεις καὶ πολύτροφοι, οἱ δὲ παλαιοὶ τοὐναντίον ἀχυλότεροι καὶ ξηρότεροι καὶ ἀτροφώτεροι, οἱ δὲ μεταξὺ τούτων κατὰ χρόνον τὰς μεςότητας ἔχουςι τῶν εἰρημένων; cf. etiam Philistionem fr. 9 Wellmann, Arist. *Probl.* XXI 5 (927a35–b6)

XXXI 2 corr. D. || 4 fort. γεγενεςθαι P || 5 ὧ[ν] D. ςυναγεται : c ex φ || 6 post λεγόμενον spatium vacuum τατο || 8 corr. D. || 13 post ἀποφοράν spatium vacuum || 14 ελαττον P : ὀλίγον D. || 16 post θεωρητόν spatium vacuum || 17 τατο || 18 πολυτροφοτεροι || 19 αυτη͞ p.c. ex αἰ(τίαν) || 20 αλιπται || 22 corr. D.

ἄρτους καὶ τὰ ἕωλα τ(ῶν) κρεῶν ἐξέκλινον,
25 εἰ μὴ ὀλιγότροφα καὶ κοῦφα ὑπ(ῆρχεν). π(ρὸς) τούτους τοὺς
λόγους ἀντιφέρονται οἱ Ἐμπ(ειρικοὶ) λέγοντες· "οὐκ εἴ
τι ἀπό τινος ἀφαιρεῖται, ἐκεῖνο ὀφείλει κοῦ-
φον γί(νεc)θ(αι), οὐδ᾽ εἴ τί τινι προcτίθεται, ἐκεῖνο βαρύ-
τερον γί(νεται), ἀλλ᾽ (ἔcτιν) ὅτε π(ροc)θέcεωc γινομένηc τὸ
30 ὑποκείμενον κ(ατα)cκευάζεται κουφό⟨τερο⟩ν, (ἔcτιν) δ᾽ ὅτε
καὶ ἀφαιρέcεωc γενομένηc τὸ ὑποκείμεν(ον)
γί(νεται) βαρύτερον, ὡc ἐπὶ τ(ῶν) ἀcκῶν καὶ ἐπὶ τ(ῶν)
[τ]ετελευτηκότ(ων) ζῴων καὶ ἐπ᾽ ἄλλων". καὶ α′
[μ(ὲν) τ]οῦ ἀcκοῦ ὑπομιμνήcκουcιν· "ὁ ἀcκὸc
35 [γ(ὰρ) κεν]ὸc, χωρὶc πνεύματο(c), βαρύτερόc (ἐcτιν),
πληρω(θεὶc)
[δὲ πνε]ύματο(c), κουφότεροc γί(νεται). καὶ τὰ ζῷα
[ἐκ τ]ούτ(ων) cυνέcτηκεν, ψυχῆc τε καὶ cώματο(c),
[καὶ ὅτε] μ(ὲν) ἀμφότερα ταῦτα πάρ(εcτιν), κοῦφόν (ἐcτιν)
[τὸ ζ]ῷον, ὅτε δὲ [ἀ]φανίζεται ἀπὸ τοῦ cώματο(c)
40 ἡ [ψ]υχή, βαρύτερον γί(νεται) τὸ cῶμα. καὶ μήν – φ(αcιν) –
ὅ[τι] (ἐcτὶν) cῶμα ἡ ψυχὴ οἱ πλείουc τ(ῶν) φιλοcόφων
λ[έγ]ουcι καὶ ἀcώματον δὲ αὐτὴν ἀπολεί-
πον]τεc, οὐcίαν {ἡ} τινά αὐτὴν ἔχειν ἔφ(αcαν) – ὡcεὶ ἡ θυρὶc
ἀφαιρέcει μείζ(ων) γί(νεται), π(ροc)θέcει δὲ μικροτέρ(α).
[φ]ανερὸν οὖν τοιγ(ὰρ)τοι ἐκ τούτ(ων), ὡc κ(ατὰ) ἀφαίρεcι(ν)
45 [γί(νεται)] βαρύτηc καὶ κ(ατὰ) π(ρόc)θεcιν κουφότηc ὡc ὑπε-
[δε]ίξαμ(εν)". λίαν δ᾽ (ἐcτὶν) οὗτοc ὁ λό(γοc) μῶρόc τε

25–46 Empirici: fr. 36 Deichgräber || **33–36** ἀcκόc: cf. Simpl. *in Cael.*, p. 710, 25–29 Heiberg

24 εξεκλεινον || 25 ῦ P : interpretavit D. post ῦ macula discernitur, quam punctum D. interpretavit, perperam, et spatium vacuum || 26 ꝑ P : interpretavit D. || 30 corr. D. || 31 υποκειμεν̄ || 33 ἐπ᾽ ἄλλων P : ἀνθέων D. post ἄλλων spatium vacuum ᾱ || 35 supplevi : [γενόμ(εν)]οc D. πνευματ° πληρ⁽ᵒ⁾ || 36 πνε]υματ° || 37 [ἐκ β′ τ]ούτ(ων) D. cωματ° || 38 κουφον p.c. : κουφό⟨τερό⟩ν D. || 39 δε : δ p.c. cωματ° || 40 [ἡ ψυχὴ] D. post cῶμα spatium vacuum || 41 [ὅτι] D. || 43 ητινα P, {ἡ} secl. Mansfeld, 3075 : ἥ τινα D : γέ τινα Beckh-Spät, 48 n. 1 : ἥντινα Hackforth ap. Jones ὡcεὶ η θυριc αφαιρεcει μιꜱ γι() πθεcει δε μικροτερ̄ Pᵐᵍ ὡcει ut vid. P : ὡc D. || 44 αφαιρει P : ἀφαίρεcι⟨ν⟩ D. || 45–48 suppl. D. || 46 λειαν ante λίαν spatium vacuum

[καὶ ἀπα]τητικός, ὡς ἀποδείξομ(εν)· α' μ(ὲν) ἀπο-
[δείξομ(εν) οὕτ]ως· τίνος γ(ὰρ) ἀφαιρέσει λέγομ(εν) τίνι
[π(ρός)θεσιν γί(νεσ)θ(αι)]; καὶ οὐχὶ ταὐτοῦ τῆς π(ρος)θέσεως
50 [ὁ λόγος οὗτ]ος· π(ρος)τίθεμ(εν) γ(ὰρ) τῆι θυρίδι
[ἀφαιροῦ]μ(εν) δὲ τοῦ τοίχου. εἶτα καὶ ἐ[π]ὶ τῆς
ψυχῆ[ς καὶ τ(ῶν)] ἀσκῶν λέγομ(εν) ὡς ἡ ψυχὴ αἰ(τία) (ἐστὶν)
τῆς [κουφ]ότητος καὶ [τὸ] πνεῦμα ἀς-
[κοῦ] τῆς κουφότητος. δι' ἣν αἰ(τίαν) παρού-
XXXII σης μ(ὲν) τῆς ψυχῆς [κ]οῦφ[ό]ν (ἐστι) τὸ ζῷον· ὅτι καὶ πνεῦμ(α)
ἡ ψυχή, τὸ δὲ πν[ε]ῦμα κοῦφον τὴν φύσιν.
πνευματικὴ δὲ καὶ ἡ ψυχή, τοιαύ-
της δὲ ὑπ(αρχούσης), εὐλόγως παροῦσα μ(ὲν) κοῦφον
παρέχει τὸ ζῷον,
5 ἀποῦσα δὲ, βαρύτερον· οὕ[τ]ω γ[(ὰρ)] ὑπὸ τῆς ψυχ(ῆς)
βαστάζεται τὸ ὅλον σῶμα· τί δεῖ καὶ λέγειν; τοῦτο μ(ὲν)
{αποτ(ων)αλ(ων)} ἀπὸ τ(ῶν) ἄλλω[ν] (ἐστίν), τοῦτο δὲ
ἀπὸ τ(ῶν) κι-
νήσεων· κινεῖται γ(ὰρ) τὸ ὅ<λ>ον σῶμα τῆς
ψυχῆς διὰ τοῦ γεώδους μεμιγμένης καὶ
10 διαβασταζούσης αὐτὸ δυνάμει ὅτι εἰς τὸ
ἄνω γινόμενο[ν ἀ]π' αὐτῆς τῆς ψυχῆς γί(νεται).

XXXI 51–XXXII 21 cf. Dioclem fr. 39ab van der Eijk?

47 ᾱ || 48 τίνος interpretavi : τινος D. αφαιρεςει [..], litteram delevit P τίνι interpretavi : τινι D. || 49 [8/9] και ουχι ταυτου της πθεςεως P, supplevi : [π(ρός)θεσιν γί(νεσ)θ(αι), ἀλ(λὰ)] οὐχὶ τούτου τῆς π(ρος)θέσεως D. || 50 [ὁ αὐτὸς λόγ]ος D. || 51 ante εἶτα spatium vacuum [ἐπὶ] suppl. D. || 52 [ψ]υ-χ[ῆς διὰ βραχ]έων D. || 53–54 [γι(νομένη) τῆς κουφό]τητος καὶ [..]τικυιαςε [...] | [........] τῆς κουφότητος D. || 54 post κουφότητος spatium vacuum ||
XXXII 1 πνευ^μ || 3 [το πνευμα] πνευματικη ψυχ^η, χ posterius scriptum || 4 τηι δε ῦ P, correxi : τη{ι} δὲ ὑ(πάρχουσα) D. ⸍ευλογως⸌ || 5 post βαρύτερον spatium vacuum ου[τ]ω (υ ex δ) P : ο[ὕτως] D. ψυ^χ || 6 ολον corr. ex ζωοιον et add.⸍ϲωμα⸌ s.l. P τι δει και λεγειν P : γί(νεται) [δὲ ...] λέγειν D. || 7 αποτ αλ απο τ αλλω[.] / τουτο δε P : {αποτ(ων)αλ(ων)} ἀπὸ τ(ῶν) ἄλλω[ν δυ(νάμεων), α]ὐ̣τ̣α̣[ὶ δὲ] D. 7–8 κειλνηςεων || 8 post νηςεων spatium vacuum minimum κεινειται οον ut videtur P, correxi : ὅλον D. || 9 μ....μενης (ης ex ου) P, supplevi : [καὶ ἀερώδο]υς D. || 10 αὐτὸ δυνάμει ὅτι εἰς τὸ P : αὐτά· οὕ[τως ἐκεῖνο τείνεται] D. || 11 γινομένη[ς] γ(ὰρ) αὐτῆς D.

διὸ δὴ καὶ ῥητέον ὅτι ἐπάν τ[ι]νι γένη[τ]αι π(ρόc)-
θεcιc, ἐκεῖνο γί(νεται) βαρύτερον, ἀλ(λ') ἐ[ὰ]ν βαρέοc τινόc
τινι γένηται π(ρόc)θεcιc, ἐκεῖν[ο] γ[ί(νεται) βα]ρύτερον.
15 ἡ δὲ ψυχὴ τοcοῦτον [ἀπ]έχε[ι τοῦ (εἶναι)] βαρεῖα
ὥcτε καὶ τὸ φύcει κ(ατα)βρῖθον κ[ο]υφίζειν καὶ
βαcτάζειν· ταύτηc οὖν παρούcηc δεόν-
τωc κοῦφόν (ἐcτι) τὸ ζῶιον, ὅταν μ(έν)τοι γε
ἀφανιcθῇ ἡ ψυχὴ τῶι μηκέτι παρεῖναι
20 τὸ κουφίζον μηδὲ αἰωροῦν λοιπὸν βαρέ{ι}α
φαίνεται εὐλόγωc τὰ νεκρὰ τ(ῶν) cωμάτ(ων).
καὶ ἐπὶ τ(ῶν) ἀcκῶν δὲ πεπληρ[ω]μέν(ων) τοῦ πνεύμ(ατοc)
κουφότηc
καταλαμβάνεται τῶι τοῦτο – κ[οῦ]φον ὄν – κου-
φίζειν τὸν ἀcκόν, ὅταν δὲ κενωθῇ τὸ πνεῦμ(α),
25 βαρὺc γί(νεται) ὁ ἀcκὸc τῶι ἐcτερῆc[θαι] τοῦ κου-
φίζοντοc αἰ(τίου). ἀτὰρ δὴ καὶ τοῦτο [γί(νεται) ἐ]πί τε τ(ῶν)
θερμῶν ἄρτ(ων) καὶ ψυχροτέρ(ων)· οἱ μ[(ὲν)] γ](ὰρ) [θε]ρμότεροι
βαρύτεροί (εἰcιν) [κ]αὶ πολυτροφώτερο[ι] τῶι μηδέ-
πω πολλὴν ἀποφορὰν γεγενῆ[cθαι] ἀπ' αὐτῶν.
30 οἱ δὲ ψυχροὶ κοῦφοί (εἰcιν) καὶ ολιγ[ότρ]οφοι τῶι
ἱκανὴν ἀποφορὰν γεγενῆcθαι. ἔτι δὲ καὶ
ἀπὸ τούτ(ων) διδάcκουcιν ὡc γί(νονταί) τινεc ἀπο-
φοραὶ κ(ατὰ) τὸ λόγωι θεωρητὸν κα[ὶ] ἀπ[ὸ] τ(ῶν) ἀψύχ(ων)·
τὰ γὰρ ὑγρὰ τὰ ἐν ἀγγείοιc τιcὶν [ὑπομε]ίναν-

12 επαν τ[ι]νι γενη[τ]αι P : ⟨οὐχ⟩ ὅταν τ[ινὸc γένη]ται non necessarie
D. || 13 [ἐὰν] D. || 16 κ(ατα)βρε[ι]θον P : κ(ατα)ρρέπον D. || 18 μ(εν)τοι γε
[αγαρ] P : μ(έν)τοι γε [αφ] D. || 20 corr. D. || 21 τ̅ cωματ̅ P : τ[αύτηc]
αἰ(τίᾳ) D. || 22 ˌτου πνευμ/ || 24 κενωθῇ Manetti 1986 : μὴ [παρῇ] D.
πνευμ || 25 βαρὺc γί(νεται) : γι^θ scil. γί(νεc)θ(αι) perperam scripsit P, correxi
ὁ ἀcκὸc : o parvum ante αcκοc add. P || 26 post αἰ(τίου) spatium vacuum
minimum   ἀτὰρ δὴ καὶ τοῦτο [γί(νεται) ἐ]πί τε τ(ῶν) legi et supplevi :
ἀ[λ(λὰ)] γὰρ δι[ὰ] ταὐτὸ [γί(νεται) καὶ] τὰ τ(ῶν) D. || 27 ψυχροτέρ(ων)· οἱ
μ[(ὲν)] γ](ὰρ) [θε]ρμότεροι legi et supplevi : ψυχρότεροι μ(ὲν) ⟨κουφότεροι⟩,
[θερ]μότεροι ⟨δὲ⟩ D. || 28 (εἰcιν) ex (ἐcτιν) [κ]αὶ πολυτροφωτερο[ι] τῶι
P : καὶ [βαρύτεροι μ(ὲν) οὗτοι τῶ]ι D. || 29 suppl. D. || 30 και ολιγ[ο-
τρ]οφοι τωι P : τῶι ὅληc [τῆc ὕληc] D. || 31 post γεγενῆcθαι spatium
vacuum ˌδε/ || 32 τινεc Manetti 1986 : [ὄν]τωc D. || 33 αψυχ^x ἀπ[ὸ] τ(ῶν)
ἀψύχ(ων) Manetti 1986 : α[...] αἰ(τίων) ὑ(παρχόντων) D.

35 τα ποcοὺc χρόνουc ἐλάττω{ι} κατ[αλαμ]βάνεται.
καὶ ἀπὸ τ(ῶν) χυλῶν ταὐτὸ γί(νεται)· ἐνίοτε γ(ὰρ) ὑ[πὸ ἡλί]ου
ἢ ἄλλων τιν(ῶν) cυγξηρανθέντεc ἐλ[άτ]τονεc
φαίνονται. τίνοc γι(νομένου); τῶι δῆλον πλε[ίονα] ἀπο-
φορὰν γεγενῆcθαι ἀπ' αὐτ(ῶν) τοῦ λεπτομ[ερέc]τ[ε]ρου,
40 ὑπομονὴν δὲ τοῦ γεωδεcτέρου. ὁ δ' αὐ[τὸ]c λό(γοc)
καὶ ἐπὶ τ(ῶν) ἀναπλαccομέν(ων) κολλυρίων. καὶ
ἐπὶ τὰ φυτὰ δὲ μεταβαίνουcιν καὶ λέγουcιν·
"τὰ μ(ὲν) παραυτὰ ἀποτμηθέντα βαρύτερά (ἐcτι),
τὰ δὲ ποcοὺc ὑπομείναντα χρόνουc κουφότερ(α)
45 ὡc ἐπὶ τῆc θριδακίνηc, ἐπὶ τ(ῶν) ἀνθέων.
ταῦ[τ]α γ(ὰρ) πάντα διὰ τὴν ἀποφορὰν ῥυ[c]ό[κ]αρ(φα)
καταcκευάζεται". ἐκ δὲ τούτ(ων) καὶ τ(ῶν) τού[τ]οιc
παραπληcίων πιcτοῦcιν ὡc ἀποφορὰ γί(νεται) ἀπὸ τοῦ
cώματοc. πρὸc τοῦτον τὸν λό(γον) λέγουcιν·
50 "εἰ ἡ ἀποφορὰ αἰ(τία) (ἐcτὶν) τῆc ῥυcότητοc, ἐχρῆν μὴ
μόνον κ(ατὰ) τὴν ἀπότμηξιν ῥυcοῦcθαι
τὰ προκείμενα ἀλ(λά) τι καί ἐπὶ τ(ῶν) δενδρ[ῶν]·
καὶ γ(ὰρ) καὶ ἀπὸ τοῦ δένδρουc ἀπουcία γί(νεται).
[ο]ὐ γί(νεται) δὲ τοῦτο· οὐκ ἄρα ἡ ἀποφορὰ αἰ(τία) (ἐcτὶ)
55 τῆc ῥυcότητοc". οὐ βλέπουcι δὲ οὗτοι
XXXIII τὸ ἀνὰ λόγον· γί(νεται) μ(ὲν) γ(ὰρ) καὶ ἐπὶ τ(ῶν) δενδρῶν ἀπο-
φορὰ τ(ῶν) ἀνθέων πλείων, ἐπ[ὶ]
δὲ τ(ῶν) ἀφῃρημένων οὐ πλείων. καὶ ἐπὶ μ(ὲν) τ[(ῶν)] ἐπὶ τῶι
δένδρει καὶ ἡ κίνηcιc αὐτὴ ἀναλοῖ πλείω καὶ

35 corr. D. κατ[αλαμ]βάνεται Manetti 1986 : καταιcθάνεται D. ∥ 36 τατο ὑπὸ ἡλίου D. ∥ 37 cυνξηρανθεντεc : ν (alt.) ex c ἐλ[άτ]τονεc Manetti 1986 : ἐπί τινοc D. ∥ 38 δῆλον πλε[ίονα] ἀπο| P, cf. Manetti 1986 : δηλον(ό) τι λε[πτὴν ἀπο-] D. ∥ 39 λεπτομ[ερεcτέ]ρου D. ∥ 40 ο δ αυ[το]c ΑP, cf. Manetti 1986 : [ἄ] δὴ [αὐ]τὰ [γί(νεται)] D. ∥ 41 post κολλυρίων spatium vacuum ∥ 43 (εἶναι) D. ∥ 44 κουφοτερ͞ : [κο]υφοτερ(α) D. ∥ 45 τη\c∕ θριδακεινηc ∥ 46 τ primum p.c. ρυ[.]ο[.]α͞ρ P : suppl. D. ∥ 47 εγ δε P : ἐγ δὴ D. ∥ 48 απο του P^{mg} ∥ 49 post cώματοc spatium vacuum ∥ 55 post ῥυcότητοc spatium vacuum οὐ βλέπουcι P, cf. Manetti 1986 : cυλλέγουcι D. ∥ XXXIII 1 sub τὸ discernuntur litterae του ekthesei scriptae et dilutae ἐπὶ τ(ῶν) : επιτ̇ ex απαυτ? ∥ 2 [ου] π\λ∕ειων [αλλαη...(.)] επ[ὶ] P : [ου] π\λ∕είων [αλλαδενδρων] ἐπ[ὶ] D. ∥ 3 ἀφειρημένων P D. \ου∕ post πλείων spatium vacuum {τ[(ων)]επι} D. ∥ 4 κεινηcι^c

ἔτι ἡ θερμασία ἀναλοῖ ἱκανά, ἐπὶ δὲ τ(ῶν) ἀποτετμη-
μέν(ων) καὶ μὴ ὑπὸ φύσεως διοικουμέν(ων), ἐλάσσω
τῶι μήτε κίνησιν μήτε θερμότητά τι<να> (εἶναι) ἐπ' αὐτ(ῶν).
τίς οὖν ἡ αἰ(τία) παρ' ἣν τὰ μ(ὲν) ἀποτμηθέντα ξηραί-
νεται, τὰ δὲ ἐπὶ τῶι δένδρει οὐ ξηραίνεται; σα-
φὴς δὲ αὕτη καὶ φαινομένη· τὰ μ(ὲν) γ(ὰρ) ἐπὶ τῶι δέν-
δρει οὐ ξηραίνεται τῶι π(ρὸς) λόγον τῆς ἀπο[φο]ρᾶς
γί(νες)θ(αι) καὶ τὴν π(ρός)θεσιν, τὰ δὲ ἀποτμηθέντα ξηραί-
νεται τῶι μηκέτι γί(νες)θ(αι) ὡς αὐτὰ π(ρός)θεσιν·
ἐξ ὧν φανε[(ρὸν)]
ὡς καὶ ἀπὸ τ(ῶν) φυτ(ῶν) γί(νεται) ἀποφορά. καὶ ἐπὶ τ[ὰ]
ἄλογα δὲ τ(ῶν) ζώιων καταβαίνουσι· λαμβάνουσιν
γ(ὰρ) τοὺς θηρ[ευ]-
τὰς κύνας ὡς οὗτοι τῆι ῥινηλασίᾳ cυν[θ]η-
ρεύουσι τὰ θηρία τρόπωι τούτωι· παραγίνον-
ται ἐπὶ τὰς ἀτραποὺς δι' ὧν κεχώρη[κε]ν
τὰ θηρία καὶ τ(ῶν) ἀτραπῶν ὀδμω{ι}μεν[οι]
χωροῦσιν ἐπὶ τὴν θήραν. τίνος αἰ(τίας) γι(νομένης); δη-
λονότι τῆς ἀπὸ τ(ῶν) θηρίων ἀποφορᾶς προς-
καθιζούcης π(ρὸς) τὰς ἀτραπούς. ταύτηι δὴ
καὶ ἐν τοῖς καταξήροις τόποις θῆραι οὐ γί(νονται),
ἐν μέντοι γε τοῖς χαυνοτέροις. καὶ ἡ αἰ(τία) παρ[ά]-
κειται, ἐπειδήπερ τὰ ἀπὸ τ(ῶν) θηρίων cώματα
ἀποςκιδνάμενα π(ρος)πίπτοντα μ(ὲν) γῇ ἀπο-
κρότωι καὶ {μη} καταξήρωι διαςκίδνατ[α]ι
χαυνοτέρᾳ δὲ π(ρος)πεςόντα καὶ παραδεχομένῃ
φυλάςςεται καὶ διαμένει. ταύτῃ δὴ καὶ οἱ θηρευ-
ταὶ κύνες χωροῦντες καὶ ὀςφρώμενοι τῆς

5 θερμαcι^α post ἱκανά spatium vacuum || 7 κεινηcιν corr. D. || 9 post ξηραίνεται spatium vacuum || 10 ˋγˊ || 12 post π(ρός)θεcιν spatium vacuum || 13 ὡcαυτὰ sic M. Fränkel ap. D. φανε̣ P, supplevi : [cαφ]ὲc D. || 14 post ἀποφορά spatium vacuum || 15 ˋκαταβαινουcιˊ [θηρευ-] D. || 19 οδμωιμεν[P, correxi : ὀδμωμέν[(ων)] D. || 24 γε : γ ex c παρ[ά-] P : π[ρό-] D. || 26 αποcκιδναμενα, ν (pr.) ex α π(ρος)πειπτοντα || 27 post καταξήρωι, {τῃ} perperam D. διαcκνιδατ[.]ι P, corr. D. || 29 φ ex γ vel π 29–30 θηρω|ται P, corr. D.

ἀποφορᾶc τῆc ἀπὸ τ(ῶν) θηρίων τῶι περιcώζεcθ(αι)
αὐτήν, εἶτα χωρήcαντεc καταλαμβάνου-
cι τὸ θηρίον καὶ αἱροῦcι. ταύτηι δὴ καὶ ἐπὶ τ(ῶν)
ὑετ(ῶν) οὐ γί(νονται) ῥινηλαcίαι κατὰ λόγον· ἐξαφανίζων
γ(ὰρ) ὁ ὄμβ[ροc]
35 τὰ ἀπὸ τ(ῶν) θηρίων cκιδνάμενα cώματα κω-
λυτήριοc γί(νεται) τῆc θήραc· καὶ τούτωι μ(ὲν) τῶι
τρόπωι γί(νονται) αἱ θῆραι. μάλιcτα δὲ γί(νονται) καὶ
ἐὰν cκύλα-
κεc ἕπωνται τοῖc θηρίοιc καὶ ἐὰν νέα ᾖ· ἀπα-
λώτερα γ(ὰρ) ὄντα, πλείονα τὴν ἀποφορὰν ποιεῖ,
40 οὕτωc γε ἡ γῆ πλείονα δεχομένη τὴν
ἀποφορὰν ῥᾳδίωc cημαίνει τοῖc κυcὶ τὰ θηρία.
εἰ δὲ ταῦ[τ]α, φανερὸν ὡc γίνονταί τινεc
ἀποφοραὶ καὶ ἀπὸ τ(ῶν) ἀλόγων ζώιων. π(ρὸc) δ[ὲ τ]ού[τ]οιc
καὶ Ἐραcίcτρατο[c] πειρᾶται κ(ατα)cκευάζειν τὸ προ[τ]ε[θ(έν)]·
45 εἰ γ(ὰρ) λάβοι τιc ζῶιον οἷον ὄρνιθα ἤ τι τῶν παρα-
πληcίων, καταθοῖτο δὲ τοῦτο ἐν λέβητι
ἐπί τιναc χρ[όνου]c μὴ δοὺc τροφήν, ἔπειτα
[cταθμ]ή[cαι] c[ὺ]ν [τ]οῖc cκυβάλοιc τοῖc αἰcθη(τῶc)
[κεκ]ενωμένοιc, εὑρήcει παρὰ πολὺ ἔλαc-
50 cον τοῦτο τῶι cταθμῶι τῶι δῆλον πολλὴν ἀπο-
φορὰν γεγενῆcθαι κ(ατὰ) τὸ λόγωι θεωρητόν.
ἀλλὰ γ(ὰρ) καὶ ἐπὶ τὸν ἄνθρωπον μεταβαίνοντεc
[ποιοῦ]νται τὸν λό(γον)· οἵ τε γ(ὰρ) πιόντεc ἀρώματα
[κ]αὶ οἱ cκορ[δ]οφαγήcαντεc ὅμοιον ἔχουcι
55 [τ]ὸ διὰ τ(ῶν) ἱδρώτ(ων) κενούμενον τοῖc π(ροc)ενη-

33-37 cf. Xen. *Cyneg.* 5. 3 || **43-51** Erasistratus: fr. 76 Garofalo 1988

31 περιcωζεcθ || 32 ειτα : ειτ p. c. || 33 post αἱροῦcι spatium vacuum || 34 ο ομβ[P^mg, suppl. D. || 37 post θῆραι spatium vacuum 37-38 cκυλα\[....]√| [κεc] : cκύλα|κεc prius scripsit P, posterius κεc delevit et in mg. v. 37 litteras aliquas addidit, sed et eas obliteravit, fort. ad priorem lectionem retinendam || 39 πληονα || 43 post ζώιων spatium vacuum   τ]ου[τ]οιc P^mg : τούτοιc D. || 44 προ[τε]θέν D. || 47 suppl. D.   επιτα || 48 [cταθμ]η[cαι] supplevi spatii gratia, [cταθμ]η[cαιτο] D.   αιcθ^η || 50 δῆλον ⟨ὅτι⟩ D.   πολ\λ/ην || 51 post θεωρητόν spatium vacuum || 53 suppl. D. || 55 κενουμ\ε/νον ex κενουμ

XXXIV νεγμένοιc, ὡc ἂν δὴ ἀποφορᾶc γεγενημέν(ηc)
κατὰ τὸ λόγωι θεωρητὸν ἀπὸ τ(ῶν) π(ροc)ενηνεγμέν(ων).
εἰ δὲ ταῦτα ἐν τῆι ἡμετέρᾳ cυγκρίcει ὄντα
ἀποφέρεται κ(ατὰ) τὸ λόγωι θεωρητὸν καὶ κατὰ τὸ αἰcθ(ητόν),
5   καὶ ἐκτὸc ὄντα ἡμῶν ἕξει cώματά τινα ἀπορ-
ρέοντα ἀπ᾽ αὐτ(ῶν). ὁ δὲ Ἀcκληπιάδηc πειρᾶται
κατ[ὰ τ]ὸν τόπον καινολογεῖν· τὰ γ[(ὰρ)] ἀρώματά φ(ηcιν)
καὶ τὰ cκόρδα τὴν ἰδίαν ποιότητα ἀποβάλλειν
ἐν τῆι ἡ[μ<ετ>]έρᾳ [c]υγκρίcει γενόμενα. εἰ γ(ὰρ) cυνέcω-
10 [ζε]ν ἐν ταῖc ἡμετέραιc cυγκρίcεcι τὰc ποιότηταc
[ἐχ]ρῆν καὶ ἡμᾶc καὶ αἰcθάνεcθαι καὶ cυναντιλαμβ(άνεcθαι)
[τῆc π]οιό[τ]ητοc αὐτ(ῶν) διικνουμένηc καθ᾽ ὅλον
[τ]ὸ c[ῶ]μα· τὰ τοιαῦτα ληφθέντα καὶ ἐξαιματω-
[θέντα κ(ατα)τ]άccεται ἐπὶ πᾶν μόριον τοῦ cώματοc
15 [± 12   ] τοὺc μυκ[τῆ]ραc· εἰ τοῦτο
[± 13   ]γενεcυ[(πάρχει)] τοῖc μυκτῆρcι
[....] π(ροc)ενηνεγμέν(ων) ὑφ ἡμῶν, ἐπειδήπερ
[....]η ποιότηc [ἐν] το[ῖ]c ἡμετέροιc cώμαcίν (ἐcτιν)·
[οὐ γί(νεται)] δὲ τ[ο]ὖτο· [ο]ὐ γ[(ὰρ)] cυναιcθανόμεθα τ(ῶν)
20 π[οιοτήτ](ων) τοῖc μυκ[τῆ]ρcι. ὅτι δὲ αἱ ποιοτη-
τεc αὐ[.....]..[.......] τῶι cώματι δὲ γενηθ()

7 sqq. cf. Arist. *Probl.* XIII 2 (907b27–33) διὰ τί τὰ δυcώδη τοῖc ἐδηδοκόcιν οὐ δοκεῖ ὄζειν; ἢ διὰ τὸ cυντετρῆcθαι τὴν ὄcφρηcιν τῷ cτόματι κατὰ τὸν οὐρανὸν πλήρηc ἡ αἴcθηcιc γίνεται ταχύ, καὶ τῆc τε ἔcω οὐκέθ᾽ ὁμοίωc αἰcθάνεται (τὸ γὰρ πρῶτον αἰcθάνονται πάντεc, ὅταν δὲ ἄψωνται, οὐκέτι, ὥcπερ cυμφυοῦc) καὶ ἡ ἔξωθεν ἡ ὁμοία ἀφανίζεται ὑπὸ τῆc ἔcω;

XXXIV 1 γεγενημεν̄ || 4 ἀποφέρεται : ται ex κ(ατα)   αιcθ || 6 post αὐτ(ῶν) spatium vacuum || 8   cκόρδα Manetti 2003 : cκόροδα D. || 9 η[.]ερα [.]υνκρίcει, corr. D. || 11 [ἐχ]ρῆν Manetti 2003 : [ἐν]ῆν D.   cυναντιλαμβ̄ || 12 legit et suppl. Manetti 2003 : [..........]υ γ(ὰρ) [ἐπὶ] λ[ε]λυμένηc D. || 13 [τ]ὸ c[ῶ]μα τὰ τοιαῦτα Manetti 2003 : non legit D. || 14 [7/8]αccε.αιεπιπαν P, suppl. Manetti 2003 : [θέντα ....]θεν D. || 15 [καὶ φέρεται εἰc] fort. supplendum || 16 [± 13]γενεcυ[.] P, fort. supplendum cυγ]γενὲc ὑ(πάρχει) : [.............] καὶ D.   in fine cι p.c. || 17]πενηνεγμενυφ P̄ : [.....]γί(νεται) ανεν[......] D. || 19 fort. [οὐ γί(νεται)] ut Manetti 2003 vel [οὐκ (ἔcτιν)] ante αιcθανομεθα nihil legit D. || 20 π[± 5]'τοιc P, suppl. ex. gr. Manetti 2003 || 21 τεc αυ[......]..[........] P : velim |τεc αὐ[ταὶ οὐχ] ὑπ[αρχουcιν, ἐν] : [τεc..........] D.   γενηθ, fort. γεν⟨ν⟩ηθ(εῖcαι) interpretandum?

..[± 7]..τὰc εἰρημένας αἰ(τίας). ὑπο-
[..]ου[.]δεγι [± 11 πρὸc τ]οῦτο δέ τιc ἐρεῖ
[.....]ουν διὰ τ(ῶν) αὐτ(ῶν) αἱ ποιότητες τ(ῶν)
λαμβανομέν(ων)
25 [ἀπ]οφαίνονται [.].μ[± 3 τ]ῆc ποιότητος
[± 4]φ.....υπ[± 4]νο[..]..c ἐν τοῖ[c] cώμαcιν
α........μ(ὲν) ληφθέντα ἀναλύετα[ι] καὶ ἀπολ-
λ[υται ἐ]ν πνεύμαcιν [ἀλ(λ') ἐπὶ] τῆι ἐπιφανε[ί]ᾳ γενη-
θέντα πάλι cωματοῦται καὶ περιcώζεται
30 [..]να προ[± 6] τοῦτον πειρῶνταί τινες
ἀντ[ιλ]έγειν φ[.....]αι φέρεcθαι μ(ὲν) καὶ ἐπὶ τοὺc μυ-
κτῆρας τούτον τὸν τρόπον καὶ ἐπὶ τὰ λοιπὰ μέρη
τ[ο]ῦ cώματο[c], .φ...ν δὲ ἐπὶ πλεῖ[ο]ν κακοῦν
τὴν αἴcθη[c]ιν καὶ κωλυτήριον γί[(νεc)θ(αι)] τῆς
35 ἀντι[λ]ήψεως τ(ῶν) ἐδεcθέντ(ων), ὃν τρόπον
καὶ οἱ βυρcοδέψαι· οὗτοι γ(ὰρ) κεκακωμένην ἴc-
χοντ[ε]ς τὴ[ν] αἴcθηcιν οὐδὲν παραπ[ο]δίζονται

23–30 similiter quidam Heracliti discipuli ap. Arist. *Probl.* XIII 6 (908a28–34)
διὰ τί, ἐάν τις cκόροδα φάγῃ, τὸ οὖρον ὄζει, ἄλλων δὲ ἐχόντων ἰcχυρὰν ὀcμὴν
οὐκ ὄζει ἐδεcθέντων; πότερον, ὥcπερ τινὲc τῶν ἡρακλειτιζόντων φαcίν,
ὅτι ἀναθυμιᾶται, ὥcπερ ἐν τῷ ὅλῳ, καὶ ἐν τῷ cώματι, εἶτα πάλιν ψυχθὲν
cυνίcταται ἐκεῖ μὲν ὑγρόν, ἐνταῦθα δὲ οὖρον, ἡ ἐκ τῆς τροφῆς ἀναθυμίαcιc,
ἐξ οὗ ἐγένετο αὕτη cυμμιγνυμένη, ποιεῖ τὴν ὀcμήν; || 36 βυρcοδέψαι: cf. ex.
gr. S.E. *PH.* II 55–56 (καὶ οὕτως ἀδύνατος εὑρεθήcεται ἡ διὰ τῶν αἰcθέcεων
μόνων κρίcιc τῶν ἐκτὸc ὑποκειμένων) ... καὶ ἡ ὄcφρηcιc ἐπὶ μὲν τῶν πολλῶν
δυcώδη ἐπὶ δὲ τῶν βυρcοδεψῶν οὐδαμῶc τὰ αὐτὰ εἶναι δοκεῖ

22 cυ[vel cτ[P [..........ἀποφε]ρομένας αἰ(τι...) ὑπο D. post αἰ(τίας)
spatium vacuum || 23]ου[.]δεγι[vel]ου[.]δεπ[in fine versus]ει sp.
vac. ἴcωc δέ τις D. || 24 [...] cυνδια [......]εc D. λαμβανομεν̄ || 25
τῆ]c ποιότητος tantum legit D. || 26] τῆς ἐν τοῖc cώμαcιν D. || 27 α........
ληφθ..τα P, fort. ἀλλὰ ταῦτα μ(ὲν) ληφθέντα : ο[.........]μ(έν)αιc φ[λεψὶ]ν
D. || 28 .[.....]υπνευμαcιν[± 3]τηιεπιφανε[.]αγενη legi et supplevi : [λυται
...........] ἐπὶ φανε[ρ]ὰ γένη D. || 29 [.]οι τα[.]λ[.]ι cωμ[...]ται D. || 30 [..]
να sp. vac. προ[± 6] P : fort. κεῖ]να. πρὸc λόγον] supplendum : [..]λα sp.
vac. πρ[ὸc μ(έν)τοι] D. || 31 ..τ[..]εγειν φ[.....]αι φερεcθαι P, qui fort. verbum
bis scripsit perperam, id est {φ[έρεcθ]αι} φέρεcθαι legendum : [ἀντι]λέγειν,
φ[έρεcθαι] D. || 32 τουτον τον τροπον P : τὸ ἀ[ναθυμια]τὸν D. || 33 litterae
incertissimae, .φ...ν P : [μηδὲν] D. || 34 γί(νεc)θ(αι) D. || 35 ἀντι[λήψεωc] D.
post ἐδεcθέντ(ων) spatium vacuum

ANONYMI LONDINIENSIS

κατὰ τὴν ὀδμήν· τὸν αὐτὸν καὶ ἀπ[ὸ] τ(ῶν) ἐδεσ-
τῶν κακουμένη αἴcθηcιc
40 οὐκ ἀντιλαμβάνεται τῆc δυ(νάμεωc) τῆc ἀπ' αὐτ(ῶν).
οὐ πιθανῶc δὲ οὐδ' οὗτοί τι ἐπιχειροῦc[ι]ν περὶ λό(γου).
ἡμεῖc δέ φ(αμεν) π(ρὸc) τὸν Ἀcκληπιάδη διότ[ι] ἡ αἴcθη-
cιc τ(ῶν) ἐν ἡμῖν οὐκ ἀντιλαμβάνεται διὰ τὸ μὴ
ὑποπίπτειν αὐτῇ ταῦτα· ὃν γ[(ὰρ)] τρόπ[ον] τὸ πεc<c>ό-
45 μ[εν]ον ἐν οἰκείωι τόπωι δεῖ (εἶναι) ἵνα πέψη<ται>
καὶ [ὃν] τρόπον τὸ ἐξαιματούμενον δεῖ ἐν οἰκείῳ
τόπωι γενέcθαι εἰc τὸ ἐξαιματωθῆναι, ο(ὕτω) καὶ
τὸ ὀδμώμενον ἐν οἰκείωι τόπωι δεῖ (εἶναι)
εἰc τὸ ὀ[c]φρηθῆναι. τὸ δὲ ἐν ἡμῖν ὑπ(άρχον) μὴ ὑπο-
50 πῖπ[το]ν τῆι αἰcθήcει εἰκότωc ἐκλανθάνει
αὐτήν· δι' ἣν αἰ(τίαν) τ(ῶν) εὐῳδῶν λαμβανομέν(ων)
[ἡ α]ἴ[cθ]ηcιc οὐ καταλαμβάνει τὰc τούτ(ων) ποιότηταc·
καὶ π(ρὸc) μ(ὲν) τὸν Ἀcκληπιάδη ταῦτα. λέγουcι

XXXV δὲ καὶ ἀποφέρεcθαι ἀπὸ [τ(ῶν)] ἡμ[ετέρ(ων)] cωμάτων
θερμότητα καὶ ὑγρότ[ητα]. κ[α]ὶ [ὅτι ἡ] θερμότηc
ἀποφέρεται, ὑπομιμνή[cκο]υcι[ν ἀπὸ τ]ούτ(ων)· τὰ

42–53 de argumento cf. Anon. Brux. 18–19 (Welmann, *Fragmente*, p. 219, 19–220, 9) sed speciales quoque vel quae in ipsis geruntur exponens ait unam esse ex corde atque eandem virtutem sensificantem, quae ad animam transmittatur, sed pro viarum diversitate fieri differentem. cum enim, inquit, in viis [suis] visalibus fuerit constituta visus perficitur, cum in audibilibus auditus, cum in odorantibus odor, cum in linguae partibus sapor, cum in toto corpore tactus. sicut enim una atque eadem cibi materia pro differentia viarum nutrimenta ministrans nunc ⟨in⟩ nervos vel arterias, nunc venas aut ossa vel musculos transit, ⟨ita⟩ immutatur sensifica virtus animae secundum accipientium viarum differentiam. (19) itaque si per omne, inquit, corpus mundae essente viae, ut in oculis sunt constitutae, per totum corpus forsitan videremus etc.

38 κατα : notam compendiariam prius scripserat post ὀδμήν spatium vacuum || 39 αἴcθηcιc [ουκαντιλαμβ͞] || 41 ⸌τι⸍ : om. D. litterae περιΛ in fine versus discernuntur, dilutae sed non deletae a P, ut videtur, fort. περὶ ⟨τοῦ⟩ λό⟨γου⟩ corrigendae : [π⟨ρος⟩αυτ⟨ον⟩] D. || 42 ημιc || 44 υποπειπτειν ταῦτα : αὐτά D. in fine corr. D. || 45 correxi : πέψη D. || 46 οικει͞ω || 48 οἰ[κείω]ι D. || 49 τό–ὑπ⟨άρχον⟩ legi : τὰ–ὑπ⟨άρχοντα⟩ D. || 50 πειπ[το]ν P : πεί[ππ]ον⟨τα⟩ D. εγλανθανει || 51 λαμβανομεν͞ || 53 post ταῦτα spatium vacuum || XXXV 2 καὶ ὡc [ἡ μέν] θερμ[ό]τηc D. || 3 [διὰ] τούτων D.

ἱμάτια ψυ<χρό>τερα περιβ[αλόμ]ε[νοι θε]ρμότερ(α)
5 εὑρίcκομ(εν) ὡc ἂν δὴ τῆ[c ἀφ'] ἡ[μῶν] ἀποφερο-
μένηc θερμότητοc [κ]αθιζούcηc τοῖc
περιβολαίοιc. καὶ μὴν [ὅτ]ι καὶ ὑγρότηc ἀποφέρε[ρ(εται)]
πιcτοῦcιν ἀπὸ τ(ῶν) ἱματίων· ξηρὰ γ(ὰρ) περιβαλλ[όμ(ενοι)]
ταῦτα καταλαμβάνομ[(εν) ἔ]νικμα· ἐξ ὧν
10 φανερὸν ὡc καὶ ὑγρότηc [κ]αὶ θερμ[ό]τηc
φέρεται ἀπὸ τ(ῶν) ἡμετέρ(ων) cωμ[άτ(ων).
καὶ π(ρὸc) ὄρθρον διαναcτάντεc [ἐ]ξ ὕ[πνο]υ [..]ι[..].
βαρυνόμενοι, τῆc π(ρὸc)...[...]τι[...]ηcαπ[
ὀρε{υ}γόμενοι. ταυτη.[...]μ[...]ωc[..]
15 μετὰ τὸ περιπάτωι χρήcαcθ[αι ..]πι
τροφῆc· τίνοc γενηθέν[το]c; δη[......]..[..]
πολλῶν διαπεφορημεν[..]ι.[6/7]..[
λόγωι θεωρητοὺc ἀπὸ τ(ῶν) ἡ[μετ]έρ[(ων) c]ω[μάτ(ων)].
καὶ οὐ μόν<ον> δὲ τοῦτο κ(ατα)cκε[υάζ]ουcιν [ἀλ(λ)' ὅτι]
20 καὶ διάφοροι ἀποφοραὶ γί(νονται) ἀπὸ τ(ῶν) ἡμετ[έ]ρ(ων)
c[ωμάτ](ων).
καὶ τοῦτο ὑπομιμνήcκουcι[ν ο]ἱ περὶ Ἀcκλ[ηπιάδη]
καὶ Ἀλέξανδρον τὸν Φιλαλήθη ὡc τ[±5] αἰc[θη-

21–29 Alex. Philal.: *AP*. 7 von Staden

4 corr. D. περιβ[± 6]ε[....] P, suppl. D.]ρμοτερ̄ ‖ 5 ωc : ω ex γ τη[vel π[P τῆ[c ἀφ' ἡμῶν] D. ‖ 6 θερμοτητοc ex θερμοτηc [ἐγκα]θιζούcηc D. ‖ 7 περιβολαιοιc : λ ex β post περιβολαίοιc spatium vacuum [μὴν ὅτι] D. ‖ 8 πιcτουcινˆ περ[ιβαλόμ(εν)οι] D. ‖ 9–10 εξ ων | φανερον (φ. p. c. ex γιαιcερον ?) P : [γενόμενα διὰ] | τὸ ὑγρὸν («primo obtutu ψοτερον» in adn.) D. ‖ 10 [κ]αι θερμ[ο]τηc P : ἐγκ]αθ[ίζουcα ἡμῖν ἀπο-] D. ‖ 11–12 cωμ[άτ(ων).. οἱ γὰρ .....] | κοι π(ρὸc) ὄρθρον] D. ‖ 12 [ἐ]ξ ὕ[πνο]υ [..]ι[..]. legi et supplevi: nihil legit D. ‖ 13 post βαρυνόμενοι, τῆc γι(νομένηc) [..]c[...]τυ[......] D. ‖ 14 ορευγομενοι (γο ex π) sic P : ὀρεγόμενοι melius quam ἐρευγόμενοι, sicut D. in adn., intelligere possis ταυτη.[P, fort. ταύτη γ(ὰρ) interpretandum : ταυ[D. ‖ 15 post περιπατωι spatium vacuum post περιπάτωι nihil legit D.‖16 γενηθεν[...] δι[D. fort. δη[λονότι] cω[μάτ(ων)] interpretandum vel δη[λονότι] ἀπ[οφορ(ᾶc) γι(νομένηc)], cf. XXXIII 20–22 ‖ 17 διαπεφορημ[(εν)..]ι.[D. fort. διαπεφορημεν[(ων) δ]ιὰ [τοὺc πό]ρο[υc] interpretandum ‖ 18 η[...]ερ[.]ω[...] P, supplevi : ὑ[..........] D. ‖ 19 corr. D. κ(ατα)cκ[ευάζουc]ιν, [ἀλ(λὰ) ὅτι] D. ‖ 20 [τ(ῶν) cωμάτ(ων)] D. ‖ 21 ὑπομιμνήcκου[cιν οἱ] περὶ [Ἀcκληπιάδη] D. ‖ 22 [ὅτι τὰ αἰcθη-] D.

τῶc κενούμενα διάφορά (ἐcτιν) καὶ [.].... [± 5]
θεωρητὸν ἀποφερόμενα δια[3/4].[± 4].[..]
25 ὅτι δὲ τὰ αἰcθητῶc κενουμ[± 8   ].α
τέ (ἐcτιν) καὶ ποικίλα, ὡc δῆ(λον)· τί δεῖ καὶ λέγειν; [± 6] ...
καὶ ὑγρά. καὶ τ(ῶν) ὑ̅[γ]ρ(ῶν).[3/4].ι..[
ἃ μ(ὲν) γ(ὰρ) διὰ cιάλων [± 6]αι[± 9   ]ουcγι()
ἃ δὲ διὰ {μη} μήτραc.ὡc ἐπὶ γυ[± 8   ]του[..]
30 ον, ἃ δὲ δι' ἱδρώτ(ων), πάντα δὲ τ[αῦτα δ]ιαφέρον[τα].
καὶ ἐφ' ἑνὸc δὲ τούτ(ων) κατ' ἰδίαν δια[± 9   ].
ἐπὶ γ(ὰρ) τ(ῶν) οὔρ(ων) ἃ μ(έν) (ἐcτι) παχέ{ι}α, ἃ δὲ λεπ[τὰ]
κ.τ[..].ουc
ἃ δὲ χολώδη καὶ ἃ μ(εν) τοιάcδε [ὑποc]ταcειc [ἔ]χον(τα)
ἃ δὲ τοιάcδε ἃ δὲ οὐδ ὅλωc ὑφιc[τάμενα], καὶ ἃ μ(ὲν) ἐ[π]ι-
35 νέφελά (ἐcτιν) ἃ δ' οὔ, ὡc ὁμοίωc δ[ὲ καὶ ἐπ]ὶ τ(ῶν) ξηρῶν
τῶν κενουμέν(ων) κα[ὶ] τ(ῶν) ἄλλων [± 5 ε]ὶ γ(ὰρ) ταῦτ[α]
αἰcθ(ητῶc)
κενούμενα διαφέροντ[ά] (ἐcτιν), δῆ[λον ὅτ]ι καὶ [τὰ κ(ατὰ)] τὸ
λόγωι θεωρητὸν ἀπενεχθηcο[.....]..ει[
ἀπενεχθήcεται. ἑπομένωc [δὲ] τ[...]cφ[± 5] αἴ(τια)
40 διαφέροντα καὶ τοῦτο cαφὲc ἐπὶ [γε] τ(ῶν) [ὑγ]ρ[ῶν]

23 (ἐcτιν) [καὶ κ(ατὰ) τὸ λό(γῳ)] D. ‖ 24 δια P : οἷα D. ‖ 25 κενού[μ(εν)α διάφορά] D. ‖ 26 \ωc δη/ P, fort. ὡc δῆ(λον) interpretandum, vel \ωc απ/ P, fort. ὡc ἀπ(εδείξαμεν) interpretandum; post hoc τί δεῖ καὶ λέγειν; [± 6]... legi : \ὡc ἀπ/(ε)δεί[ξ]αμεν [δῆλον· (ἐcτι) γ(ὰρ) ξη]ρὰ D. ‖ 27 post ὑγρά spatium vacuum   καὶ τ(ῶν) ὑ[γ]ρ(ῶν).[3/4].ι..[P : καὶ [ἄλλη] (ἐcτὶν) [διαφορὰ κ(ατὰ) τοὺc τό]πουc· D. ‖ 28 in fine legi dubitanter : [κενοῦται] ἃ δ[ὲ διὰ ἀποπάτ](ων) D. ‖ 29 ἃ δὲ διὰ μηνιαι[ίων D. fort. ἐπὶ γυ[ναικῶν supplendum ‖ 30 τ[± 4]ιαφερον[ ] P, supplevi : ἀπ[ὸ δ]ιαφόρων [τόπων] D. supra]ιαφερον[dispexi litteras incertas, \]οτου[⸌? ‖ 31 δια[± 9]. P, fort. δια[φέρει αὐτο]ῦ intelligendum : τα[ὑτὸ ὑπ]ολ[άβο]ιc [ἄν] D. ‖ 32 corr. D. κ.τ[..]\./ουc P : μᾶλ[λον] D. ‖ 33 τοιαcδε [....].αcε..[.].ον- P, ut videtur, supplevi : προcδ[εχόμ(εν)α το]ιάcδ[ε ὑποcτ]αc[ειc] D. ‖ 34 suppl. D. [ἐπι-] D.‖ 35 post οὔ spatium vacuum ‖ 36 α.ταλλων [5/6]ιγταυτ[.]αιc⁸ P, supplevi ex. gr. : γὰρ αμ[......] γ(ὰρ) [α]ὐτ(ων)ν αἰcθ(ητῶc) D. ‖ 37 δη[± 4]ικαι[.. (.)]το P, supplevi ex. gr. : δι[..... κ(ατὰ)] τὸ D. ‖ 38 απενεχθηcο[.....]..ει[P : ἀπενεχήcε[ται D. ‖ 39 post ἀπενεχθήcεται spatium vacuum [δὲ τούτοι]c φ[(αcιν) καὶ τὰ] αἴ(τια) D. ‖ 40 cαφὲc, c (alt.) ex ι ἐ[πὶ τ(ῶν) τε ὑγρῶν] D.

καὶ ξηρῶν· τοῦτο δὲ ἐπὶ τ(ῶν) ὑγρ[ῶν ± 4].τ[± 5].
καὶ ποικίλα, δῆλον ὅτι καὶ διαφε[± 3]ϲι[± 5].ε
ται καὶ π[ο]ικίλα. κ[α]ὶ μὴν ἀπ[± 5] τ(ων) τ[± 5]ν
ἀποφορὰ γί(νεται) καὶ ἀπ' ἐγκε[φάλ]ου ἀποφε[± 6]α[± 6]ωϲ
45 δὲ καὶ ἀπὸ νεύρ(ων) ὀϲτῶν π(ροϲ)τα[± 5].υ[± 5]
εἴπερ δὲ μὴ ἔτι ἀπ' αὐτ(ῶν) ἀποφορ[...] οὐκ [± 7]τρε[± 5]
ἢ τροφῆϲ ἐδεῖτο· εἰ δὲ τοῦτ[ο ± 5].τερ[± 5]
μέρουϲ διάφοροϲ (ἐϲτιν) ἡ αποφο[ρ]ὰ [± 4]οιμ[± 2 ἀπ]ὸ
παντὸϲ δὲ μέρουϲ γί(νονται) ἀποφορ[α]ὶ α[± 3]οϲ[± 5]
50 ὅπερ (ἐϲτὶν) ἀδύνατον [..]ταν..[± 6]ϲ[5/6]
ἂν γένοιντο. ἐπεὶ γ(ὰρ) δυναμ[6/7] (ἐϲτιν) υ[
τοῦτο κ(ατὰ) τὴν φανταϲίαν .[± 4]..[..]..[± 5]
περὶ τὸ αἷμα πολλαὶ γενήϲονται [ἀποφορ]αὶ ἀπ[ὸ] αὐ-
τῶν. τῶι μ[(έν)]τοι [γ'] Ἀλεξάνδρ[ῳ οὐκ ἀρέϲ]κει [τοῦ]το
XXXVI ὁπωϲοῦν· ο[ἷο]ν γ(ὰρ) φ(ηϲίν) (ἐϲτιν) τὸ αἷμα κ(ατὰ) τὴν
φανταϲίαν,
τοιοῦτο καὶ κ[(ατὰ) τ]ὴν δύ(ναμίν) (ἐϲτιν) ἁπλοῦν τι καὶ
μονοειδέϲ.
νωθρὸν δ' (ἐϲτίν)· [ο]ὗτοι γ(ὰρ) ὀρθῶϲ ἔχει· καὶ γ(ὰρ) παρὰ
τὰ[ϲ] δυνάμ[ει]ϲ (ἐϲτὶν) [δ]ιάφορον τὸ αἷμα καὶ παρὰ

XXXV 53–XXXVI 2 Alex. Philal.: *AP*. 8 von Staden

42 δηλονοτικαιδιαφε[± 3]ϲι[± 5].ε ut videtur P, velim διαφέ[ρου]τα [ἀποφέ]ρε- vel similia : αὐτῶν, ὅτι καὶ δια[.....]αϲ- D. ‖ 43 post ποικίλα spatium vacuum ἀπὸ [...]τ[...]ν D. : ἀπὸ [τ(ῶν) ἀρ]τ[ηριω̃]ν Beckh-Spät p. 55 n. 7 ‖ 44 ἀπ' ἐγκ[ε]φ[άλου Beckh-Spät p. 55 n. 8 : ἀπὸ γυ[.]ρ[..]υ ἀποφέ[ρεται δι]α[φερόντ]ωϲ D. in fine versus supplere possis [ωϲ ὁμοί]-ωϲ ‖ 45 π(ροϲ)αι[.....]ένω[ν] D. : π(ροϲ)έτ[ι δὲ κ(αὶ) ἀδ]ένων Beckh-Spät p. 55 n. 8 ‖ 46 μη ετι P : καιϲ[.[.]αι D. ⟨αποφορ[...]⟩]τρε[(vel]ηρθ[) P : ⟨ἀποφο[ραὶ]⟩ οὐκ [.....] γί(νονται), ε[ἴπερ] D. ‖ 47 η τροφηϲ εδειτο P : ἡ τροφὴ [αἷμα] D. [± 5].τερ[(vel].υει[) P : [οὕτωϲ ἔ]χει, [καὶ ἀπὸ] D. ‖ 48 διαφοροϲ / η αποφο[.]α [± 4]οιμ[± 4]ο P : δι[αφέρουϲαν] ἀπο[φοράν....] ειν. [ἀπ]ὸ D. ‖ 49 μ[έρουϲ γι(νόμεναι)] ἀποφ[ορα]ὶ α[...]ιϲ[....] D. ‖ 50 post ἀδύνατον, [.]του [..........] D. ‖ 51 επει γ᾽ δυναμ[6/7] / υ[P : [.....] γ(ὰρ) δυναμ[...](ων) τ(.......) D. ‖ 52 post φανταϲίαν spatium vacuum ‖ 53 πολλαι P : τοι και D. [± 6]αιαυ(vel π[.]αυ P, supplevi ex. gr. : [.]ωϲ[..]αι αυ[..] αυ- D. ‖ 54 τωιμ[(εν)]τοι[.]αλεξανδρ[± 7]κει[...]το P, supplevi ex gr. : καὶ [κ(ατ')] Ἀλέξανδρ[ον λό(γωι) ἐλέγ]χει [τοῦ]το D. ‖
XXXVI 3 [ο]υτοι P : [..]υτα D. ‖ 4 τὴν δύναμιν Kenyon ap. D.

5 τὴν κατ[εργαcίαν τῆc] τροφῆc. ταύτῃ δὴ διάφορον
[τὸ] τ[(ῶν)] ἀθλ[ητῶν πα]ρὰ τὸ ἐπὶ τ(ῶν) ἰδιωτ(ῶν)·
τὸ μ(ὲν) γὰρ
λεπτότερον, τὸ δὲ τ(ῶν) ἐναντίω<ν> παχύτερον.
ἐπεὶ δ' οὖν διά[φορ]ό[ν] (ἐcτιν) τ(ῶν) ἐν ἡμῖν τὸ προκείμενον,
διάφοροι γένοιντ' ἂν καὶ ἀπ' αὐτοῦ αἱ ἀποφοραί.
10 ὅτι δὲ καὶ παρὰ τὴν τῆc τροφῆc κ(ατ)<ε>ργαcίαν διά-
φορον ἂν γένοιτο τὸ αἷμα καὶ ἑτεροῖον κατ[ὰ] τὰc δυ(νάμειc),
οὐ χρεία
πολυλογίαc· ἡ γ(ὰρ) τροφὴ ληφθεῖcα πρ[ώ]τ[η]c κατεργαcίαc
τυ[γχ]άνει ἐν cτόματι καὶ διαφόρου γε τα[ύ]τηc. εἰ μ(ὲν) γ(ὰρ)
με[ἰ]<ζόν>ωc λεανθε[ί]η εὐοδήcει μᾶλλον [εἰc π]έψιν τε
15 καὶ [τρῖ]ψιν, [ε]ἰ [δ'] ἐπὶ [ὀλίγ]ον ἀπολεαν[θ]είη, κακόχ(υμα)
ἂν καταcκευάcαι [καὶ τ]ὸ αἷμα καὶ τοὺc [χ]υμοὺc
και[...] αυτα δι[ὰ τ]ὸ πολὺ φλεγματῶδ[εc π]εριέχειν.
[κ(ατὰ) δὲ το]ὺc Ἐραcιcτρατ(είουc) τἄμπαλιν δοκεῖ [ἄλ]λην ἐκεῖ
λείωc[ιν] ὡc παρὰ τὴν ἐν τῶι c<τ>όματι κα[τερ]γαcίαν·
20 διαφόρ[ο]υ <γ(ὰρ)> ὑπ(αρχούcηc) διάφορον καταcκευάζεται
τὸ αἷμα κ(ατά) τε δύ(ναμιν)
κα[ὶ χρῶ]μα. [ἐ]πεὶ τοιγάρτοι διάφορόν (ἐcτιν) [τὸ] αἷμα,
διάφοροι
καὶ [κατ]ὰ τὸ λόγωι θεωρητὸν ἀποφοραὶ ἀπ' αὐτοῦ

18-19 cf. [Gal.] *Def. med.* (XIX 372, 14-373, 1 K.) (τὰc πέψειc τῆc τροφῆc φαcι γίνεcθαι) ... Ἐραcίcτρατοc δὲ τρίψει καὶ λειώcει καὶ περιcτολῇ τῆc γαcτρὸc καὶ ἐπικτήτου πνεύματοc ἰδιότητι

5 suppl. D. post τροφῆc spatium vacuum ‖ **6** [..]τ[.] P, supplevi : [τὸ ἐπὶ τ(ῶν)] D. longius ‖ **7** correxi : ἐναντί[ων] D. ‖ **8** (ἐcτιν) ⟨παρὰ τὴν διαφορὰν⟩ coni. D. in adn. ημιν : ν p.c. ‖ **9** versus brevior ‖ **10** correxi : κ(ατ)εργαcίαν D. ‖ **11** ⟍και⟋ ‖ **13** [ταύτη]c D. ‖ **14** με[.]ωcλεαν..(.)[.]ηευοδηcει P, με[ἰ]⟨ζόν⟩ωc correxi : [μ....] λεαι[....]ηειcδηcει D.]ψιν τε D. ‖ **15** καὶ [...]ψιν .ι[.] επι [....].ν απολεαν[.]ειη κακοˣ P, supplevi : καὶ [..]ψιν [....]ν ἀπολεαιν[....] κακοˣ D. κα-κοˣ P, etiam κακόχ(υλα) intelligere possis ‖ **16** κατεcκευαcετ[vel melius καταcκευαcαι[P : καταcκευα[.]ει D. ‖ **17** [......] αιμ δι[..] τοῦ φλέγματοc [..πε]-ριέχειν D. ‖ **18** in initio versus [... τοῖc δ]ὲ D., longius [± 5]..εραcιcτρατανπα-λιν ut videtur P, recte interpretavit D. **18-19** [ἄλ]λην ἐκεῖ | [γί(νεc)θ(αι) εἰκό-τ]ωc D. ‖ **19** supplevi et correxi ‖ **20** correxi : διαφ[όρου γ(ὰρ)] D. ‖ **21** κ[αὶ χρῶμα sp. vac. ἐ]πεὶ D. ‖ **22** post καὶ add. ⟨αἱ⟩ Hackforth ap. Jones

αν.[...]..ι.[. κ]αι παρὰ τὴν ἐν τῆι κοιλίαι δὲ κατερ-
[γ]α[cίαν διά]φορο[ν ἄν] γένοιτο τὸ αἷμα· διὰ δὴ τοῦτο καὶ
25 διὰ [κοι]λίαν κένωςιν ποιήcαιτο. ὡc ἐπὶ τ(ῶν) ἄλλων
[δὲ c]ωμάτων ταὐτὸ ἄν τιc εἴποι· καὶ γ(ὰρ) παρὰ τὰc δια-
θέc[ε]ιc καὶ παρὰ [τ]ὰc [φο]ρὰc καὶ κινήcειc διάφοροc
ἡ ἀποφορά. καὶ ἐπ[ὶ] μ(ὲν) γ(ὰρ) ἄλλων cωμάτ(ων),
ἀρτηριῶ(ν)
καὶ φλ[ε]β[ῶν κ]αὶ ἄλλων, κοινότερον εἰπεῖν, διαφορ(ὰν)
καταλ(είπουcι)
30 ....[± 6]υτ(ων) διάφοροc γενήcεται. ὅτι δὲ
καὶ [κατὰ τὰc κ]ι[νή]cειc διάφορα γί(νεται) τὰ cώματα
[φανερόν· οἱ] γ(ὰρ) κι[νη]τικώτερον βιοῦντεc
[θερμό]τερα ἔχουc[ι]ν τὰ cώματα καὶ διὰ τοῦτο
πλείονα τὴ[ν] ἀποφοράν, οἱ δὲ ἰδιῶται τοὐναν-
35 τίον. ἐπεὶ γ(ὰρ) παρὰ τὰc ὥραc ταὐτὸ κ(ατα)cκευάζο(υcιν)·
[ὅτι ἐν μ(ὲν)] τῆι [θ]ερείᾳ δι[ὰ] τὴν ὑπέρμετρον θερμαc(ίαν)
[εὐρ]υνάμενοι οἱ π[ό]ροι πλεῖον κενοῦc<ι> τῷ
[λ]επτυνόμενα τὰ παρακείμενα καὶ ῥευcτικ(ὰ)
[κατα]cκευαζόμενα [κ]ενοῦcθαι κατά τε τὸ αἰcθητὸ(ν)
40 [καὶ] κ[(ατὰ)] τὸ λόγ[ωι θ]εωρητ[ό]ν. κ(ατὰ) μ(έν)τοι
γε τὸν χειμῶ-
ν[α τὸ ἐ]ναντίον. ἐ[κ] τ[ού]τ(ων) τοιγ(άρ)τοι φανερὸν ὡc

23 αν.[...]..ι.[..]αι P : [γίνοντ]αι sp. vac. [κ]αὶ D. ⟨ἐν⟩ perperam D. 23–
24 κατερ|[γαcίαν διά]φορ[ον ἄ]ν D. ‖ 25 ποιηcαιτο sp. vac. ὡc P : ποιῆcαι
[ἔ(cτιν)] sp. vac. καὶ D. ‖ 26 [.....]μάτων D., velit διαιτη]μάτων vel [δὲ
cω]μάτων in adn. τατο P : τοῦτ' D. 26–27 δια|[γωγὰc] D. ‖ 27 κει-
νηcειc διαφορᾶc D. ‖ 28 η αποφορα P : [τ(ῶν)] ἀποφορ[(ῶν) γί(νεc)
θ(αι)] D. επ[.]μγ P : δὲ τ(ῶν) D. ‖ 29 φλεβ[ῶν καὶ ὑμέν]ων D. διαφορ̄
(vel διαφερ̄) P κατα^λ P^{mg}, καταλ(είπουcι) interpretavit D., vel κατὰ λ(όγον)
intepretare possis ‖ 30 fort. ὥcτε [ἀπὸ τοιο]ύτων (scil. ἀποφορῶν cf. v. 28)
supplere possis ex. gr. : [ἢ αἰ(τία) τῆc τού]τ(ων) διαφορᾶc D. post γενήcε-
ται spatium vacuum ‖ 31 ...[± 8]ει[..]cειc P : suppl. D. ‖ 32–33 suppl. D. ‖
33 ἔχουcιν D. ‖ 35 post τιον spatium vacuum minimum επιγ(αρ) P : ταῦτα
γ(ὰρ) D. τατο κ̄cκευαζο̄ ‖ 36 [± 6]τη[.]ερεια P, supplevi ex.gr. : [.....]
τι[...]ι[.]ερεια D. θερμα^c ‖ 37 supplevi ex. gr. : [.....]μεν [.....]ροι πλεῖον κε-
νοιc τῶι D. : τότε μὲν γὰρ οἱ πόροι κενοῦc⟨ι⟩ τῶι D. in adn. κενουcκαι
prius scripsit P, ut videtur, deinde τωι ex και correxit ‖ 38 ῥευcτικ^ ‖ 39 \τε/
αιcθητ° ‖ 40 post θ]εωρητ[ό]ν spatium vacuum χιμω ‖ 41 [να ἧccον. ἐκ
τούτ](ων) D.

[γί]νονται [πολ<λ>]α̣ὶ ἀποφοραὶ κ(ατὰ) τὸ λόγωι θεωρητὸν
κ̣[αὶ δ]ι̣άφορ̣[οι] α̣ὐ̣ται. ὥ[c]περ δὲ κ(ατὰ) τὸ λόγω̣[ι
                                          θε]ωρ(ητὸν)
κ[αὶ] κ(ατὰ) τ̣ὸ̣ αἰc̣[θητ]ὸ̣ν διάφορα καὶ ποι<κί>λα ἀποφ[έρετα]ι
45 [ἀφ'] ἡμ[ῶν], ο̣(ὕτως) καὶ κατὰ τὸ αἰcθητὸν εἰcκ[ρίνε]ταί
[τινα εἰc] ἡμᾶ̣c̣ καὶ κατὰ τὸ λόγωι θεωρητόν.
κ̣[...]αυμ[.]c̣τοι̣ καὶ Ἡρ(όφιλοc) καὶ Ἀcκληπιάδηc
διά τ[ἰ]νοc ὑπομνήcεωc τοιαύτηc· ἡ φύcιc – φ(αcὶ) –
τ[ηρ]ητικὴ κ[α]θέcτηκεν τοῦ τε δικαίου καὶ
50 τ[ο]ῦ̣ ἀ̣[κ]ο̣{υ}λούθου. ἐπεὶ γ(ὰρ) ἀπεκρίνετό τινα κ(ατὰ) τὸ
αἰcθητόν, ὡc ἐδείχθη, καὶ κ̣ατὰ λόγωι θεωρητὸν
δὲ ἀπ̣[έφ]ε̣ρ̣ετο̣ καὶ διάφορα, ὡc καὶ τοῦτ̣[ο] κατεcκευάκαμ(εν),
                                                  τὸν
αὐτὸν τρόπον καὶ κ(ατὰ) τὸ λόγωι θεωρητὸν καὶ
κ[α]τ̣ὰ̣ τ̣ὸ̣ αἰcθητὸν διάφορα εἰcκριθήcεται εἰc
55 ἡμᾶc. καὶ ὅτι μ(ὲν) εἰcκριθήcεταί τινα κατὰ τὸ λόγῳ θεωρ(ητὸν)
πρῶτον ἀπὸ (τῶν) δυνάμεων τ(ῶν)
[κατὰ φ]ά̣[ρ]μακα ἔξεcτι cκοπεῖν καὶ †ατωντι

---

47 Ἡρ(όφιλοc): testimoniis addendum novum ‖ 56 sqq. cf. Anon. Brux. 32 (in Wellmann, *Fragmente*, p. 229, 5–6) quod etiam per totam corporis superficiem seu cutem respiratio fiat, manifestum est ex eo quod medicaminum atque unguentorum virtutes usque altiora viscera perveniant

42 [γί]νονται [πολ(λ)]α̣ὶ legi et supplevi, [........] μ(ὲν) D. ‖ 43 κ[...]ι..ορ[...] αυται P : [........] οὖται (sic) D. post αὖται spatium vacuum θε]ωρ̄ ‖ 44 κ[αὶ κ(ατὰ) τὸ αἰcθητ]ὸν D. corr. D. ἀπο[κρίνεται]ι D. ‖ 45 [ἀφ' ἡμῶν οὕ]τωc D. ‖ 46 [± 7] P, supplevi ex. gr. : [διάφορα εἰc ἡμᾶc] D. ‖ 47 .[..].αυμ[.]c̣τοι (vel .[..].ουτ[.]οcιοι) P : κ[αὶ θ]αυμ[α]c̣τοὶ vel peius θ]αυμ[ά]c̣ιοι suppleverim καιηρ() – η, non π, clare dispicere potes – καὶ Ἡρ(όφιλοc) interpretavi, de compendio cf. XXXI 26 : ἅ[περ] τ[ε]τό[π]αcται καὶ πρ(ότερον) D., perperam, quod numquam prius Anonymus rem disputaverat ‖ 48 φ(ηcίν) D. ‖ 50 corr. D. post ἀ̣[κ]ο̣{υ}λούθου spatium vacuum minimum ‖ 51 κατὰ \τὸ/ D., fort. κατὰ (τὸ) corrigendum θεωρητο⁰ ‖ 52 δεαπ[..]ερετο‧και διαφορα‧ legi et supplevi : [δέ[δοκ]ται \καλῶc/ D. ‖ 55 post ἡμᾶc spatium vacuum εἰcκριθήcεταί : εἰc- ex ἀπο-? λογ^ω θεωρ̄ ‖ 56 [l..]δη[..]..υ̣] πρωτον P : εἰc ἡμᾶc (ex ενημιν corr.) πρῶτον D. ‖ 57 post cκοπεῖν spatium vacuum 57–58 καιατῶν ἢ | καπν(ῶν) D. : καιατωντι (vel κατα των τι)| μαπατ (vel ναα τουτ´, μαητ, μαηγ) incertissime P : fort. litterae prave scriptae pro καὶ α' τῶν μα|λαγμάτ(ων) ad claudendam sententiam vv. 55–57

μαπατ(ων)†. καὶ καταπλάσματα ἐπιτιθέμενα
XXXVII τῆι ἐπιφανεί[αι ὅ]τ<ε μ>ὲν διαλύει τὰ ὑποκείμενα
ὅτε δὲ διαφορεῖ, ἄλλοτε δὲ ἐπισπᾶται· τίνος γινο-
μένου; οὐ μόν<ον> τῆς δυνάμεως τῆς τ(ῶν) φαρμάκ(ων)
τῆι ἐπιφανεί[αι] π(ρος)καθιζού[ς η]ς, ἀλ(λὰ) καὶ εἰς β[ά]θος
5 ἄχρι τοῦ αἰ(τίου) διοδευούσης διὰ τ(ῶν) λόγωι θεωρητ(ῶν)
πόρων τοῦ ςώ[μα]τ[ο]ς· [ἐ]ξ ὧν [φα]νερὸν ὡς καὶ κατὰ
<τὸ> λόγωι θεωρητὸν εἴςκρισις γί(νεται) εἰς ἡμᾶς. καὶ μὴν
καὶ κ(ατὰ) τὸ αἰσθητ[ὸ]ν εἴςκρισις γί(νεται)· ὃ γ(ὰρ)
[δ]ύναται τὸ ἐ[λ]α-
τήριον εἰσκριν[ό]μενον εἰς [τὸ ς]ῶ[μα] ποιεῖν, τὸ
10 αὐτὸ καὶ ἔξω[θ]εν ἐπιθ[έ]μενο[ν ἐ]ργάζετ[α]ι.
καὶ εἰσκρινόμενον μ(ὲν) καὶ ἄνω καὶ κάτω κα-
θαίρει ὑδατώδη τε καὶ χολώδη καὶ πᾶν τὸ παρ' ἄλ(λων).
διὸ καὶ δοκεῖ ἐνεργέστατον παντὸς καθαρτικ(ὸν) (εἶναι)
τὸ ἐλατήριον· ἕ[κ]αστον μ(ὲν) γ(ὰρ) [τῶν κ]αθαρτικῶν
15 ἕν τι ἀποτελεῖ ἀ[ποτ]ετελεσμ[(έν)ον, τοῦ]το δὲ πάντα
ὅσα καὶ τἆλλα, κ[αὶ] γ(ὰρ) ἐλάχις[τον] α[ὑ]τ[ο]ῦ ληφθὲν
οἷον ἡμιωβέλιον. ὁ μ[ὲν οὖν] ἐλ[λ]έβορος χο[λ]ώ-
δη καθαίρειν καὶ ὁ μ(ὲν) λευ[κὸ]ς [ἄν]ω κινεῖν,
ὁ δὲ μέλας κάτω. ἢ τὰ ςκ[αμ<μ>]ώνια ὑδα-

XXXVII 7–20 elaterium, helleborus et scamonea comparantur in Arist. *Probl.* I 41 (864a3–5) ‖ **8 sqq.** ἐλατήριον: cf. Dsc. IV 150, immo 150.5 (p. 295, 15–16) ἡ δὲ τελεία δόςις ὀβολὸς εἷς, ἐλαχίςτη δὲ ἡμιβόλιον ‖ **18** ἐλλέβορος λευκός: cf. Dsc. IV 148 (p. 290, 3)   **18–19:** helleborus albus et niger comparantur in [Alex. Aphr.] *Suppl. Probl.* 2.126 ‖ **19** ἐλλέβορος μέλας: cf. Dsc. IV 162 (p. 306, 13); σκαμμώνια: cf. Dsc. IV 170 (p. 318, 1)

58 καταπλάσματα P : καταπλασμοῦ ἃ perperam D. ‖ **XXXVII** 1]ταν vel] τεν P : corr. D. ‖ 2 διαφορεῖ : δ ex ι [ἐπ]ιςπᾶται D.   2–3 τίνος | γινομένου D. ‖ 3 corr. D.   τῆς P : αἰ(τίας) [ὑ(παρχούςης)] D. ‖ 4 π(ρος)καθιζ[ούςη]ς D. ‖ 5 τοῦ αἰ(τίας) D., qui adnotavit «αἰτίας compendio perspicuo, sed dubito an otiose scripserit P, cf. v. 29» ‖ 6 ςώ[ματος sp. vac. ἐξ] D. ‖ 7 corr. D.   εἴςκρισις : c alt. p.c.   post ἡμᾶς spatium vacuum ‖ 8 [δ]ύναται om. D., cf. Manetti 1986 ‖ 9 τὸ ςῶμα legit D.   ποιεῖ{ν} D. ‖ 10 ἐπι(τι)θέ[με]νον D.   ἐ]ργάζ[ετα]ι D. ‖ 12 αᾆ ‖ 13 καθαρτικ ‖ 14–15 suppl. D. ‖ 16 κ[αὶ] : an κ[ἂν] supplendum?   ελαχις[τον] α[υ]τ[ο]υ P : αλλεισι[..]α[..]ου D. ‖ 17 post ἡμιωβέλιον spatium vacuum ‖ 18 κεινειν ‖ 19 post κάτω spatium vacuum ἢ : [καὶ] D.   ςκ[αμ]ωνεια ut videtur P, correxi

20 τώδη καθαίρει. ἐκ τούτ(ων) τοιγ(άρ)[τοι] καὶ τ(ῶν) τούτοις
παραπλησίων φανερὸν ὡς τὰ μ(ὲν) [ἄ]λλα τὰ προ-
κείμενα ἔν τι δύναται, τὸ δὲ ἐ[λα]τήριον
πολλά. ἀλ(λὰ) γ(ὰρ) καὶ ἔξωθεν ἐπιτιθ[έ]μενον ταύ-
τὰ δύναται· ἀναληφθέν γε τοι <ἐπὶ> ῥιν[ῶ]ν ἢ καὶ ἐπι-
25 τεθὲν ἐπὶ τοὺς τ(ῶν) νηπίων [ὀμφ]αλοὺς ὁτὲ μ(ὲν) ἄνω
καθαίρει, ὁτὲ δὲ κάτω, καὶ νῦ[ν μ(ὲν)] χ]ολώδη, νῦν
δὲ ὑδατώδη· τίνος γινομ[ένου; δ]ηλονότι
τῆς δυνάμεως τῆς [το]ιούτου δι[ι]κνουμένης
ἄχρι τ(ῶν) ὑγρῶν τούτ(ων) διὰ [τ(ῶν λό]γωι θεωρητῶν
πόρ[ω]ν.
30 καὶ μὴν καὶ ὁ λευκὸς ἐλλέβορος [ἀ]ποθυμιώμε-
νος γυναιξὶ ἀγωγὸ[ς] γί(νεται) τ(ῶν) καταμηνίων διὰ τὴν
αὐτὴν αἰ(τίαν). εἶτα καὶ οἱ εἰλυ[όμε]νοι καὶ κα-
ταλυομένας ἔχοντε[ς τ]ὰς δυνάμεις
ῥώννυνται ταύτας θέμενοι π(ρὸς) ἀτμῶι. κἀνταῦ-
35 θά φ(ασιν), ὡς λόγος ἔχει, Δημόκριτον [ἀ]σιτήσαν[τ]α
τέσσερας ἡμέρας πρὸς τῶι ἀναιρεῖσθαι γί(νεσ)θ(αι)
καὶ αὐτὸν παρακλ[η]θέντα π(ρός) τ[ι]ν(ων) γυναικ(ῶν)
ἐπιμεῖναι ἡμέρας τι[ν]ὰς ..[...]αμ.ι ἵνα
μὴ γένωνται ἀμύητ[ο]ι· ἔτυχ[εν γὰρ] κ[ατ]ὰ

24 ⟨ἐπὶ⟩ ῥιν[ῶ]ν: cf. ex. gr. Dsc. IV 150.7 (p. 296, 10); Orib. *Coll.* XIV 45.2 (*CMG* VI 1.2, p. 217, 17) || **32–46** *CPF* I.1, 43 7T || **34–46** Democritus: 68A 28DK, cf. 68A1, 43 DK (D. L. IX 43 = Suid. Δ 448 = Hermipp. fr. 31 Wehrli;

20 καθαίρειν D. || 23–24 τα|τα || 24 τοι.ριν[.]ν ut videtur P, sed ante ρ signum ut serpens dispicitur, fort. pro ἐπί? : ἀπὸ ῥιν[(ῶν)] D. || 25 ο\τε/ αν^ω || 28 [1/2]ιουτου P : [κατὰ] ταῦτα D. : an [κ(ατα)]τούτου? || 32 post αἰ(τίαν) spatium vacuum ειλυο[..]νοι P, supplevi (fort. ἐκλυόμενοι corrigendum): εἰλυ[σπώμε]νοι suppl. D. Manetti 1992, longius 32–33 κα|τα[λε]λυ\ο/μενας || 34 θεμενοι ut videtur P : ὁς[μώμ]ενοι Manetti 1992, longius ος[....] ἄρτ(ων) [...] ὀδμαί D. 34–35 καντάυ|θα p.c.: prius και|τα scripsit P, dein correxit, additis litteris ταυ post καν (ν p.c.) in mg. dextro v. 34 et θ supra τ scripto in initio v. 35 || 35 φ(ασιν) melius quam φ(ησιν) ut D. [ἀσιτή]σαντα D. || 36 τέσσαρας D. ημερα[ν][ς] P || 37 γυναι^κ || 38 .. [...]αμ.ι, fort. ἐν [δυν]άμει legendum : [ἐν τῷ βίῳ] D. || 39 ἀμύητ[ο]ι – κ[ατ]ὰ legi, cf. Manetti 1986, 1992 : ταύ[ταις δυ]στυχ[ῶς τὰ κα]τὰ D. ἔτυχ[εν (cf. XXI 25) supplevi spatii gratia

40 κείνουc τοὺc χρόνο[υ]c θε[cμοφόρια ποι]ού-
μενά - φ(αcιν) αὐτὸν ἀπομόcαι [καὶ] κελεῦcαι κο[μ]ίζειν
[αὐτῷ θ]ερμοὺc
ἄρτουc καὶ τούτουc κατα[........]..αιτουτο
καὶ ὁ Δ[ημόκριτ]οc ἐπι-
cπαcάμενοc τὸν ἀπὸ τοῦ ἄ[ρτου ἀτμὸ]ν ῥών-
45 νυταί τε τὰc δυνάμειc κα[ὶ] .[..]αμ[..]νει λοι-
πόν. ἐπεί τε ὑδάτιον καὶ τὴν λε[± 5]ν τρο[φ]ὴν
καὶ οὕτωc διεξαρκ..[± 9 ε]ἴποιμ(εν), ὡc
καὶ διὰ τ(ῶν) λόγωι θεωρητ[(ῶν) πόρων] ἡ εἴcκριcιc
γίνεται εἰc ἡμᾶc. καὶ ἀπὸ τ(ῶν) [ἐπιφαν]ειῶν δὲ
50 τοῖc ἡμετέροιc cώμαcι π[(ροc)]ίcτατ[αι] τὸ †προκει[[μενο(ν)]]†
καὶ γ(άρ) φ(αcιν) τὸ καcτόρειον π(ροc)τιθέμενον τοῖc
μυκτῆρcιν ἐνίοτε ῥώννυcι τὰc δυ(νάμειc) διικνου-

FGrHist IVA 3, n° 1026, F 66 Bollansée) et 68A 29DK (Ath. II 46e–f); Cael. Aur. *Cel.* II 37 (*CML* VI 1.1, p. 270, 15–17); Ioh. Alex. *In Hipp. Epid. VI* (*CMG* XI 1.4, p. 102, 26–37); similiter *Liber de pomo* 2, 4 (p. 38 Kotzia) || **46–47** de aqua alibile cf. Arist. *Probl.* I 15 (861a 1–9), Ath. 46e; contra Arist. *Sens.* 445a21 || **51** τὸ καcτόρειον: cf. Dsc. II 24 (p. 129, 5)

40–41 ποιο]ύ|μενα Manetti 1986 : λελυ|μένα D. || **41** αὐτὸν Manetti 1986, 1992 : αὐτὸν D. \αυτον απομοcαι [και]/ P Manetti 1986, 1992 : ἀπαλλά[ττειν] D. κο[μ]ίζειν [± 5 θ]ερμοὺc P, suppl. Manetti 1992 : κα[θε]ίζειν [δὲ π(ρὸc) το]ὺc D. || **42** κατα[........]..αιτουτο dubitanter legi, [κ]ατα[πνεῖν ἀτμὸν] τὸν D., minime vestigiis congruenter || **43** [γι() δουδημοκριτο[.]]καιο P : γι(νόμενον) [δουδημοκριτου] καὶ ὁ D. **43–44** ἀπο|cπαcάμενοc D. || **44** ἄ[ρτου Manetti 1992 : ἰ[πνοῦ D. || **45–46** .[..]αι[..]νει λοι|πον P, fort. [δι]αμ[έ]νει λοι|πόν supplendum : [ἐπιβ]ι[οῖ τὸ] λοι|πὸν D. || **46** επι ὑδάτια[ν] D. \την/ λε[ιοτάτη]ν (λε[πτοτάτη]ν sensu aptius sed longius) τρο[φ]ὴν supplere possis ex. gr. : λε[ιμὸν] κ[ο]ρ[έν]ν[υcιν)] D. || **47** διεξαρκοῦ[ν π(ρὸc) τὸ ζῆν ε]ἴποιμ(εν) supplere possis ex. gr. : διεξαρκ[εῖ, δῆλον ἂν εἴ]ποιμ(εν) D. || **48** εἴcκριcιc : αἴcθηcιc D., sed cf. adn. || **49** post ἡμᾶc spatium vacuum [± 6]ειων δε : [ἐπιφαν]ει[ῶ]ν [ειc]. D. || **50**]ιcτατ[..]τοπροκει[μεν°] P, sed, aliquis litteris solum deletis, puncto superposito, sensu caret scriptura, quam manifesto emendare voluerat P; aptiore sensu προcτιθέμενον scribere debuisset : π(ροc)φέρεται τὸ πρ[οcτεθέν] [μεν(ον)] D. || **51** φ(αcιν) melius quam φ(ηcιν) ut D.

μένης τῆς ἀπὸ τοῦ [κα]cτορείου δυ(νάμεως) διὰ τ(ῶν) λό(γωι)
θεωρητ(ῶν) πόρ(ων), κατακινούcης τὴν ψυχὴν
55 καὶ ἐντεινούcης. τούτωι γέ τοι π(ροc)βάλλων
ὁ Ἀcκληπιάδης καταcκευάζει ὡς οὐ πα-
ρὰ τὸ κατατάccεcθαί τ[ι] ἀτμὸν τὸν ἀπὸ τ(ῶν) ἄρτ(ων)
ταῖc δυνάμεcι ῥώνν[υcθ]αι ταύτας, ἀλ(λὰ)
παρὰ τὸ διεγείρεcθαι τὴν ψυχήν. [ὅνπερ
XXXVIII γὰρ τρόπον τὸ καcτόρειον π(ροc)οιcθὲν τοῖc μυκτῆρcι
ῥώννυcι τὰc δυ(νάμειc) διεγεῖρον τὴν ψυχὴν καὶ ἐν-
τεῖνον, τὸν αὐτὸν καὶ οἱ ἀτμοὶ {π(ροc)}.
ἀλ(λὰ) τοὐναντίον· τὸ μὲν καcτόρειον, ὥcπερ εἶπον,
5 ῥώννυcιν τὰc δυ(νάμειc) διεγεῖρον τὴν ψυχ(ήν), οἱ δὲ ἀτμοὶ
οὐ διεγείροντες τὴν ψυχὴν ὠφελοῦcιν, ἀλ(λὰ) π(ροc)κατα-
ταccόμενοι τοῖc cώμαcιν ο(ὕτωc). γελοῖοc δ' (ἐcτὶν) ἀνήρ·
οὗ γ(άρ), εἰ ἀμφότερα τὰ βοηθήματα διεγείρει τὰc δυ(νάμειc),
ταύτηι κωλυθήcεται τὸ ἕτερον π(ροc)κατατάccεcθ(αι)
10 τῶι cώματι. καὶ γ(ὰρ) δὴ ὁ τιλμὸc διεγείρει τὰc δυ(νάμειc) καὶ
αἱ πληγαί, ἀλ(λὰ) οὐχ ὁμοίωc· διὰ μ(ὲν) γ(ὰρ) τ(ῶν) πληγῶν
καὶ τιλμῶν διεγείρονται αἱ δυ(νάμειc) καὶ φυλάccουcι
τὰ ἐν τῶι cώματι καὶ οὐχὶ ἐῶcιν ἀφανίζεcθ(αι),
ἀλλὰ πυκνώcεωc γινομένης τηρητικαὶ
15 γίνονται τοῦ τε πνεύματοc καὶ τῆc θερμότη<το>c,
ὑπὸ δὲ τοῦ καcτορείου καὶ τ(ῶν) ὁμοίων ῥωννύμεναι
αἱ δυ(νάμεις) ὡc π(ρὸc) τὴν ὀδμὴν τὸ αὐτὸ ἐνεργοῦcι. ὑπὸ
μέντοι γε τ(ῶν) ἀτμῶν ῥωννύμεναι αἱ δυ(νάμειc) καὶ
προcτρεφόμεναι π(ροc)ανακύπτουcιν. δῆλον
20 τοιγ(άρ)τοι ὡc ἀπὸ τ(ῶν) ἀτμῶν ῥώννυνται αἱ δυ(νάμειc),

53 δ^υ P : ⟨δ⟩υ(νάμεωc) D. || 54 versum om. D. καιοκεινουcης ut videtur P ||
55 post ἐντεινούcης spatium vacuum || 57 τ[.] ατμον ⟵τον⟋ απο P : [τὸν]
ἀτμὸν ἀπὸ D. || 58 supplevi : ῥώνν[υν]ται D. || 59 suppl. D. || **XXXVIII**
3–4 π|[καταταccονται | [τω] cωματι] P, qui manifesto imperfecte delevit,
cf. vv. 6–7 : γι(νόμενοι) pro π(ροc) D. || 4 ωcπερ ειπον P^mg || 5 ψυχ^χ post
ψυχ(ήν) spatium vacuum minimum || 7 ο(ὕτωc) om. D. ante γελοῖοc
spatium vacuum D. || 8 βοηθήματα : η alt. ex αι || 9 π΄καταταccεc^θ ||
13 αφανιζεc^θ || 15 corr. D. || 17 ὀcμὴν D. post ἐνεργοῦcι spatium vacuum ||
19 προcανακύπτουcιν D. post π(ροc)ανακύπτουcιν spatium vacuum ||
20 αἱ ex ιδ δ^υ

ἀφικνουμέν(ων) τ(ῶν) ἀτμῶν διὰ τ(ῶν) λόγωι θεωρητ(ῶν)
πόρων· ἐξ ὧν ὁμολογουμένως κατασκευάζ(ουσι)
ὡς καὶ εἰςκρίνεταί τινα εἰς ἡμᾶς διὰ τ(ῶν) λόγωι
θεωρητ(ῶν) πόρων τῆς σαρκός. ἄλλως τε ζητεῖται
25 πῶς θερμαίνεται ἡμῶν τὰ σώματα· δῆλον γ(ὰρ)
ὡς τῆς θερμασίας εἰσκρινομένης εἰς τὰ ἡμέτερα
σώματα κα[ὶ] ἀλεαινομέν(ων) πρὸς αὐτῆς. εἰ δὲ εἰσκρί-
νεταί τις θε[ρ]μασία εἰς ἡμᾶς, πῶς δῆτα εἰσκρίνεται;
σῶμα γ(ὰρ) αὕ[τ]η, σῶμα δὲ διὰ σώματος οὐκ εἰσ-
30 κρίνεται· οὐκοῦν διά τιν(ων) εὐρυχωριῶν; εἰ τοῦτο,
πόρους τοιγ(άρ)τοι χρῆν ἀπολιπεῖν λόγωι θε<ω>ρητούς,
δι' ὧν εἰσκριθήσεται ἡ θερμασία. ἑχομένω(ς) φ(ασὶν)
καὶ ἐπὶ τοῦ χειμῶνος ψυχρότερα ἡμῶν (ἐστιν) τὰ
σώματα {το} τῶι τὸν ἀέρα, ψυχρὸν ὄντα καὶ
35 εἰσιόντα εἰς ἡμᾶς, κ(ατα)ψύχειν ἡμᾶς. ταύτῃ
γέ τοι ἐπὶ τούτ(ων) διαπορεῖται, τί δήποτε οἱ ἐκ τ(ῶν)
βαλανείων ἐξερχόμενοι καὶ ὑπὸ τῶι ἀέρι γενό(μενοι)
εὐθέως κ(ατα)ψύχονται, οἱ μ(έν)<τοι> γε μετὰ τὸ λουτρὸν
περιχεάμενοι ψυχρῶι ἐν τῶι βαλανείωι εἶτα
40 ἐν τῆι αἰθρίᾳ γενόμενοι ἧττον καταψύχονται·
τίνος γενηθέντος; δῆλον ὅτι τῆς μ(ὲν) καταχύ-
σεως τοῦ ψυχροῦ πυκνούσης τὴν ἐπιφάνεια(ν)
καὶ κωλυούσης ἀφανίζεσθαι τὸ ἐν ἡμῖν θερμ(ὸν)
τόν τε ἀέρα ψυχρὸν ὄντα μὴ ἑώσης εἰσκρίνεσθ(αι),
45 διὰ δὴ τοῦτο τὸ αἴ(τιον) μὴ ῥᾳδίως καταψύχεσθαι
τοὺς τοιούτους. ἐπὰν μ(έν)τοι γε τοῦτο μὴ γένη-
ται ἀλλ' ἡραιωμένοι χωρήσωσι εἰς τὸν ἀέρα
θᾶττον δέχονται αὐτόν, καὶ ὃς εἰσιὼν

29-30 cf. Alex. Aphr. *Mixt.* 5, p. 218,10 sqq. Bruns, Gal. *De qualitat. incorp.*
XIX 474, 2 K., Sch. in Gal. *De elem.* III 242–245 Moraux

21 α[υ]τμων || 22 κατασκευα⸌ς⸍ || 24 post σαρκός spatium vacuum ||
26 ημετερ⸌α⸍ || 30 ευρυχωριων : ε ex γ ante εἰ spatium vacuum || 31 corr.
D. || 32 post θερμασία spatium vacuum εχομεν⸌ω⸍ (φησὶν) D. (add. in
mg.) || 34 corr. D. || 35 εισιοντα : ε ex β post ἡμᾶς (alt.) spatium vacuum
minimum || 37 γεν° || 38 post κ(ατα)ψύχονται spatium vacuum ⟨τοι⟩ corr.
D. μετὰ : μ ex ε || 40 εν p. c. ex τηι? || 42 επιφανει⸌α⸍ || 43 θερ⸌μ⸍ || 44 εισκρινεσ⸌θ⸍ ||
46 τοιούτους P : ποταμούς D. post τοιούτους spatium vacuum

92 ANONYMI LONDINIENSIS

εἰc τὰ cώματα ψυχρὸc ὢν κ(ατα)ψύχει αὐτά.
50 εἰ δὲ τοῦτο, φανερὸν ὡc εἰcκρίνεταί τι ἀπὸ τοῦ
ἀέροc εἰc ἡμᾶc. διδάcκουcι δὲ καὶ με-
τὰ ταῦτα ὡc εἰcίν τινεc λόγωι θεωρητοὶ πόροι
ἐν τοῖc ἡμετέροιc cώμαcιν· ὅπερ δή (ἐcτι) γελοῖον.
πρῶτον μ(ὲν) γ(ὰρ) ἐχρῆν τοῦτο κ(ατα)cκευάcαι καὶ τοῦ-
55 το προκ(ατα)cτηcαμένουc λοιπὸν διδάcκειν
ὅτι καὶ ἀποκρίνεταί τινα ἀπ' αὐτῶν διάφορα, ὡc
ὁμοίωc δὲ καὶ εἰcκρίνεται ο[.....].ειυα( )·
τοῦτο α'. ἀλ(λὰ) δεύτερον δι' ἣν αἰ(τίαν).[
ἀλλ' αυτῃ[.].ατι παλιν[
desunt fortasse duo versus
XXXIX καὶ Ἀλέξανδροc· προcχρῶνται δε[± 6 ἀ]ποκρ[ί]-
νεταί τινα ἀφ' ἡμῶν καὶ εἰcκρί[ν]εταί τινα εἰc
ἡμᾶc πάντωc διά τιν(ων) λόγωι θεωρητ(ῶν) πόρων,
ἐπειδήπερ cῶμα διὰ cώματοc ο[ὐ λ]έγουcι διελθεῖν.
5 καὶ ἄλλωc, φ(αcὶν), ὡc ἡ φύcιc τηρεῖ τὸ [δίκαι]ον, ἐποίη[c]ε
[π]άντ(ων) ἀποφοράc τιναc αἰcθητὰc καὶ λόγωι θε[ωρ(ητὰc)]
[κ]αὶ διαφόρουc ἀποφοράc, κ(ατὰ) τὸ αἰcθητὸν καὶ κ(ατὰ) τὸ
[λ]όγωι θεωρητόν. ἐπεὶ οὖν κατὰ τὸ αἰcθητὸν
[ἐ]ποίηcέν τιναc πόρουc, καὶ κ(ατὰ) τὸ λόγωι θεωρητὸν
10 [ἐ]ποιήcατο. ὅτι τρέφεταί φ(αcιν) πᾶν μέροc [ἡ]με[τέ-]

58–XXXIX 13 Alex. Philal.: *AP.* 5 von Staden || **XXXIX 4** cf. supra ad XXXVIII 29–30

50 ⟍εἰc⁄κρίνεται || 51 post ἡμᾶc spatium vacuum || 52 θεωρητοι, τοι p. c. ⟍ποροι⟋ || 57 post εἰcκρίνεται spatium vacuum minimum [ουδε] ο[.....].ειυᵃ P : [ουτε] ὃ [οὐ δοκ]εῖ [γί(νεc)θ(αι)] D. || 58 ᾱ || 59 ατιπαλιν[P : ατιτα [D. || **XXXIX** 1–5 in tabula XI litterarum prima vestigia ad versum superiorem perperam adposita sunt   1 θαι perperam D. : καὶ legendum, nam Asclepiadis nomen probabiliter antea laudabatur, cf. XXIV 30–31, XXXV 21–22   post Ἀλέξανδροc spatium vacuum minimum : om. D.   δε[± 6]ποκρ[ι] P : [καὶ ᾱ, φ(ηcίν),] ἀποκρί- D. || 4 α[..]..ουcι ut videtur P : ο[ὐ λέγ]ουcι D., recepi ex. gr. tantum || 5 φ(ηcὶν) D. post φ(αcὶν) spatium vacuum minimum   τὸ[ν νόμ]ον D., sed cf. XXXVI 47–50   ἐποί[ηcεν] D. || 6 θε[ωρητάc] D. || 7 [τὸ] D. || 8 post θεωρητόν spatium vacuum || 10 post [ἐ]ποιήcατο spatium vacuum   οτι vel ετι φ(ηcὶν) D.   10–11 πᾶν μέροc.[ἡ] με[τέ]||[ρο]υ legi et supplevi : πάντα [δι]ὰ [πόρ]ων | [το]ῦ D.

[ρο]υ cώμ[ατ]ος καὶ [γ](ὰρ) λόγου εἴνε[κα ± 4]
[± 8] καὶ τὸ χυλ[ω]τὸν καὶ τἄλλα [......]cωμ()
[± 8] τῆς τροφῆς διοδευούς[η]c καὶ πρὸ
[..]..υς.[..]ι πᾶν μέρος τοῦ cώμα[τ]ος ... τ(ῶν)
15 [λό]γωι θεωρη[τ](ῶν) πόρων ὄντ(ων). ταύτῃ λέγεται
[ὡς] ὁ Ἐραcίcτ[ρα]τος θαυμάζει επι..ερ[2/3]τ(ων)
[..]ψηται[3/4] τὰ τηλικαῦτα ἀλ(λὰ) τρεφε[τ]αι
cω[...]του φύλλου καὶ ἐπὶ μ(ὲν) [...]....
[..]ε κ(ατα) το[....]υτον οὐ θαυμάζει ο[...]cιαυ.
20 [τ]ον γ[(ὰρ).]....το.π.ηλιονκα[..]..α.ων
τ[..]φωτοι [τῆ]c φύcεως μελειται ημε[2/3].c
α[ὐ]τοῖς λόγ[ω]ι θεωρητούς πόρους [..].[...]ον καὶ
ἡ[μ]ῖν· ὡς γ(ὰρ) [κ]αὶ μύρμηξ τρέφεται, ὁμ[ο]ίως
κ[αὶ ὁ] ἐλέφα[c] καὶ αἱ Βακτριαναὶ κ[άμ]ηλ[οι ἂ]ν
25 τραφεῖεν τ[ῶ]ι τὴν φύcιν καὶ ἐπὶ τούτ(ων) [..].ου
των πόρους τινὰς καὶ κ(ατὰ) τὸ αἰcθητὸν [καὶ]
κατὰ τὸ λόγωι θεωρητὸν μεμηχα[νῆ]cθαι
ἵνα καὶ τὰ ἐλάχιστα τῶν μερῶν τρέφητ[αι],
τῆς τροφῆς διικνουμέν(ης) ἐπ' αὐτά. φ[ανερ]ὸν

16–32 Erasistratus: fr. 77 Garofalo 1988

11 [.] λογουεινε[± 6] ut videtur P, supplevi ex. gr. : [οὐ] λέγουcιν c[ῶμα διὰ] cώμ(ατος) D. ‖ 12 [± 8] καὶ το χυλ[]τον P, fort. χυλοτόν pro χυλωτόν scripsit : [διελθεῖν], καὶ τὸ χυλ[ω]τὸν D. [......]cωμ P : [τοῦ] cώμ(ατος) D. ‖ 13 [μέρη γί(νεται)] suppl. D. καὶ προ P : [.]αι[..] D. ‖ 14 [..]..υς.[..]ι πᾶν P : [.........]ος D. [ὡς] τῶν suppl. D. ‖ 15 post ὄντ(ων) spatium vacuum, om. D. ταυτ.λ.γεται P : ταύτῃ [...] D. ‖ 16 θαυμάζ[ει] D. επι..ερ[2/3]τ(ων) P : ἐπ[...]ι[...]τ(ων) D. ‖ 17 [..]ψηται [3/4]τα P :[..]ληται τὰ D. αλ(λα) τρεφε[.]αι P : λ[..]cφε[.]αι[.....] D. ‖ 18 [‖.].]c(vel ε)ω[in initio v., [...]..\./ in fine v. P [κ(ατα)κ]αέντα ὑφ' ὑάλου καὶ ει[......] D. ‖ 19 κ(ατα) τὸ[ν λό(γον) το]ῦτον οὐ θαυμάζει supplere possis ex. gr. [..]ε –]cιαυ. legi, cf. Manetti 1986 : [..]ε κ(ατὰ) τοῦτον ἀπλοῦν αὐ[......]ειεν D. ‖ 20 [.]ουγ[vel]ουντ[P [..]ον [........] τήγανον καὶ [....]ον D. ‖ 21 τ[..]φωτοι ut videtur P : δι[α]φοραὶ D. fort. [τῆ]c φύcεως μελε{ι}τᾶι ἡμε[τερ]ας intelligere possis : φυς[...]c μ(ὲν) ἐχειταιδημε[...]c D. ‖ 22 suppl. D.]εν D. ‖ 23 in fine οὕτως D. ‖ 25 supra [2/3]ου, aliquas litteras vidi, quas dignoscere nequeo 25–26 τούτ[ων πάν]|των D. ‖ 28 \μερων/[cωματ] ‖ 29 διικνουμεν = διικνουμεν(ων) perperam P, correxi

30 τοιγ(άρ)τοι ἐκ τούτ(ων) καὶ τ(ῶν) τούτοις παραπλη-
cίων ὡc λόγωι θεωρητοὶ πόροι (εἰcὶν) ἐν ἡμῖν
καὶ παντὶ ζώωι.
     desinit textus in media columna

FRAGMENTA MAIORA

Fr. I posticum
scriptum in parte postica tabulae VII (coll. XXI–XXIV): textus addendus cf. supra scholion ad XXV 47

 οἱ γ(ὰρ) προθυμίᾳ γι(νόμενοι) πρὸc τὸ διαχωρῆcαι,
 καταλαμβανόμενοι δὲ ἐν ἀγορᾶι ἢ
 ἐν ἀνεπιτηδείοιc, εἶτα cυcχόν-
 τεc ἐπὶ πλεῖον, οὐκέτι διαχωρο(ῦcιν)
5 ἢ διαχωροῦcιν ἐλάχιcτά τε καὶ ξηρ(ά)·
 τίνοc αἰ(τίαc) γι(νομένηc); δηλονότι ἀποφορᾶc καὶ ἐν(τὸc)
 ἀπ' αὐτ(ῶν) γεγενημέν(ηc). ἐξ ὧν φανερὸν
 ὡc τροφή (ἐcτιν) καὶ ἡ ἐν ἐντέροιc πα-
 ρακειμένη. ἔcω βλέπ(ε) τοῦτο(υ) ἐχό(μενα).

Fr. II posticum
scriptum in parte postica tabulae VII (coll. XXI–XXIV): textus addendus qui non habet locum certum sed pertinet ad col. XXV 27-37.

 τῆc γ(ὰρ) τροφῆc ἡ μ(έν) (ἐcτιν) λεί[α] καὶ κ[ε]χ[υλωμένη, ἡ] δὲ
 τραχεῖα καὶ cτερέμνιο(c). κεχυλωμένη μ(ὲν) [.]ρ....[(.).]επιcαια

Fr. I 1 τὸ add. inter scribendum P ‖ 4 διαχωρō ‖ 5 ξηρ̄ ‖ 6 ε̄ν, suppl. D. ‖ 7 γεγενημεν´ (= γεγενημένων) perperam P, correxit D. ‖ 8 εντεροιc : εν corr. e κοιλ currente calamo P ‖ 9 post ρακειμενη spatium vacuum ἔcω : εc ex το βλεπ̄ τουτοᵘ εχ° P, supplevi ἔcω – ἐχό(μενα) : ἐὰν δέχη̄ τού(των) ο(ὕτωc) ἐχό(ντων) D. *paragraphum* om. D. ‖ Fr. II 1 λείᾳ[υcιc ....] δε D. ‖ 2 ╲cτερεμνιο(c)╱ κεχυλωμενη μ´ [.]ρ...[(.).]επιcαια P : κ(ατὰ) ╲[..... κε]╱χυλωμένη μ(ὲν) φ[D.

νη καίτοι ὑγρὸν καὶ τὰ οἰκεῖα ημ[± 8]αινετο κατερ() ..[± 7]
ἡ στερέ-
μνιος ὡς ὁ τυρὸς καὶ τὰ παραπλή[σια] κατεργάζεται ἐν
ἡμ(ῖν). [δι]ὰ τοῦτο
5 ἐπί τιν(ων) ζῴων ..ουτοστην[...].[....] ἦτρον
βειαπενιονδεμε.[.]...[...]εργ[..].ν[..]ς τροφ(ῆς)
κατεργασίαν τὸν δὲ λ(όγον) τοιοῦτον ε[..]μων
αὐτῶν· ἢ γ(ὰρ) [τ]ροφή. ἔσω βλέπε τ[...]χεχθεις()

Fr. III posticum
Praeceptum, alia manu scriptum in parte postica tabulae VII
(coll. XXI–XXIV)

σκαμωνε[ιας
αγαρικου   [
βδελληου   [
κομμεως   ρυ[

3 \ημ[± 8]αινετο κατεργ/(scil. vox verbi κατεργάζομαι vel sim.) P: μὴ
καὶ τὸ ἴτριον καὶ τὰ αι[.]ια \[..]ειν cυ[.]καιερ/[.........] ἡ στερε| D. ‖ 4 ως
ο τυρος P : ὡς φ(ησιν) αὐτός D. \κατεργαζεται εν ημ()/ P : [κατ]α
\σκευάζεται ἐν ἡμ[ῖν]/ D. [δι]ὰ om. D. ‖ 5 ..ουτοστην[...].[....]ητρον P,
[.............]τερον D. ‖ 6 legi dubitanter: βορὰν ἐνίων [............] D.
]στροφ ‖ 7 post κατεργασίαν spatium parvum vacuum τ.νδεΑτ.υ..ν.[..]μων
P, τὸν δὲ λό(γον) τοῦτον ον[...]ματα D. ‖ 8 post αὐτῶν spatium vacuum
ἡ D. [.]..φη P, supplevi post [τ]ροφή spatium vacuum ἔσω βλέπε.[...]
χεχθεις ut videtur P, manifesto ad XXV 31–35 attinet : βαλεῖν [...]εχθαι
D. ‖ **Fr. III** 1 lege σκαμμωνε[ίας : σκαμων[εια]ς dubitanter Andorlini ‖
2 ἀγαρικοῦ legit Andorlini : ταρικου (lege ταρίχου) D. Ricciardetto ‖
3 βδελλυου D. Ricciardetto: lege βδελλίου ‖ 4 lege κόμμεως   ρυ[legi
dubitanter, om. D. : f viel f (id est tres vel quattuor oboli) Ricciardetto : ρ
Andorlini («lege χρῶ?»)

FRAGMENTA INCERTAE SEDIS APVD D.

Fragmenta VIII et X apud Diels, a H. Thost locata, nunc in recto loco posita sunt (XXI 24–26; XIX 17–21); fragmenta VI, XII et fragmentum s.n. in tabula VI a D. Manetti locata sunt sed in recto loco nondum sunt:

    a) fragmentum (cm 6 × 0,6) in tabula VI quod nec in D. neque in D². transcriptum est, inter col. XIV 13 (col. I) et XV 13 (col. II) locandum est, cf. adnot. ad loc.

    b) fr. XII D. (cm 1,8 × 1,2), quod apparet in tabula V inversum supra col. XVIII, ad finem vv. 22-23 col. XVII coniungendum: cf. adn. ad loc.

    c) fr. VI D. (cm 2,4 × 2,3) in tabula IX locandum est in fine versuum 4–10 col. XXX, cf. adnot. ad loc.

Fragmenta quae sequuntur nondum locata sunt:

1) fragmentum sine numero (1,1 × 0,6), in tabula V, in fine vv. 5–6 col. XVII, perperam positum: a D. non recte descriptum in fine v. 26 col. XVII.
    - - -
        ].[
    ]νεcτα[
      ]...[
    - - -

2) fr. XI D (cm 0,8 × 0,8) in tabula VI.
    - - -
    ...[
    ιν[
    γετ̣[
    - - -

1 non vidit D. ‖ 3]πι[D.

3) fr. IX D (cm 1,1 × 1,3) in tabula VI.

]θρ̣[
]εcιᾳ[
]ο̣ιὼc[
]α̣μ́[
---

1 ε[D. || 2] ει [D. || 3]κ α c [D.

4) fr. III D. (cm 3 × 2,2) quod apparet inversum in tabula VI.

col. I   col. II
---   ---
]υγρον   οφειλ[
]ατα   cω[
].β̄   εμα[
---   κα̣[
        ---

col. I 1]η . ν [D. || 2]να D. || 3]θ̣ D. || col. II 4 sub κα in intercolumnio linea discernitur primum discendens a laeva parte deinde directa: fort. *diple obelismene* (pars superior)? Cf. col. XXX 40–41

5) fr. V D. (cm 2,1 × 0,9) quod apparet inversum in tabula IX.

].....[.].[
]ου cημαιν[
]c τ́ φυ̣.[
---

1 non vidit D. || 2]ουcημειν[D. || 3]cυ [D.

6) fr. IV D. (cm 1,9 × 0,9) in tabula IX.

]τα̣ιτηκα̣[
]cγ̣[.]αν̣[

1]ι την cα̣[D. || 2]....αν[D.

7) fr. VII D (cm 2,4 × 0,6) in tabula IX, perperam una cum fr. VI positum.

]..[.]..[.]υοδ[
]..[...]νολι[

1]   υοϲ [D. || 2]   ολι [D.

FRVSTVLA IN TABVLA X (COLL. XXXII–XXXV)

Fragmenta minima quae D. nominat in adnot. p. 76 et quae legere non potuit

8) cm 0,6 × 0,8

]αιο[
---

9) cm 2,1 × 0,8

].[..]...[.].[
].ηϲομ[
]..αιχρηϲτ[
---

10) cm 1 × 1,8

].ετερ[
]οτιμ.[
]ναπο[
]νδυν[
---

11) cm 1,9 × 1

].[...]ϲιϲ[
].οτι..[
].αυ[
---

12) cm 1,8 × 1,2 (inversum)

]....[
]ριvεται[
]αυτοιημ[
]...[

FRAGMENTA ADDITA A F. G. KENYON IN 1900

Fragmenta 1–7 in recto loco posita sunt (I 19–21, II 10–17, XIII 15–24, XV 35–40; XIX 22–28, XXVI 39–48 = D^2 in app. crit.), sed fragmenta 8–23, quae nunc describo, nusquam reperio.

Fr. 8 K.

].α β ουδε[
- - - -
fort. a col. XXIII 1

Fr. 9 K.

- - -
].ες[
]πρ[
]ιοντι[
] τον[
μ]υελο[
- - - -
fort. a col. XV

Fr. 10 K.

]τερινος[
]σηυποτ[
]υτεντ[
- - -

Fr. 11 K.

]πτας[
- - -

Fr. 12 K.

- - -
]στας[

Fr. 13 K.

- - -
]ιτουκ[
]σθερμ[
- - -

Fr. 14 K.

- - -
]παρα[
]ταιμηερ[
]ινη η[
]υπρος[
- - -

Fr. 15 K.

- - -
]εσυν[
]παντ[
]υτι[
]εκ[
- - -

Fr. 16 K.

- - -
]αλλ[
]ετας[
]ιας[
- - -

Fr. 17 K.

- - -
]. ν .[
]ομ[
] . [
- - -

Fr 18 K.

- - -
]τος[
]θυ[
- - -

Fr. 19 K.

- - -
]αιαυ[
]τοδ[
]οδ[
- - -

Fr. 20 K.

- - -
]αι ..[
]–ττ[
] .. [
- - -

Fr. 21 K.

- - -
].. τ[
]ι.[
]τ[
]νο[
- - -

Fr. 22 L.

- - -
]κλυ[
]ειν[
]σω[
]–ς[
- - -

Fr. 23 K.

- - -
]τα[
].ι.[
]αι[
]κρα[
]ου[
- - -

INDEX VERBORVM ET NOMINVM*

α′ - XXI 10, XXII 54, XXVI 49, XXVIII 17, 49, XXIX 17, XXXI 33, 47, XXXVIII 58
Ἄβας - VIII [35]
Ἀβυδηνὸς - VII 41
ἀγαθός - II 43, [44], III 1, XIX 43
ἄγαν - V 19
ἀγαρικόν - fr. III 2
ἀγγεῖον - XIII 44, XVIII 35, XXV 2, [38], XXVI [27], XXXII 34
ἀγορά - fr. I 2
ἄγω - IX 31
ἀγωγή - IX 33
ἀγωγός - XXXVII 31
ἀδύνατος - XXXV 50
ἀεί - dub. XV 14 αει
ἀήρ - VI 20, 27, VII 20, XIV 30, XX 27, 28, XXX 48, XXXVIII 34, 37, 44, 47, 51
ἄζυμος - XVI 12
ἀθλητής - XXXI 21, XXXVI [6]
ἄθλιπτος - XXVII 12
ἀθροῦς - XXVI 48^b mg., XXVII 7, 30, 34, 39
ἀθρόως - III 12, VIII [29]
Αἴας - VIII [35] in adn.
Αἰγίμιος - XIII 21
Αἰγινήτης - XX [1]
Αἰγύπτιος - IX 37
αἴθριος - XXXVIII 40
αἷμα - VII [8], XI 18, 45, XII 3, 5, 29, [32], XVII 28, 30, 31, 32, 33, 35, XVIII 31, 33, XIX [9], 25, XXI 45, XXV [28], [29], XXVI 33, 36, 37, 41, 47, 48, [48^d mg.], XXVII 7, 18, 34, 39, 40, 48, XXVIII 3, 6, 9, 10, 35, 36, 38, XXXV 53, XXXVI 1, 4, 11, 16, 20, 21, 24 - dub. XI 22]αιμα[, XIII 3 αἱμα[
αἱρέω - II 29, VII [34], XXII 43, XXXIII 33
αἰσθάνομαι - XI 25, XXXIV 11
αἴσθησις - XXI 20, 31, XXX [49], XXXIV 34, 37, 39, 42, 50, 52
αἰσθητός - XIII 28, XXI [27], XXXI 14, XXXIV 4, XXXVI 39, [44], 45, 51, 54, XXXVII 8, XXXIX 6, 7, 8, 26
αἰσθητῶς - XXXIII 48, XXXV [22], 25, 36
αἰτία - IV 41, V 5, 35, VII 20, IX 40, XI 44, XXII 28, XXIX 12, XXXI 12, 20, 52, 54, XXXII 50, 54, XXXIII 8, 20, 24, XXXIV 22 51, XXXVIII 58, fr. I 6
αἰτιολογέω - XII [20], XIV 5, [8], XIX 20, XXIV [7], 8
αἰτιολογία - XXI 12
αἴτιον - V 2, VII [22], 25, 31, [33], VIII 1, IX 23, XXVII 9, 10, XXXII 26, XXXV 39, XXXVII 5, XXXVIII 45
αἴτιος - XXVII 7
αἰωρέω - XXXII 20

---

* Omittuntur articulus ὁ, ἡ, τό et particula καί. [1] significat locum ubi litterae aliquot vel nullae in papyro supersunt et verbum coniectura suppletur, <1> significat locum ubi litteras aliquot omisit librarius.

ἄκαιρος – XII 13
ἀκατέργαστος – V 9
ἀκινητέω – V 6
ἀκόλουθος – XXXVI 50
ἄκρατος – V 18
ἀκωλύτως – XX 44
ἀλγηδών– IX 23 – dub. X 37
ἀλεαίνω – XXXVIII 27
ἀλείπτης – XXXI 20
Ἀλέξανδρος – XXIV 31, XXXV 22, [54], XXXIX 1
ἁλίσκομαι – VII 19
Ἀλκαμένης – VII [41], VIII 6
ἀλλά – II 29, 30, IV 16, V 8, 19, 28, VII 15, 32, IX 15, 43, XII 12, XIII 24, 37, XIV 32, 36, XVI 23, XVII 21, 42, XIX [3], 6, 27, XX 47, XXI 29, XXII 49, XXIII 4, 30, XXV 20, 30, 36, XXVI 26, 34, XXVII 2, 5, 10, 12, 21, [27], 41, 46, XXVIII 24, XXIX 25, [37], 41, XXXI 29, XXXII 13, 52, XXXIII 52, XXXVII 4, 23, 58, XXXVIII 4, 6, 11, 14, 47, 58, 59, XXXIX 17
ἀλλήλων – XIV 24
ἄλλομαι – XVII [4]
ἄλλος – I 19, 26, VI 29, IX 40, XI 33, XIII 30, XX 19, XXIV 7, XXXI 33, XXXII 7, 37, XXXV 36, XXXVI 25, 28, XXXVII 12, 21 – τἄλλα XX 24, XXXVII 16, XXXIX 12
ἄλλοτε – III 11, XXXVII 2
ἀλλότριος – XXIX 39, XXIX 47, XXX 33
ἄλλως – III 11, VII [38], 40, VIII [5], XIV [36], 36, XXXVIII 24, XXXIX 5
ἁλμυρός – VIII 24, XI 9, XV 36, XXX 15, [23], 39
ἀλογιστία – II [34]
ἄλογος – XXVI 1, 2, 5, 11, [13], 16, XXXIII 15, 43
ἅμα – VII [19], XV 10

ἀμαυρός – XX 37
ἀμέλει – XVI 2, XXIII 38, XXV [15]
ἀμέτοχος – XVIII 10, [16], 17
ἀμνημοσύνη – II 33
ἄμοιρος – XI 32
ἀμύητος – XXXVII 39
ἀμφί – XXVI 24
ἀμφότερος – XXVIII 50, XXXI 38, XXXVIII 8
ἄν – II 42, 44, III 1, 3, 5, 42, VI 40, XIII 32, XIX 42, XXII 27, XXIV 37, XXV 8, 11, [14], 52, XXVII 33, XXIX 45, XXXI 20, XXXIV 1, XXXV 5, 51, XXXVI 9, 11, 16, 26
ἀνά – XXXIII 1
ἀναβάλλομαι – XXI 16
ἀναγκαῖος – VI 15, XXI [10], XXIII [3], [10], XXIV 19
ἀναδέχομαι – I [3], VII 29
ἀναδίδωμι – XXV [32], [37], XXIX 36, [37], XXX 9, 27
ἀνάδοσις – XIII 43, XXV 9, 10, 12, 14, 19, 21, 23, 25, 36 (bis), 53, XXVI [21], 22, 26, 30, 32, XXVIII 14, 16, 20, 22, 32, 43, 45, 47, XXIX 2, 11, 17, 24, 30, 33
ἀναθετέος – VII 20
ἀναθυμιάω – VI 32
ἀναιρέω – XVII 30, XXVIII 9, XXXVII 36
ἀναίσθητος – XI 30, 32
ἀναισθητέω – XI 28
ἀναλαμβάνω – XXV 1, 6, XXIX 42, XXX [3], 22, XXXVII 24
ἀνάληψις – XXV 48
ἀναλόγως – V 18, XI 31
ἀναλόω – XXIII 29, XXIV [3], XXXIII 4, 5
ἀναλύω – V 10, XXXIV 27
ἄναμμα – XXX [19]
ἀναξηραίνω – XI 28, XII 26
ἀναπλάσσω – XXXII 41
ἀναπλήρωσις – XXII 44
ἀναπνοή – XX 46, 50

ἀνάπτω – XIV 43
ἀναρτάω – XXIII 45
ἀνάσχετος – XVI 26
ἀνατρέχω – VIII 6, 20
ἀναφέρω – IV 35, VI 12, 13, XXIII 48
ἀνεπιτήδειος – fr. I 3
ἄνεςις – I 3, V 15
ἀνήρ – VI 13, IX 32, XI 34, XIV 32, XVIII 39, XXIX 13, XXXVIII 7
ἄνθος – XXXII 45, XXXIII 2
ἄνθρωπος – V 6, XXI [10], 13, XXVI 9, 10, 19, XXXIII 52 – dub. VII 1
ἀνίημι – V 17
ἀνοίκειος – XII 40, XVII 16, [21], 23, XX 42, XXVIII 9
ἀνόμοιος – XXI 39, [43]
ἀνομοιομερής – XXI 38, [42]
ἀντί – II 28, 29, XXII 38
ἀντιδιαςτέλλω – I 19, II [2]
ἀντιλαμβάνω – XXV 18, XXXIV 40, 43
αντιλέγω – XXXIV [31]
ἀντίληψις – XXXIV 35
ἀντίςτοιχος – XX 5
ἀντιφέρω – XXXI 26
ἄνω – XVI 18, XXII 17, XXXII 11, XXXVII 11, [18], 25
ἀνώμαλος – XX 13
ἀξιόλογος – XXVIII 17, 19, 21
ἁπαλός – XXXIII 38
ἅπας – XIII 9, XIV 42, XXIV 4
ἅπαξ – XIII 24
ἀπατητικός – XXXI [47]
ἀπειθής – II 29
ἄπειμι – XXXII 5
ἄπειρος – XIII 32
ἄπεπτος – XIII 41
ἀπεργάζομαι – XIX 48, XX 14
ἀπευθύνω – XXV 51
ἀπέχω – XXXII 15
ἄπηκτος – XVII [31]

ἁπλοῦς – XII 5, XXI 19, 20, 30, 32, 43, XXXVI 2
ἁπλῶς – XXI [46]
ἀπό – III 21, 31, IV [8], 9 bis, 10, 12, 13, 27, VI [3], 32, VII 16, [16], 44, XII 10, 11, 40, XIII 26, 32, XIV 4, [7], 9, 11, 26, XVIII 11, 36, 44, XIX 11, XX [8], 12, 19, 20, XXII 8, 10, [10], 13, [14], [23], 35, 38, XXIII 18, 29, 32, 34, 49, XXV 2, 10, 48, [53], XXVI 22, 23, 25 bis, 27, 28, 29, 32, XXIX 37, 43, XXX [20], 26, 37, 41, 43 bis, 45, 46, 50, XXXI 1, 4, 6, 12, 13, 15, 16, 27, 39, XXXII 7 bis, [11], 29, 32, [33], 36, 39, 48, 53, XXXIII 14, 21, 25, 31, 35, 43, XXXIV 2, 6, [38], 40, XXXV 1, [3], [5], 8, 11, 18, 20, 44, 45, 46, [53], XXXVI 9, 22, [45], 56, XXXVII 44, 49, 53, 57, XXXVIII 20, 50, 56, XXXIX 2, fr. I 7
ἀποβάλλω – XXXIV 8
ἀπογεννάω – IV 34, V 16, 43, IX 44, XIX 38, [39]
ἀποδείκνυμι – I [7], XXVI 35, XXVIII 15, 17, XXXI 47, [47]
ἀποδίδωμι – II 26, XXIX 5
ἀποθνῄςκω – XI 29, XXVIII [11]
ἀποθυμιάω – XXXVII 30
ἀποικειόω – XXIV 26
ἀποικείωςις – XXIV 34
ἀποκοπρόομαι – XXV 41
ἀποκρίνω – XIII 27, XXV 54, XXVI 37, 38, 48ᵉ mg., 52, XXVII 14, 37, 38, 44 bis, XXIX [40], 47, [51], XXX 6, 13, [29], 32, [33], 38, XXXVI 50, XXXVIII 56, XXXIX [1]
ἀπόκρισις – XIII 30, 39, XXVII 35, XXIX [43]
ἀπόκροτος – XXXIII 26
ἀπολεαίνω – XXXVI [15]
ἀπολείπω – VI 15, XI 44, XV 29, XVI 36, XX 5, XXV 40, XXVI

48ᶜ mg., XXVII 40, XXXI [42], XXXVIII 31
ἀπολογέω – XXVI 39
ἀπόλλυμι – XXXIV 27
ἀπόμνυμι – XXXVII 41
ἀπόπατος – XXIX 40
ἀπορρέω – XXVI 41, XXXIV 5
ἀποσκίδνημι – XXXIII 26
ἀποσπάω – XXXI 1
ἀποστήριγμα – XVI 5
ἀποσχίς – XVI 16
ἀποτελέω – IV 32, 37, V 11, 33, 38, VI 33, 34, 41,VIII 13, XII 1, 24, 27, XIV 19, [31], XVII 29, XVIII [6], 32, XIX [7], XXIII 35, 43, XXIV 3, XXXVII 15, [15]
ἀποτέμνω – XXXII 43, XXXIII 5, 8, 12
ἀπότμηξις – XXXII 51
ἀπούρημα – XXX [32]
ἀπούρησις – XXX 6
ἀπουσία – XXXII 53
ἀποφαίνω – XXXIV [25]
ἀποφέρω – XXII 21, 25, 33, 39, 44, XXX [24], XXXIV 4, XXXV 1, 3, 5, [7], 24, [38], [39], [44], XXXVI 44, [52]
ἀποφορά – XII 38, XIII 35, 38, XXII 14, 23, 28, 30, 35, 37, XXX 42, 47, 51, XXXI 5, 13, XXXII 29, 31, 32, 38, 46, 48, 50, 54, XXXIII 1, [11], 14, 21, 31, 39, 41, 43, 50, XXXIV 1, XXXV 20, 44, [46], 48, 49, [53], XXXVI 9, 22, 28, 34, 42, XXXIX 6, 7, fr. I 6
ἀποφράσσω – VIII 19 bis
ἀποχω[– XIII 5 ἀποχω[
ἀποχώρημα – XII 41
ἅπτω – VII [21]
ἄρα – XXVIII 11, XXXII 54
ἀραιότης – XVII 38, XXIX 27, [28]
ἀραιόω – XXXVIII 47
ἀραίωμα – XXIII 21, 22, XXV [5], 33, 38, XXVI 24

ἀργέω – XVI [2]
ἀργός – V 8, XXX 23, 28
ἀρέσκω – XXIV 27, XXVIII 37, XXXV [54]
ἄρθρον – XVI 6
Ἀριστοτέλης – V 37, VI 42, VII [38], 43, XXIII 42, XXIV 6
ἀρρωστέω – IV 3
ἀρρώστημα – III 17, 29, 32, 33, [44]
ἀρρωστία – III 33
ἀρτηρία – XXI 28, 35, 53, XXIII 19, XXVI 29, 32, [36], 37, 41, 42 bis, 46, 48ᵃ mg., 48ᶜ mg. bis, XXVII 3, 5, 8, 16, 23, 31, [50], XXVIII 1, [3], 11, 13, 15, 16, 18, 21, 23, 25, 31, 33, 37, 40, 43, 45, 48, 51, XXIX 3, 7, 10, 15, 20, [25], 28, 32, XXXVI 28 – τραχεῖα ἀρτηρία VIII 29, XXIII 14
ἄρτος – XXXI 16, 22, 24, XXXII 27, XXXVII 42, [44], 57
ἀρχαῖος – I 2, 5, II 18, [36], XXIX 52, XXX [17]
ἀρχή – IV 28, XVIII 31, 47
ἄρωμα – XXX [43], 44, [46], 48, 50, XXXI 1, 2, XXXIII 53, XXXIV 7
ἀσθενής – XXVIII 28, XXXI 3
ἀσιτέω – XXXVII [35]
ἀσκός – XXVII 12, [14], 28, 29, XXXI 32, 34 bis, 52, [53], XXXII 22, 24, 25
Ἀσκληπιάδης – XXIV 30, XXV 24, XXXIV 6, 42, 53 XXXV [21], XXXVI 47, XXXVII 56
ἀσύμμετρος – XX 10
ἀσύμπτωτος – XXVI 50, XXVII 11, 21, 23, 27
ἀσφαλτώδης – XXIV 43, 44
ἀσώματος – XXXI 42
ἄτακτος – III 10, 11
ἀτάρ – XXXII 26
ἄτε – XXII 33, XXIII 37
ἀτμοειδῶς – XXII 19, 21, XXV 5, XXVI [24], 31

ἀτμός - XXXVII 34, [44], 57, XXXVIII 3, [5], 18, 20, 21
ἄτοπος - XXVII 36
ἀτραπός - XXXIII 18, 19, 22
αὖ - XIII 15, 31, XVIII 41
αὖθις - VI 29
αὐξάνω - XIII 33, XXVI [8], 12
αὔξησις - XIII [35], 40
αυτη[- IX 7 αυτη[, XXXVIII 59 αυτη[
αὐτός - I [5], II 8, 12, 27, IV 42, V 2, 25, 28, 36, VI [20], 26, 44, VII 18, 21, 25, 34, 40, 43, VIII 12 bis, 15, IX 44, XI [34], 38, XII 16, [21], 25, 28, 33, 41, XIII 19, XIV [24], 31, 39, XV 26, 30, 33, [46], XVI 1, 6, 34, 42, XVII 8, 38, XVIII 3, 10, 15, 24, 27, 38, 43, XIX 4, [6], 12, XX 12, 17, 31, XXI 49, XXII 6, 18, 20, 22, 53, XXIII 4, 33, 45, XXIV 8, 34, 42, XXV 10, 17, 18, 25, 38, 39, 45, [54], XXVI 3, 4, 8, 24, 47 bis, 48[f] mg., XXVII [1], 3, 9, 15, 17, [18], 28, 33, XXVIII 26, 33, 34, XXIX 2, 16, 18, 30, 34, 37, 43, XXX 9, [45], XXXI 4, 6, 17, 19, 42, 43, 49, XXXII 10, 11, 29, 36, 39, 40, XXXIII 4, 7, 13, 32, XXXIV 6, 12, 38, 40, 44, 51, XXXV 46, 53, XXXVI 9, 22, 26, 35, 53, XXXVII 10, [16], 23, 32, 37, 41, XXXVIII 3, 17, 27, 48, 49, 56, XXXIX 22, 29, fr. I 7, fr. II 8
αὐτόθεν - XXV 32
αὐτοψία - XXXI 10
ἀφαίρεσις - XXXI 15, 31, 43, 44, 48
ἀφαιρέω - XXXI 27, [51], XXXIII 3
ἀφανίζω - XXXI 39, XXXII 19, XXXVIII 13, 43
ἀφικνέομαι - XXXVIII 21
ἄχρειος - XXX 35
ἄχρι - XI 33, XII 18, XXXVII 5, 29
ἄψυχος - XV 44, XV [47], XXII 11, XXXII 33

β' - XIX 24 bis, XXVII 6, XXVIII 23, fr. III D. col. I 3
βάθος - XXXVII [4]
Βακτριανός - XXXIX 24
βαλάνειον - XXXVIII 37, 39
βάρος - XXII 31, XXIII 52
βαρύνω - XXXV 13
βαρύς - XXII [25], XXXII 13, 15, 20, 25 - βαρύτερος - XXXI 8, 11, 17, 22, 28, 32, 35, 40, XXXII 5, 13, 14, 28, 43
βαρύτης - XXXI 45
βαστάζω - XXXII 6, 17
βδέλλιον - fr. III 3
βιόω - XXXVI 32
βλέπω - XIV 26, XXV 46 mg., XXXII 55, fr. I 9, fr. II 8
βοήθημα - XXXVIII 8
βραχύς - XVI 27
βυβλίον - XI 34
βυρcοδέψης - XXXIV 36

γ' - XX 38, XXIII 3, XXVIII 33
γάρ - I 4, 27, 32, II 6, 9, 19, 24, 37, 41, III 4, 6, 21, 26, 34, [45], IV 9, 12, 14, 23, 26, V 1, 6, 28, 31, 37, VI 14, 19, 23, 35, VII 15, 18, [20], [24], 30, 34, VIII 1, 14, 19, 40, XII 17, 22, 41, XIII 14, 18, 19, 31, 34, 47, XIV 12, 32, 35, 43, XV 22, 45, XVI 3, 24, 37, XVII 17, 21, XVIII 2, [3], 10, [21], 39, 44, XIX [22], 30, 34, [43], XX 17, 19, 32, 38, 43, 45, 49, XXI 23, 25, 36, 42, XXII 15, 25, 29, 46, 49, 51, XXIII 28, 31, 38, 44, XXIV 14, 27, 35, 40, 44, 49, XXV 20, 24, 34, 35, 37, 42, 49, XXVI 16, 33, 35, 44, 48, 49, 52, XXVII 10, 22, [33], XXVIII 11, 17, 24, 37, 47, XXIX 13, 53, XXX 14, [19], 26, 44, 52, XXXI 3, 10, 17, 21, [35], 48, 50, XXXII [5], 8, [27], 34, 36, 46, 53, XXXIII 1, 10, 15, 34, 39, 45, 52,

53, XXXIV [7], 9, [19], 36, [44], XXXV 8, 28, 32, 36, 51, XXXVI 1, 3 bis, 6, 12, 13, <20>, 26, 28, 32, 35, 50, XXXVII 8, 14, 16, 23, [39], 51, XXXVIII 1, 8, 10, 11, 25, 29, 54, XXXIX [11], [20], 23, fr. I 1, fr. II 1, 8 – γάρ τοι IV 31, VII [26], XIV 26, XXIX 41

γαστήρ – XVI 3

γε – IV 37, V 10, VI 8, 16, 22, VII 38, VIII 2, XIV 39, XV 26, XVI [43], XXII 45, XXIII 29, 34, 42, XXIV 6, 11, XXVI 5, 31, 38, XXVII 28, 35, 45, XXVIII 15, 24, 31, 46, XXXII 18, XXXIII 24, 40, XXXV [40], XXXVI 13, 40, XXXVII 24, 55, XXXVIII 18, 36, 38, 46

γελοῖος – XXXVIII 7, 53

γένεσις – XVII 41, 43, 13, 26, 27, 34, 44

γένος – XV [27] in adn.

γίνομαι – II 38, 43, III 2, 3, IV 26, 27, 39, 40, V 14, 20, 25, 27, 29, VI 4, 9, 17, 31, 32, 38, 41, 44, VII [2] in adn., 5, 10, 14, [15], 22, 26, 34, 40, 42, VIII 5, 35, 40, 41, 44, IX 38, XI 42, XII 3, [11], 23, 28, XIII 20, 21, 23, 26, [30] 31, 34, 36, 37, 42, XIV [15], 39, XVI 21, 28, 42, XVII 11, 15 (bis), 17, 26, 40, 42, XVIII 2, [19], 30, 31, 35, XIX 16, 41, XX 1, 8, 12, 20, 30, 36, 45, 47, 48, XXI 8, XXII [14], 16, 36, 37, 39, XXIII 39, XXIV [2], 34, 44, 46, XXV 7, 8, 10, 11, 15, [17], 19, 21, 22, [25], 27, 36, [41], 46, [48], 53, XXVI 20, 26, 30, 32, 40, [48[b] mg.], XXVII 2, 7, 9, 10, 30, 33, XXVIII 4, 10, 19, 22, 33, 43, [45], 47, XXIX 2, 10, 17, 24, 30, 43, 45, 51, XXX 17, 42, 47, [49], XXXI 4, 12, 13, 28, 29 bis, 31, 32, 36, 40, 43, [45], [49], XXXII 11 bis, 12, 13, 14, [14], 25, [26], [29], 31, 32, 36, 38, 39, 48, 53, 54, XXXIII 1, 12, 13, 14, 20, 23, 34, 36, 37 bis, 42, 51, XXXIV 1, 9, [19], [34], 47, XXXV 16, 20, [42], 44, 49, 51, 53, XXXVI 9, 11, 24, 30, 31, [42], XXXVII 2, 7, 8, [27], 31, 36, 39, 49, XXXVIII 14, 15, 37, 40, 41, 46, fr. I 1, 6, 7 – dub. XXXIV 21 γενηθ()|, XXXIV 28 γενη|[

γενικός – II 36, II 40, XX 32

γεννάομαι – XIX 3

γέρων – XI [30]

γεῦσις – XXV 18

γεώδης – XXXII 9, 40

γῆ – VI 19, XIV 30, XV 34, XX 27, 30, XXXIII 26, 40

γινώσκω – I 15, IV 23

γλουτός – XV 45

γυνή – XXXVII 31, 37 – dub. XXXV 29 γυ[

δ' – XX 26

δακνώδης – dub. XXX [14]

δάκνω – dub. XXIX [14] in adn.

δέ – I 13, [15], 16, [19], 21, 26, 29, 32, 33, 35, 38, 40, 41 bis, [44], II 4, 7, 13, 16, 22, 31, 33, [37], 39, III 4, 7, 9, 10, 12, 13, 14, 16, 17, 25, 27, 29, 32, 36, 42, IV [4], 7, 13, 25, 28, 39, 41, V 1, 3, 12, 15, 18, 22, 25, 27, 35, VI 3, 4, 11, 12, 17, 25, 29, 30, 36, 38, 43, VII [4] in adn., 11, [21], VIII 6, 10, 17, 23, 28, 32, [35] in adn., 37, 42, 43, IX 20, 22, 32, 34, 37, 40, X 44, XI 16, 20, 23, 28, 34, 38, 44, 45, XII 1, 3, 5, [8], 14, 16, 21, 25, 27, 33, 34, 37, XIII 13, [15], [16], 20, 21, 23, [25], 28, [29], 35, 36, 40, 42, [44], XIV 6, 15, 20, 23, 29, 37, XV 24, [29] in adn., 31, 34, 37, 39, 41, [43], [47], XVI 6, 7, 10, [15], 17, 19, 21, 26, 30, 33, 35 bis, 39, 41, [45], XVII 11 bis, [25], 29,

30, 34, 42, 44, [44], XVIII 5, 9, 12, 13, 14, 15 bis, 17, 19, 30, 31, 33, 35, 36, 37, 45, 48, XIX [1], 7, [8], 16, 18, 24, 26, 29, 32, 35, 37, 38, 40, 45, 46, 47, [48], XX 1, 4, 6, 8, 11, 15, 16, 20, 24, 25, 27, 28, 29, 30 bis, 31, 37, 42, 48, XXI 9, [13], [16], 19, 20, 22, 29, 31, 38, 43, 44, 48 bis, [50], [51], XXII 1, 2, 5, [22], [26], 31, 44, XXIII 8, 15, 16, 17, 20 bis, 23, 26, 46, [53], XXIV 3, 9, 13, 19, 21, 24, 26, XXV 1, 3, 9, 15, 23, 26, 27, 29, 30, 31, 33, 40, [41], 51, XXVI 1, 8, 12, 16, 20, 21, 22, 38, 43, [48], 49, XXVII 18 bis, 23, 26, 37, 44, 49, XXVIII 10, 14, 18, 21, [22], 28, 31, [35], 35, 36, 39, 41, 48, XXIX 1, 3, 5, 8, 12, 15, 19, [21], 23, [39], [46], 49, XXX 5, 7, 8, 10, [22], [24], [27], 37, 41, 46, 48, 49, 51, XXXI 6, 8, 11, 13, 18, 23, 30, [36], 39, 42, 43 mg., 46, 51, XXXII 2, 3, 4, 5, 7, 15, 22, 24, 30, 31, 40 bis, 42, 44, 47, 54, 55, XXXIII 3, 5, 9, 10, 12, 15, 28, 37, 42, 46, XXXIV 3, 6, 19, 20, 21, 23, 33, 41, 42, 49, XXXV 1, 19, 25, 29, 30 bis, 31, 32, 33, 34 bis, 35, [35], [39], 41, 45, 46, 47, 49, XXXVI 3, 7, 8, 10, 15, 18, 23, [26], 30, 34, 43, 52, XXXVII 2 bis, 15, 19, 22, 26, 27, 49, XXXVIII 5, 7, 16, 27, 50, 51, 57, fr. I 2, fr. II 1 – dub. XXIV 54, XXXIX 1
δείκνυμι – XXXVI 51
δεῖξις – XIX 19
δεισιδαιμονία – I 31
δένδρος – ionica forma: XXXII 53, XXXIII 4, 9, 10, XXXII [52], XXXIII 1
δεξιός – XVI 14, 15, 17
Δέξιππος – XII 8
δεόντως – IV 38, XIII [33], XV [11], XXIV 39, XXIX 16, XXXII 17
δεσπόζω – XXVIII 10

δεύτερος – XIX 8, XXIV 29, XXIX 3, 19, XXXVIII 58 – dub. XV 15
δευ[
δέχομαι – XIX [41], XXXIII 40, XXXVIII 48
δέω – XVII [17], XXXV 47 – δεῖ I 15, IV 20, XXVI 10, XXVII 10, XXIX 26, [35], XXXII 6, XXXIV 45, 46, 48, XXXV 26
δη – XXXV 16 δη[, XXXV 37 δη[
δὴ – I [7], 39, IV 35, VI 32, VII 30, XI 29, 31, XVI 42, XVII 23, 35, XVIII 24, 47, XX 7, XXII 8, 27, 33, 36, XXIII 18, 25, 37, 50, XXIV 11, 16, 37, XXV 8, 11, 12, [14], 23, 40, 45, 52, XXVII 21, XXXII 12, 26, XXXIII 22, 29, 33, XXXIV 1, XXXV 5, XXXVI 5, 24, XXXVIII 10, 45, 53
δηλονότι – XXXI 12, XXXIII 20, XXXVII [27] fr. I 6
δῆλος – XVIII 18 XXIV 13, XXV 18, XXVII 22, XXXI 2, 9, XXXII 38, XXXIII 50, XXXV [16], [26], [37], 42, XXXVIII 19, 25, 41
Δημόκριτος – XXXVII 35, [43]
δήποτε – XXXVII 36
δῆτα – XXXVIII 28
διά – V 4, VI 10, VII 34, 35, 43, VIII 33 bis, 34, 37, 43, X 36, XI 29, 36, 37, XII 1, 2, 16, XIII 22, [22], 29, 38, XIV 18, 22, XVI 9, 10, 27, XVII [18], [22], 38, XVIII 1, 5, 24, 30, XX 9, XXII 11, 12, 22, 31, 32, 34, XXIII [14], 16, 22, 24, 26 bis, 38, 52, XXIV 11, 25, 37, 40, 49, XXV 5, 20, 33, 38 bis, XXVI 24, 43, 44, 47, 48ᵉ mg., XXVII 15, 17, XXVIII 13, 44, 49, XXIX 10, 11, 40, 50, XXX [11], [28], XXXI 4, 5, 19, 54, XXXII 9, 46, XXXIII 18, 55, XXXIV 24, 43, 51, XXXV 28, 29, 30, XXXVI [18], 24, 25, 33, [36], 48, XXXVII

5, 29, 31, 48, 53, XXXVIII 11, 21, 23, 29, 30, 32, 45, 58, XXXIX 3, 4, fr. II [4]
διά – XXI 12]δια[, XXXIV 24 δια, XXXV 24 δια[, XXXV 31 δια[
διαβ.[– XXIII 7 διαβ.[
διαβαστάζω – XXXII 10
διάθεϲιϲ – I [2], [5], 7, II 5, III 8, XIII 17, XIV [8], XVII [24], XX 33, 43, XXXVI 26
διαθετικόϲ – II 14, 16
διαιρέω – XV [20], XVIII 35, XXI 33, XXVI 37, 46, XXVII 3, 16, XXVIII 11
διαίρεϲιϲ – XXV 35, XXVI 40, XXVII 6, [30], [37]
διαίτημα – VII [16], 23
διάκειμαι – XIII 19, XIX 28
διακλύζω – XXV [13]
διάκραϲιϲ – XIV [23]
διακριβόω – XX 16
διαλαμβάνω – V 36, XXIV 32, XXVIII 46
διαλλάϲϲω – V 5, 28, 29
διαλογιϲμόϲ – II 32
διαλύω – XXXVII 1
διαμένω – XVII 32, XXXIII 29
διανίϲτημι – XXXV 12
διαπορέω – XXXVIII 36
διαϲκίδνημι – XXXIII 27
διαϲπείρω – XXI [44], [45]
διάϲταϲιϲ – XXIX 51
διαϲτέλλω – XXIX 4, 6, 21
διαϲτηρίζω – XXI 50, [51], XXII [1]
διαϲτολή – XXIX 10
διατείνω – XXI [49], [52], 52
διατίθημι – XIII [13]
διατεθη – dub. IX 29 διατεθη[
διαφέρω – III 23, 32, V 1, 33, VII 33, XIV 15, XXV 24, 28, XXVI 43, XXXI 14, XXXV [30], 37, 40, [42] in adn.
διαφθείρω – XX 42, XXII 40

διαφορά – IV 23, VI [34], VIII 27, 39, XIV 26, XX 15, XXIV 48
διαφορέω – XXII 26, XXXV 17, XXXVII 2
διάφοροϲ – V 14, 16, 20, 22, 30, VIII 2, 27, XII 7, XIV 33, 38, 39, XV 21, XIX [33], XX 1, XXXV 20, 23, 48, XXXVI 4, 5, [8], 9, 10, 13, 20 bis, 21 bis, [24], 27, 29, 30, 31, [43], 44, 52, 54, XXXVIII 56, XXXIX 7
διαφόρωϲ – XX 49
διάφραγμα – IV 16, XVI [43]
διαχωρέω – fr. I 1, 4, 5
διδάϲκω – XXXII 32, XXXVIII 51, 55
δίδωμι – XXXIII 47
διεγείρω – XXXVII 59, XXXVIII 2, 5, 6, 8, 10, 12
διεκθέω – XXIII 22
διέρχομαι – XXXIX 4
διεξαρκέω – dub. XXXVII 47 διεξαρκο..[, cf. adn.
διέξειμι – XX 44
διέξοδοϲ – VIII 18, 22, XIII 44
διηθέω – XXIII [16]
διικνέομαι – XXXIV 12, XXXVII 28, 52, XXXIX 29
δίκαιοϲ – XXXVI 49, XXXIX [5]
δίκη – VI 18 acc. adv. cum gen.
διό – XXXII 12, XXXVII 13
διοδεύω – XXXVII 5, XXXIX 13
διοικέω – V 8, XIV 44, XXII [51], XXXIII 6
διοίκηϲιϲ – XXII 45, XXIII 10, XXIV 18, XXX 40
διοικονομέω – XXII 49, XXIII [4]
διότι – VII 38, XXVI 40, XXVII 19, XXIX 19, XXXIV 42
διϲϲόϲ – V 11, XX 3
διϲϲῶϲ – VII [2] in adn.
διχῶϲ – III 39, VI 38
διωθέω – XXV 16
δόγμα – VI 14

δοθιών – XIX 31
δοκέω – XXXVI 18, XXXVII 13
δόξα – placitum V 34, XII 36, XVIII 8, XXVIII 12
δόcιc – XII 13
δριμύc – VIII 24, XV 36, XXX 13, 15, 39
δριμύτηc – VII 35
δύναμαι – XVIII 15, XXII 25, XXIII 52, XXVI 48^b mg., XXVII [39], XXXVII [8], 22, 24
δύναμιc –I 7, 18, 19, 20, II [3], 6, XII 11 mg., XX 27, XXII 42, 45, 48, XXIII 5, XXIV 41, 42, 44, 47, XXX [12], 50, XXXI 4, XXXII 10, XXXIV 40, XXXVI 2, 4, 11, 20, 56, XXXVII 3, 28, 33, 45, 52, 53, 58, XXXVIII 2, 5, 8, 10, 12, 17, 18, 20 – dub. XXXV 51 δυναμ[
δύο – I 26, II [35], IX 8, XVI 14, 18, XVIII 4, XXII 51, 54, XXVIII 49
δυcκατεργαcία – VI 10
δυcκατέργαcτοc – V 41, VI 8
δυcκόλωc – XXII 26
δυcκράτωc – XIII 20, XIX 29
δύcροια – VI 17
δυcώδηc – XXV 16

ἐάν – V 17, 23, 25, VI 35, 36, XIII 18, XXIV 43, 45, XXXII [13], XXXIII 37, 38 – ἦν XIX 40 – κἄν XVI 29, XXII [40]
ἑαυτοῦ – VI 6, XII 12, XIII 13, 16, XIV [18], 21, 22, 39, XXII [18], XXIV 6, XXVII [16], XXX 8
ἐάω – XXXVIII 13, 44
ἐγγύc – I 14, XXII 1
ἐγκαλέω – XXII 53
ἔγκαυcιc – XV 39
ἐγκέφαλοc – VIII 36, 37, XV 22, 28, XXI 34, XXII 2, XXIII 46, 47, XXIV [4], XXXV [44]
ἐγκόπτω – XVI 27
ἐγρήγορcιc – XXIV 3, 7, 9

ἔδαφοc – XXII 29
ἐδεcτόc – XXXIV 38
ἔδω – XXXIV 35
εἰ – VI 30, XIII 13, 31, XVI 27, XXI 23, XXII 47, 48, XXIV 14, XXVI 10, XXVII [24], XXIX 23, 41, XXX 44, XXXI 22, 25, 26, 28, XXXII 50, XXXIII 42, 45, XXXIV 3, 9, 15, XXXV 47, XXXVI 13, XXXVIII 8, 27, 30, 50
εἶδον – I [41], XIV [6]
εἶδοc – VII 22, [32], XII 15, XVII 16, 20
εἰκότωc – XXXIV 50
εἰλύω – XXXVII [32]
εἰμί – I 5, 13, 29, 34, II 4, 6, 13, 18, 21, 22, 26, 29, 35, 39, 44, III 7, 8, 10, 11, 15, 16, 17, [28], 34, IV 11, 39, V 3, 4, 17, 19, 20, 23, 30, 35, 41, 44, VI [1], 9, 26, 28, 30, 35, VII 6, 8, 28, 31, 36, VIII [1], 15, 18, 28, IX 22, 40, X 30, XI 24, XII [5], 7, 11, 41, XIII 35, XIV 20, 23, 41, XV 23, 27, [28] in adn., 43, 47, XVI [2], 25, 30, 34 bis, XVII [4], XVIII 10, 12, 14, 16, 17, 23, 38, 41, 42, XIX 5, 9, XX 10 in adn., 14, 22, 26, 27, XXI 19, 23, 26, 30, 32, 36, 38, 42, 45, 49, XXII 5, 46, 48, 51, [54], XXIII 4, [10], 27, 28, 30, XXIV 43, XXV 29, 30, 34, 46 mg., [50], XXVI 2, 9, 10, 15, 33 bis, 49, XXVII 19, 36, 50, XXVIII 11, 13, 18, 20, 21, 23, 25, 27 30, 31, [32], XXIX 10, 14, 15, XXX 8, 15, [20], 33, 51, 52, XXXI 7, 22, 29, 30, 35, 38, 41, 46, 52, XXXII 1, [7], [15], 18, 23, 28, 30, 43, 50, 54, XXXIII 7, 38, 39, XXXIV 3, 5, 18, 45, 48, XXXV 23, 26, 32, 35, 37, 48, 50, 51, XXXVI 1, 2, 3, 4, 8, 21, XXXVII 13, XXXVIII 7, 33, 34, 44, 49, 52, 53, XXXIX 15, 31,

fr. I 8, fr. II 1 – ἔcτι(ν) ὅτε VII 33, VIII 28, XXXI 29

εἵνεκα – V 23, XXXIX [11]

εἴπερ – XXII [38], XXVI 35, XXVII 6, XXVIII 6, XXXV 46

εἶπον – II 38, III 21, [28], 31, IV 7, 10, 26, VII 32, VIII 4, 6, IX 8, XIV 6, XVIII 44, XX 32, XXII 7, 13, XXV 28, XXVI 17, XXVII 18, XXIX 12, 19, 53, XXX 31, 46, XXXIV 22, 23, XXXVI 26, 29, XXXVII [47], XXXVIII 4

εἰc – V 9, 26, VI 7, 11, VIII 24, 26, IX 33, XI 41, XII 4, XIII 32, XVI 14, 15, XVII 10, XVIII 13, 19, XIX 17, XX 40, 41 bis, XXI 34, 37, 39, 43, XXII 39, 43, 44, 45, XXIII 14, 16, [19], 20, [21], 23, 30, 31, 39, 53, XXIV 25, XXV [3], 36, 37, 39, XXVI 4, 15, 48^a mg., [48^d] mg., XXVII 8, XXVIII 5, 33, XXIX 2, 22, 25 bis, 30, 34, 40, XXX [5], 6, 18, 27, 29, XXXII 10, XXXIV 47, 49, XXXVI 54, XXXVII 4, 7, 9, 49, XXXVIII 23, 26, 28, 35, 47, 49, 51, XXXIX 2

εἷc – V 12, VII 31 bis, XIV 18, 29, XVIII [3], XIX 2, 12, XXVI 35, XXXV 31, XXXVII 15, 22

εἴcειμι – XIX [34], XXXVIII 35, 48

εἰcκρίνω – XXXVI [45], 54, 55, XXXVII 9, 11, XXXVIII 23, 26, 27, 28, 29, 32, 44, 50, 57, XXXIX 2

εἴcκριcιc – XXXVII 7, 8, 48

εἰcπνέω – XXIII 25, 29, 32, XXIV [10], 12

εἰcπνοή – XXIII 39, XXX 49

εἰcφέρω – XIII 45

εἶτα – VIII 24, XVIII 23, XXIII 22, XXV 31, XXVII 26, 47, XXIX 42, XXXI 51, XXXIII 32, XXXVII [32], XXXVIII 39, fr. I 3

εἴτε – I [8], 8, [9]

ἐκ ἐξ – ἐκ II 25, III 26, V 10, VI 11, VII [20], VIII 32, XIV 13, 28, 34, [40], 43, XV 34, XVII 29, 34, [46], XVIII [10], XIX 23, 30, 32, XX 3, 7, 25, 26, XXI 14, 27, XXIII 51, XXV 26, XXVI 42, 44, 45, 48^d mg., XXVII 8, XXVIII 45, XXX 20, XXXI [37], 44, XXXII 47, XXXVII 20, XXXVIII 36, XXXIX 30 – ἐξ VII 36, IX 44, XII 12, 28, XIII 13, XVI 11, XVII 28, 33, XIX 2, [4], [9], XXIII [45], XXV 7, 8, 11, 18, 19 bis, 22, 23, 25, 26, XXVI 21, 47, [48^f] mg., XXVII 16, 18, XXVIII 27, 45, XXXI 5, XXXIII 13, XXXV 9, [12], XXXVII [6], XXXVIII 22, fr. I 7

ἕκαcτοc – VII [6], XIV 37, XX 27, XXI 36, 41, XXV 46, XXXVII 14

ἑκάτεροc – V 13, XX 4, XXIII 10

ἐκβαίνω – XVII 19

ἐκεῖ – XXXVI 18

ἐκεῖνοc – VI 19, 22, 23, VII [37], XVIII [15], XXII 54, XXIV 8, 41, XXVI 20, XXIX 26, 34, XXXI 27, 28, XXXII 13, 14

ἐκθέω – XIX 30, vd. ἐκθύω

ἐκθλίβω – XXIX 22

ἐκθύω – XIX 30 in adn., vd. ἐκθέω

ἔκκειμαι – IV 25, VI 31, XV 20, XXVIII 13, XXX 30

ἐκκλίνω – XXXI 24

ἐκλανθάνω – XXXIV 50

ἐκλύω – XXXVII [32] in adn.

ἐκμαγεῖον – XVII 6

ἐκπέμπω – XVIII 24, XXIII 35, 37

ἐκπνέω – XXIII 23, 26, 28, XXIV 11, 13

ἐκπονέω – IV 34

ἔκτεξιc – XVIII 21

ἐκτίθημι – VII 18, XIX 20

ἐκτόc – VII [2] in adn., 11, XVIII 22, 25, XX 34, 38, XXII 15, 22,

XXIII 23, XXVI 44, XXVII 6,
XXIX 22, XXX 6, 29, XXXIV 5
ἐκφύω – XXV 3
ἐλαccόνωc – V 19
ἐλάττων ἐλάccων – XXVIII
[42], XXXI 14, XXXII 35, [37],
XXXIII 6, 49 – sup. ἐλάχιcτοc
III 20, 25, 26, 27, VI 8, 36, VIII 41,
XIII 39, XXV [36], [39], XXVIII
36, XXXVII [16], XXXIX 28, fr.
I 5
ἐλατήριον – XXXVII [8], 14, [22]
ἐλαφρόc – XXII 27
ἐλέφαc – XXXIX 24
ἑλίccω – XVI 22
ἕλκοc – XX 38
ἕλκω – XXIII 12
ἑλκωτικόc – XXX [14]
ἐλλέβοροc – XXXVII [17], 30
ἐμμένω – VIII 22, 23, 25, IX 43, XIX
37, 38, XXVII 2, 5
ἔμμονοc – III 18, 34, 36, 42
ἔμπαλιν – VII 33, XXXVI 18
Ἐμπειρικοὶ – XXXI 26
ἐμπληρόω – XXVII 13
ἐμπνευματόω – XXVII 13
ἔμπηξιc – XV 33
ἐμποιέω – VIII 10, XVII 20, XIX 44
ἐμφαίνω – II [24]
ἐμφύω – XXV 3, XXV 39
ἔμψυχοc – XVI 2, XXII 10
ἐμψύχω – XV 40
ἐν – I 1, 6, 9, [12], 32, 33, 37 bis, II 3,
IV 24, V 34, VI 5, 16, 27, VII [3]
in adn., 8, 10, XI 24, 33, XII 39,
41, XIV 14, 30, 33, 41, XV 30, 37,
39, XVII 16, 21, 23, XVIII 8, 17,
29, 35, XIX 19, 34, XX 22, XXI 6,
46, XXII 4, 17, XXIII [7], 22, 53,
XXIV 21, 28, 33, 36, 51, XXV 6, 9,
22, 27, 34, 35, 36, 36 mg., [40], 43,
46, 46 mg., 49, 51, XXVI 20, 27,
28, 29, 33, 36, 38, 48, XXVII 1, 3,
5, 42, XXVIII 1, 9, 16 bis, 19, 22,
34, 37 bis, 40, 41, [43], 43, 48 bis,
XXIX 16, 27, 28, 53, XXX 12, 24,
34, [35], XXXII 34, XXXIII 23,
24, 46, XXXIV 3, 9, 10, [18], 26,
[28], 43, 45, 46, 48, 49, XXXVI 8,
13, 19, 23, [36], XXXVIII 13, 39,
40, 43, 53, XXXIX 31, fr. I 2, 3,
8, fr. II 4
ἐναλλαγή – dub. XV 32 εναλ[cf.
adn.
ἐναντίοc – XXXVI 7, [41] – τοὐ-
ναντίον XXXVI 34, XXXVIII 4
ἐναντιόω – XV [41]
ἐναντίωc – XXVIII 46
ἔνδεια – XIX 1
ἔνειμι – I [10], XXVII 29
ἐνεργέω – V [45], VI 2, XXXI 3,
XXXVIII 17
ἐνεργήc – XXXVII 13
ἐνηλλαγμένωc – XVII 42
ἔνικμοc – XXIV 16, XXXV 9
ἔνιοc – XXII 53
ἐνίοτε – VII [24], XXXII 36,
XXXVII 52
ἐννεοccεύω – III 22
ἐνόω – XXI 44, XXI [48], [49]
ἐνταῦθα – XXXVII 34
ἐντείνω – XXXVII 55, XXXVIII 2
ἐντελέχεια vd. ἐντρέχεια
ἔντερον – XVI 22, 28, XXV 36 bis,
46 mg., 48, [49], XXVI 23, XXIX
40, fr. I 8
ἐντόc – fr I 6
ἐντρέχεια (lege ἐντελέχεια) – I 24,
[24], II 9
ἐνυπάρχω – XXX 1, [12], 35
ἐξαγωγή – VIII 31
ἐξαιματόω – XXXIV [13], 46, 47
ἐξακούω – II 28
ἐξαφανίζω – XXXIII 34
ἔξειμι – XXXVI 57
ἐξέρχομαι – XXXVIII 37
ἔξω – XXV 46 mg.

ἔξωθεν – XVI 8, XXIII 12, XXXVII 23
ἔοικα – II 34, VI 22, XVIII [15], 15 bis, XXI 47, XXII [3], XXVI 50, XXVII 10, 19
ἐπαινέω – XXIV 6
ἐπακολούθημα – I 29, 35
ἐπάν – XXXII 12, XXXVIII 46
ἐπεί –VII 31, XIII 36, XIV [37], XVI 30, XVIII 15, XXI 17, XXIII 8, XXVII 29, XXVIII 40, XXIX 1, 7, 45, XXXV 51, XXXVI 8, 35, 50, XXXVII 46, XXXIX 8
ἐπειδάν – XX 35, 36
ἐπειδή – VI 16, VII 5, XVI [1], XXVI [11], 15
ἐπειδήπερ – XV [46], XVII 7, XXVI 17, XXVIII 49, XXXIII 25, XXXIV 17, XXXIX 4
ἐπείсακτος – XVIII 26
ἔπειτα – XXIV 5, XXXIII 47
ἐπέχω – VI 18, XX 50
ἐπὶ – I 25, III 6, V 24, 30, 31 bis, VI 25 bis, 29 bis, 39, 40, VIII 29, XI 39 bis, 40, 41, XIII 36, 39, XIV 19, 24, 25, XVIII 39, 40, XIX 44, 45, 46, 47, XXII 22, XXIV 27, 29, 35, 37, 39, 41, 48, XXVI 44, XXVII 3, 6, 22, 30, XXVIII 6, XXIX 9, 11, XXX 16, XXXI 2, 9, 32 bis, 33, [51], XXXII 22, [26], 41, 42, 45 bis, 52, XXXIII 1, [2], 3 bis, 5, 7, 9, 10, 14, 18, 20, 33, 47, 52, XXXIV 14, 31, 32, 33, XXXV 31, 32, [35], 40, 41, XXXVI 6, 15, 25, [28], XXXVII <24>, 25, XXXVIII 33, 36, XXXIX 18, 25, 29, fr. I 4, fr. II 5
ἐπιδείκνυμι – VII 37
ἐπιθυμητικός – XVI 35, 43
ἐπιθυμία – II [41], [42], XVI 45, XVII 1
ἐπικαλέω – XIX 18
ἐπικουρικός – VIII [4]
ἐπικράτεια – V 14

ἐπιληψία – VII 28
ἐπιμείγνυμι – XII 31
ἐπιμένω – XIII 14, XVI 31, XXIII [52], XXXVII 38
ἐπίμιξις – II 38
ἐπινέφελος – XXXV 34
ἐπιπέμπω – VIII 9
ἐπισημειόω – XXI 21
ἐπισπάω – XVIII 22, XXXVII 2, XXXVII 43
ἐπισυμπίπτω – XXVII 32, 33
ἐπισύμπτωσις – XXVII 30
ἐπισυνάγω – XXIX [24]
ἐπίτασις – I 3, V 15
ἐπιτίθημι – XXXVI 58, XXXVII 23, 24
ἐπιτείνω – V 20
ἐπιφάνεια – XXXIV [28], XXXVII [1], [4], [49], XXXVIII 42
ἐπιφέρω – VI 13, 36, VIII 18, 28, [31], XI 38, XII 7, 26, XVII 22, 43, XVIII 3
ἐπιφορά – V 30
ἐπιχειρέω – XXXIV 41
ἐπιχείρησις – VII 24
ἐπιχειρητέος – VII [17]
ἐπιχορηγέω – VIII 8, XVII 39
ἕπομαι – II 19, IV [11], 12, VII [40], XXXIII 38
ἑπομένως – XXXV 39
Ἐρασιστράτειοι – XXVI 39, XXVII 10, [25], 47, 49, XXVIII [12], XXXVI 18
Ἐρασίστρατος – XXI 23, XXII 52, XXIII 6, [18], XXV [27], XXVI 31, XXXIII 44, XXXIX [16]
ἐργάζομαι – VIII 26, XIX 43
ἔσω – XVIII 33, fr. I 9, fr. II 8
ἕτερος – V 13, XI [41], XIII 46, XXXVIII 9 – θάτερον XIX 7, [7]
ἑτεροῖος – XXXVI 11
ἔτι – I 24, III 30, VII 15, 35, XIV 39, XXIII 15, XXXII 31, XXXIII 5, XXXV 46

INDEX VERBORVM ET NOMINVM 113

εὐθέως – XVIII 21, XXXVIII 38
εὐθύς – XVI 29
εὐθυωρία – XVI 24
εὐκόλως – XXIX [44]
εὐκράτως – XIII 19, XIX 27
εὔλογος – XIII 35, XXIX [10]
εὐλόγως – XXXII 4, 21
εὐοδέω – XXXVI 14
εὐπνοέω – XX 43, 48
εὑρίσκω – XXVII 23, XXXIII 49, XXXV 5
εὔροια – VI 17
εὐρυκοίλιος – comp. XXVIII 30, 31, XXIX 14, 15
εὐρύνω – XXXVI [37]
Εὐρυφῶν – IV 31, V 1, VIII 3
εὐρυχωρία – XXXVIII 30
εὔρωστος – XXVIII 27
εὐσύμπτωτος – XXVII 27
εὐφυής – XVI 37
εὐχερῶς – XXII 27
εὐώδης – XXXIV 51
εὐώνυμος – XVI 15, 16, [17]
ἐφίστημι – XVI 44
ἐχομένως – XXXVIII 32
ἔχω – III 18, 28, 29, 36, 38, 44, IV 5, 14, V 19, VIII 22, IX 24, 27, XI 22, 26, XIII 18, XVII 41, XIX [4], 29, XXII 36, XXV 47, XXVII 2, 24, XXVIII 10, 24, 32, 34, [36], 50, XXIX 16, [23], XXX 31, XXXI 43, XXXIII 54, XXXIV 5, XXXV [33], XXXVI 3, 33, XXXVII 33, 35, fr. I 9 – dub. ἐχ[IX 17, XV 17
ἕψω – XXII 15
ἕωλος – XXXI 7, 10, 12, 24

ζάω – VIII 32, XI [26]
Ζεύς – XIX [18]
ζητέω – XXXVIII 24
ζύμη – XV 35
ζῷον – VIII 17, 42, XI 27, 29, XIII 18, XIV 31, XVII 41, XVIII [13], 18, 22, XIX 28, XXII 4, 42, 52, XXIII 4, [9], XXVI 1, 3, 5, 11, 13, XXVIII 9, 10, XXXI 33, 36, 39, XXXII 1, 4, 18, XXXIII 15, 43, 45, XXXIX 32, fr. II 5
ζωτικός – I 8, [18], 20, [43], [II 3]

ἤ – I [11], II 6, 15, 17, III 9, IV [9], 22, V 4, 15, 20, 31, 32, 39, 40, 41, VI 39, 40, VII [2] in adn., 3, [12], 14, 16 bis, VIII [33], 33, 34, 40, XI 8, 39 bis, 40, 41 bis, XII 1, 2, 4 ter, 18, 38, 40, XIII 8, 18 bis, 22 bis, XIV 30 ter, 36, XVII 12, [12], 13, 15, [15], 16, 46, XVIII [1], 1, XIX 12, 13, XX 12, 32, 33, 34, 36, 38, 39, 40, 41 bis, XXI 38, XXII [10], [14], XXIV 15, XXV 38 bis, XXVI 43, 52, XXXI 14, 15, XXXII 37, XXXIII 45, XXXV 47, XXXVII 19, fr. I 2, 5
ἤ – VI 5, fr. II 8
ἡγεμονικός – XVI 38
ἤδη – VII 31, XXX 8
ἡδονή – II 36, 40, 42, [43]
ἥκω – XIV 18, 22
Ἡλεῖος – XIII 21
ἥλιος – XXX 19, XXXII [36]
ἡμεῖς – I [12], II 19, 31, VI 16, 18, VII [3] in adn., [5] in adn., 8, 10, XI 24, XII 39, 41, XIV 30, 33, 41, XX 22, 26, XXI 9, [16], 29, 46, XXIII 7, 17, XXIV 28, 35, XXV 26, 29, XXVI [5], 12, XXVIII 37, XXX [25], [27], 50, XXXIV 5, 11, 17, 42, 43, 49, XXXV [5], XXXVI [45], 46, 55, XXXVII 7, 49, XXXVIII 23, 25, 28, 33, 35 bis, 43, 51, XXXIX 2, 3, [23], 31, fr. II 4
ἡμέρα – XXXVII 36, 38
ἡμέτερος – XIII 33, XIV [11], 12, 27, 38 XVIII 9, 27, 29, XIX 3, 30, XX [2], XXII 24, 38, XXVI 49,

XXVII 11, 20, XXIX 29, XXXIV 3, [9], 10, 18, XXXV [1], 11, 20, XXXVII 50, XXXVIII 26, 53, XXXIX 21 in adn.
ἡμιωβέλιον – XXXVII 17
ἤν vide ἐάν
ἧπαρ – V 31, XVI 45, XVIII 40, XXI 41
ἥπερ – XXVIII 16, 43, 45, XXIX 11, 25
ἠπιός – XVI 26
Ἡρακλεόδωρος – dub. IX [5], cf. adn.
Ἡρόδικος – IV 40, V 34, IX 20
Ἡρόφιλος – XXI 21, XXVIII 46, XXXVI 47
ἥττων – XXVIII [35], 48, XXXVIII 40
ἧτρον – fr. II 5

θάλασσα – XXX [18], 20, [21], 24
θάλπος – XVI 10, XX 39
θανάσιμος – XXVI 16
θάτερος vide ἕτερος
θαυμάζω – XXXIX 16, 19
θεῖος – XV [28] in adn.
θειώδης – XXIV 45 bis
θέρεια – XXXVI 36
θερμαίνω – XXII 15, XXXVIII 25
θερμασία – XVIII 49, XXII 11, 17, 23, XXXIII 5, XXXVI 36, XXXVIII 26, 28, 32
θερμός – VI 39, XI 14, XV [42], XVIII 10, [12], 43, XIX [5], 24, 25, XX 4, 6, 28, 35, 37, 40, 41, XXIII 37, 38, 39, 44, 45, XXIV 2, 5, 11 bis, 37, XXXI 21, XXXII 27, [27], XXXVIII 43 – comp. XVIII 14, 26, XXIV 49, XXXI 17, XXXV [4], XXXVI [33], XXXVII [41] – sup. VII [8]
θερμότης – VI 1, VII [12], [14], VIII 34, IX 35, [43], XI 36, XII 2, 17, XV 38, XXIII 49, XXXIII 7, XXXV 2 bis, 6, 10, XXXVIII 15

Θεσμοφόρια – XXXVII 40
θεωρητός – XIII 28, XXI 26, [28], XXX [52], XXXI 16, XXXII 33, XXXIII 51, XXXIV 2, 4, XXXV 18, 24, 38, XXXVI 22, [40], 42, [43], 46, 51, 53, 55, XXXVII 5, 7, 29, 48, 54, XXXVIII 21, 24, 31, 52, XXXIX 3, [6], 8, 9, 15, 22, 27, 31
θῆρα – XXXIII 20, 23, 36, 37
θηρευτής – XXXIII [15], 29
θηρίον – XXXIII 17, 19, 21, 25, 31, 33, 35, 38, 41
θνητός – XV [29] in adn.
Θρασύμαχος – XI [43]
θριδακίνη – XXXII 45
θυμικός – XVI 35, 39
θυρίς – XXXI 43, 50
θώραξ – XIV 37, XXIII 15

ἰατρικός – XXI 24 – (ἡ) ἰατρική IX 30, [32], XXI 18 – tit. XIX 19 ἐν Ἰατρικῆι
ἰδέα – XX 25
ἴδιος – XVI 13, XXXIV 8, XXXV 31 – ἰδίᾳ XVIII 2 – comp. XX 17
ἰδιότης – XXV 41, 43, 46
ἰδίως – III 13, 14, 16, 39, 42, IV [1], [4]
ἰδιώτης – XXXVI 6, 34
ἱδρώς – XII 24, XXXIII 55, XXXV 30
ἱκανός – XXXII 31, XXXIII 5
Ἴκιος – VIII [35] in adn.
ἱμάτιον – XXIV 15, XXXV 4, 8
ἵνα – XVI 22, [42], 45, XVIII 25, XXVII 28, XXXIV 45, XXXVII 38, XXXIX 28
Ἱπποκράτης – V 35, 37, VI [43], 44, VII 15, 39
Ἵππων – XI [23]
ἴς – XVII 30, 31, 35
ἴσος – XXIX 1, 2
ἵστημι – XXVI 34, XXXI 10

ἰσχίον – XIX 44
ἰσχιαδικός – XIX 44
ἰσχυρός – V 41
ἴσχω – XXIV 42, XXV 13, XXVII 17, XXXI 3, XXXIV 36
ἴcωc – XXIII 27
ἰχώρ – XII 24, XVIII 37, 40

καθαίρω – VIII [37], XXXVII 11, 18, 20, 26
καθαπερεὶ – XVIII 23
καθαρός – IV 38, V 4, VIII 15, XV [31]
κάθαρcιc – VIII 36, [39], 41, 44
καθαρτικός – XXXVII 13, 14
καθίζω – XVII [16], XXXV 6
καθίcτημι – XXXVI 49
καθὸ – III 24
καθώc – V 36, VIII 11, XXI 21, XXVIII [39]
καινολογέω – XXXIV 7
καίτοι – XXIII 29, fr. II 3
κακός – III 2, 3, 4, 5, 6
κακόω – XXXIV 33, 36, 39
κακόχυλος – XXXVI 15 in adn.
κακοχύμος – XXXVI 15
καλέω – IV 3, VI 23, XXIV 23
κάμηλος – XXXIX [24]
κάμψις – XVI 7
κανών – XXI 24
καρδία – XVI 39, XVII [2], 4, XXIII 15, 40, 44, 49, 53, XXVIII 2, 7
κάρος – I 14, 32, 38
καcτόρειος – (τὸ) καcτόρειον XXXVII 51, [53], XXXVIII 1, 4, 16
κατὰ – I 10, 11, 12, 13, 29, 30, 35, II 5, 13, 15, 16, [17], 17, 23, 31, 36, 38, 39, 42, 47 III 1, <2>, 5, 9, [12], 15, 20, 24, 25, 41, IV 2, [11], 36, [42], V 1 bis, 3, 21, 38, VI 6, 21 bis, VII 8, 28, VIII [1], 3, 21, 39, 41, IX 33, XI 25, 45, XIII 4, [15], 16, 27, 28, 31, XIV 21, 29, XVI 9, 12, 24, 37, XVII 10, 41, XIX 13, 14, XX 15, 23, 24, 31, 45, 47, 49, XXI 39, 42, XXIII 17, 19, 21, XXIV 44, XXV 17, 20, 28, XXVI 33, 36, 41, 48, XXVII 22, 25, 36, [37], 47, 54, XXVIII 8, 14, 23, 25, 29, XXIX 1, 2, 32, [44], 48, XXX 5, 8, 11, 21, 32, 38, 40, 49, 52, XXXI 14, 15, 44, 45, XXXII 33, 51, XXXIII 34, 51, XXXIV 2, 4 bis, 12, 38, XXXV 31, [37], 52, XXXVI [18], 20, [22], [31], 39, [40], 40, 42, 43, 45, 46, 50, 51, 53, [54], 55, [57], XXXVII 6, 8, XXXIX 7, 8, 9, 19, 26, 27
κατ – IX 22 κατ[, XXV 47 κατ̣[
καταβαίνω – XXXIII 15
καταβολή – XVIII 14, XVIII [17]
καταβρίθω – XXXII 16
κατάγω – XXVI 52
κατακινέω – XXXVII 54
κατακρατέω – V 45
καταλαμβάνω – XXXI 10, XXXII 23, [35], XXXIII 32, XXXIV 52, XXXV 9, fr. I 2
καταλεαίνω – XXIV 23
καταλείπω – II [19], [23], XV 26, XXX [23]
καταλύω – XXXVII 32
καταμήνιος – XXXVII 31
κατάξηρος – XXII 31, XXV 12, XXXIII 23, 27
καταπίνω – XXIV 24
καταπλαcμός – XXXVI 58
καταπλέκω – XVI 16
κατάποcις – XXV 20
καταρράπτω – XXII 29
κατάρρους – VIII 44, IX [3], XIX 32, XXIII [51]
καταcβέννυμι – XXIII 40
καταcκευάζω – VII [44], XVII 18, XVIII [5], 15, 18, XX 18, XXV 42, XXX 41, XXXI 17, 30, XXXII 47, XXXIII 44, XXXV

[19], XXXVI 16, 20, 35, [39], 52, XXXVII 56, XXXVIII 22, 54
κατασκευή – III 18, 29, 34, 37, 42, IV 4, XVIII [20]
κατασκευαστικός – VII 26, XVIII 12
κατατάccω – XXIII 31, XXXIV [14], XXXVII 57
κατατίθημι – XXXIII 46
καταφέρω – XVI 23, XXIII 51, XXX [10]
καταφλέγω – XXIII 41
κατάχυcιc – XXXVIII 41
κατάψυξιc – VII 12, 14, VIII 33, IX 19, XII 2, 17, XVIII 49
καταψύχω – XVIII 28, XXIII 50, XXXVIII 35, 38, 40, 45, 49
κατεργάζομαι – XX 11, fr. II 4
κατεργαcία – XXIV 21, 29, 36, [54], XXXVI [5], 10, 12, [19], [23], fr. II 7 – dub. fr. II 3 κατερ()
κατέχω – XXIX 18
κατονομάζω – XI 34, XII 43, XIII 38, XXVII 12
κατοχή – XXVII 9
κάτοχοc – XVI 45
κάτω – XVI 19 bis, 28, XXXVII 11, 19, 26
καῦcοc – XIX 48
κεῖμαι – I 15, XVI 25, XXX 44
κεῖνοc – VIII [3], IX 34, XXIV 42, XXV 28, XXX 37, XXXVII 40
κελεύω – XXXVII 41
κενόc – XXVI 48[b] mg. bis, XXVII 2, 6, 30, 34, 39, XXXI 35
κενόω – XIII 43, XXVI 41, 43, 47, XXVII 4, [9], 17, 29, 41, 45, 48, 53, [54], XXVIII 7, XXXII 24, XXXIII [49], 55, XXXV 23, [25], 36, 37, XXXVI 37, 39
κένωcιc – XXVI 48[c] mg., XXVII 31, [35], XXVIII 5, XXXVI 25
κεράννυμι – XIV 35, XIX 6
κεφάλαιοc – XXII 4, XXIX 18

κεφαλή – IV 36, V 24, 26, 31, VIII 4, 7, [8], 14, 21, 32, XIV 35, 36, XV 47, XVI 37, XXI 40
κινέω – VI 14, XII 11, XVIII 39, XXII [24], XXIX 7, 8, 9, 20, 21, XXXII [8], XXXVII 18 – dub. XXI 3]κεινειcθαι
κίνημα – I 12
κίνηcιc – I 10, 11, [13], 30, 32, 37, II 5, [15], 17, III 9, VI 28, XVI 9, XXII 12, 28, 33, 34, XXXII 7, XXXIII 4, 7, XXXVI 27, [31]
κινητικόc – XXXVI [32]
κνήμη – XV 45
Κνίδιοc – IV 31, [41]
κοιλία – IV 33, 38, V 4, VI 6, XIII 29, XV 19, XVI 18, 29, XX 10, XXIII 16, XXIV 25, 28, 33, 36, 51, XXV 3, 6, 22, 27, 34, [35], XXVI 20, 22, XXXVI 23, [25]
κοιλότηc – XXIX 32
κοίλωμα – XXIII 20
κοινόc – XVIII 2 – comp. IV 21, XXXVI 29
κοινῶc – III 39, 40, IV 1 bis, XIV 37, XXIX 28
κολλύριον – XXXII 41
κόλον – XXV [41], XXVI 23
κομίζω – I [2], 6, IV 30, XXXVII 41
κόμμι – fr. III 4
κομψεύω – XXVIII 12
κονιορτόc – XXII 32
κόcμοc – XIV 14
κουφίζω – XXXII 16, 20, 23, 25
κοῦφοc – XXII 27, XXXI 25, 27, 30, 38, XXXII [1], 2, 4, 18, [23], 30 – comp. XXXI 7, 11, 19, 36, XXXII 44
κουφότηc – XXII 32, XXXI 45, [53], 54, XXXII 22
κρᾶcιc – V 21, XIV 16, [34], 38, XVI 13
κρέαc – XXXI 6, 10, 22, 24
κριθή – XIV 23

Κροτωνιάτης – XI 23, XVIII [9]
κρουνός – XXVI 45 bis
κυέω – XIX 42
κυκλόω – XV [24]
κύριος – comp. XIV 41 – sup. VI 15, 30, XXII 51 – dub. XV 4 κυριωτ[
κύστις – XXIX 50, XXX [5], 11, 29, 36, [40]
κύων – XXXIII 16, 30, 41
Κῷος – XII 9, 36
κωλύω – XXXVIII 9, 43
κωλυτήριος – XXXIII 35, XXXIV 34
κώνειον – XXVI 18

λαλέω – XXIII 11
λαμβάνω – I [1], 17, 18, III 25, IV 33, IX 42, XIII 12, XVI 22, XVII 27, 33, XXI 20, [31], XXV 9, XXVI 3, XXIX 41, XXXIII 15, 45, XXXIV 13, 24, [27], 51, XXXVI 12, XXXVII 16
λαπαρός – X [35]
λάρυγξ – VIII 30
λεαίνω – XXXVI 14
λέβης – XXXIII 46
λέγω – I 21, II 7, [10], 11, III 13, 38, 41, [45], IV 22, [41], V 2, 14, 17, 37, VI 44, VII [1], 39, 42, VIII 13, 43, XI 34, XII 22, 30, 37, XIV 32, XV 15, 27, XVI 3, 33, XVII 6, 11, XVIII 30, 37, 39, 42, XIX [2], [8], 23, XX 19, XXI 22 bis, XXII 53, XXIII 26, XXIV 35, XXV 25, XXVI 40, XXVII 29, XXVIII 9, XXIX 18, XXX 37, XXXI 6, 7, 26, [42], 48, 52, XXXII 6, 42, 49, XXXIV 53, XXXV 26, XXXIX [4], 15 – dub. XII 29 λεγε[
λεῖος – fr. II [1], XXXVII 46 in adn.
λείπω – XXV [36]
λείωσις – XXXVI [19]
λεκτέος – II [31], III 7, VII [22], XXI 30

λεπτός – IV 38, V 4, XVI [4], XVIII 34, XXV 49, XXX [22], [26], XXXV [32] – comp. XXV 50, XXXVI 7
λεπτομερής – comp. XI 41, XXV 32, XXXII [39]
λεπτύνω – XXII 20, XXXVI 38
λευκός – XII 33, XXXVII [18], 30
λήθαργος – I [14], 33
λήμη – XII 26
λίαν – XXVI 49, XXX 51, XXXI 46
λίθος – XXVI 14
λογίζω – XXX [42]
λογικός – XVI 34, 36, 40, 41
λογιστικός – I 23, 27, II [8], 12, IV 16, XV 28
λόγος – II [30], IV 30, V 23, 38, VII 37, XIII 27, 31, XIII 37, XIV 42, XXIV 10, XXV 16, XXVI 8, 13, 34, XXVII 41, XXXI 26, 46, [50], XXXII 40, 49, XXXIII 1, 11, 34, 53, XXXIV 41, XXXVII [29], 35, XXXIX 11, fr. II 7 – λόγῳ θεωρητός XXI 26, 27, XXX 52, XXXI 16, XXXII 33, XXXIII 51, XXXIV 2, 4, XXXV 18, 38, XXXVI 22, [40], 42, 43, 46, 51, 53, 55, XXXVII 5, 7, [29], 48, 53, XXXVIII 21, 23, 31, 52, XXXIX 3, 6, 8, 9, [15], 22, 27, 31 – τῷ αἱροῦντι [λ]όγῳ II 30
λοιπός – XV 24, XVII 32, XXIV 24, XXXII 20, XXXIV 32, XXXVII 45, XXXVIII 55
λουτρόν – XXXVIII 38
λύπη – I 31, II 41, III 1, 4
λυπέω – III 5
λύσις – III 20, 24 36, 37, [43], IV 5, [11]
λύω – III 11, 15, IV 12

μακρός – XVI 21
μαλακός – XVII 3 – comp. XXV 14

μᾶλλον – I 27, V 17, XXII 10, 14, XXXVI 14 – μάλιστα I 4, XXI [17], XXXIII 37
μανία – I 36
μέγας – XXVII 54 – comp. XXVIII 25, XXXI 43 – dub. XI 15 μεγα[
μέγεθος – XIII 32, XXVIII 23, XXIX 44
μείγνυμι – XXXII 9
μειζόνως – XXXVI [14]
μείων – XX 36
μελαι – XI 20 μελαι[
μελαίνω – XII 34
μέλας – XXXVII 19 (ἐλλέβορος) – μέλαινα (χολή) XII 35, XIX 11, XIX 39
μελετάω – XXXIX 21 in adn.
μέλω – II 30, XXI [17]
μέν – I 5, [16], 24, 34, 39, [40], [42], II 13, 14, 18, 30, 42, [43], III 2, 7, 10, 11, 12, 13, 16, 17, 24, 26, 34, 40, IV 1, 9, 26, 28, 42, V 1, 12, 23, 26, 44, VI 22, 25, 29, 35, 42, VII 10, 18, VIII 4, 7, 14, 40, IX 39, XI 26, 33, XII 5, 18, 35, 42, XIII 19, 27, XIV 17, 36, XV 28, XVI 14, 15, 18, [27], 32, 34, 36, 40, XVII 14, 24, 33, 40, XVIII 7, 28, 33 bis, 47, XIX [2], 24, 25, 27, [43], XX [5], 7, 19, 23, 28, 34, 49, XXI [19], 19, 23, 30, 32, [44], 45, 49, 52, XXII 3, [21], 25, 29, 43, XXIV 12, 18, 22, 52, XXV 2, 26, 28 bis, 29, 31, 49, XXVI 2, 19, 35, 47, 48ᶜ mg., 49, XXVII [14], 17, XXVIII [13], 17, 25, 33, 40, 44, 47, 49, 50, XXIX 3, 7, 17, 37, 53, XXX 2, 7, 9, [22], 26, [39], 46, XXXI 7, 12, [34], 38, 47, XXXII 1, 4, 6, [27], 43, XXXIII 1, 3, 8, 10, 26, 36, XXXIV 27, 31, [53], XXXV 28, 32, 33, 34, XXXVI 6, 13, 28, [36], 55, XXXVII 1, 11, 14, [17], 18, 21, 25, [26], XXXVIII 4, 11, 54, XXXIX 18, fr. II 1, 2

Μενεκράτης – XIX [18]
μέντοι – IV 37, V 10, VI 8, VII 38, VIII 2, XVI 42, XVIII 40, XXII 45, XXIV 11, XXVI 5, 31, XXVIII 46, XXXII 18, XXXIII 24, XXXV [54], XXXVI 40, XXXVIII 18, [38], 46
μερίζω – XXV 37
μέρος – II 8, 12, III 27, 34, IV 16, VIII 26, XII 11, XIV 33, 38, XV 21 bis, [27], 29, XVI 17, XIX 42, XXI 19, 34, [38], 40, 43, XXIII 19, XXIV 15, XXXIV 32, XXXV 48, 49, XXXIX 10, 14, 28
μεσεντέριον – XXV 2
μετά – XIII 16, XVIII [21], XXIV 20, XXVI 48ᶜ mg., XXVII 5, 31, 37, XXVIII 5, XXXV 15, XXXVIII 38, 51
μεταβαίνω – XXXII 42, XXXIII 52
μεταβάλλω – VI 38, VIII 23, XI 35, 38, XII 1, 15, [34], XVII 16, XXIV 26, 28, 45, 46, XXV 44, XXVI [4], [16], XXX 36
μεταβολή – VI 7, 11, 37, 41, XI [45], XII 3, XIX 13, XX 40, XXIV 36, XXV 34
μεταλαμβάνω – XXIV 40
μεταξύ – II 37, XVI 43, XXII [2]
Μεταποντῖνος – VIII 11
μεταφέρω – VI 24
μεταχωρέω – VI 28, XIX [17]
μετοχή – XVIII 46
μετριοπάθεια – II 20, 21
μέτριος – IX 18, XXIX 48
μετρίως – XIX [6]
μή – IV 34, 39, V 4, 8, 18, 19, VIII 17, 22, IX 42, X 36, XII 12, XIII 16, [24], 31, XIV 22, 29, XVI 22, XVII 5, 42, XIX 27, XX 10, 11, 22, 48, XXI 23, 48, XXII 39, 47, 48, XXIII 41, [52], XXV 30, XXVI 33, 35, 37, 48ᵇ mg., XXVII 26, [39], XXX 47, 50, XXXI 14,

22, 25, XXXII 50, XXXIII 6, 47, XXXIV 43, 49, XXXV 46, XXXVII 39, XXXVIII 44, 45, 46
μηδέ – XVIII 39, XXXII 20
μηδείς – XXIX [43]
μηδέπω – XXXII 28
μηκέτι – XIII 35, XXIV 9, XXXII 19, XXXIII 13
μήν – XIV 39, XV 5, XVII 19, XXII 47, XXIII 17, XXIV 12, 34, XXV 4, XXVI 42, 45, 47, [48^f mg.], XXVII [15], XXIX 34, XXXI 16, 40, XXXV 7, 43, XXXVII 7, 30
μηρός – XV 44
μήτε – XXXIII 7 bis
μήτρα – XVIII [14], XXXV 29
μηχανάομαι – XXII 41, XXXIX 27
μικρός – comp. XXII 16, XXXI 43
μῖξις – XIV 16, 20, XIX [9], XXIV 2
μνήμη – II 32
μονοειδής – XXXVI 2
μόνος – XVIII [3], XXIV [8], XXV 29 – adv. μόνον XIII 36, XX 45, XXII 54, XXIV 32, XXV 25, 30, 35, XXVI 25, XXVIII 26, XXXII 51, XXXV 19, XXXVII 3
μονοχίτων – XXVIII 29
μόριον – I 23, XXVIII [10], XXXIV 14
μοχθηρός – XXVII 25
μυελός – XIV 39, 43, XV 25, [30], 32, XXII 3
μυκτήρ – VIII [38], XX 46, XXIII 13, 24, 27, XXIV 14, XXXIV [15], 16, 20, 31, XXXVII 52, XXXVIII 1
μύλη – XXIV 24
μύξα – XII 26, XIII 29
μύρμηξ – XXXIX 23
μῶρος – XXXI 46

ναί – XXVII 10
νέος – XXXIII 38 – comp. II 22
νεαρός – XIII 41

νεκρός – XXXII 21
νεῦρον – II [21], XVI [7], 11, XVII 29, 34, XXI 28, 34, XXXV 45
νεφρός – XI 13
νήπιος – XXXVII 25
Νινύας – IX [37]
νοερός – XXX 20
νοέω – XXIX 13
νόος – XVI 4
νοσ[– IX 18
νοσάζω – VI 35
νοσέω – VIII 32, 43, XIII 18, XIX 16, [29]
νόσημα – III 14, 16 bis, 17, 21, 23, 25, 28, 32, 33, VII 26
νοςο[– XVII 7
νοσολογέω – XI 41
νοσοποιέω – XII 14, XIII 15
νόσος – III 33, 36, 39, 42, IV 19, 22, 26, 30, 32, [37], 41, V 3, 35, 38, VI 13, 18, 33, 34, 36, 38, 41, 44, VII [2] in adn., [4] in adn., 10, [14], 16, 19, 21, 22, 30, 31, [40], 42, VIII [1], 10, 13, 18, 28, 35, 40, IX 12, [16], 21, 28, 36, 41, X 29, XI 37, 42, [44], XII [1], 8, 9, 38, XIII 20, 21, XIV [9], XVII [11], 15, 18, [20], 22, 25, 26, 43, 46, XVIII 3 bis, 4, 6, [8], 30, 32, 47, XIX 7, 16, XX 8, 12, 14, 15, 18, 20, 21, 30, 48, 50, XXI 8
νόστιμος – XXIX 37, 46, XXX 2, 3, 21, 26
νῦν – II 9, V 26, 27, VI 25 bis, 28, XXXVII [26], 26
νωθρός – XXVI 49, XXX 51, XXXVI 3
νωτιαῖος – XV [30]

ξανθός – XIX 10
ξηραίνω – XXXIII 8, 9, 11, 12
ξηρός – XI 30, XIX [4], XX 6, 30, XXIV 12, XXXV 8, 35, 41, fr. I 5 – comp. XI 39, XXV 52
ξύλον – XXVI 14

ὅδε ἥδε τόδε – VI 29, XVI 13, XXIV [2]
ὀδμή – XXXIV 38, XXXVIII 17
ὀδμάομαι – XXXIII 19, XXXIV 48
ὀδούς – XXIV 22
ὅθεν – XXII 41
οἴδημα – XIX [31]
οἰκεῖος – XI 24, XVII 20, XX 23, XXIV 27, 29, 35, 37, XXXIV 45, 46, 48, fr. II 3 – dub. XXIII 7
οἰκειόω – XXVII [26]
οἰκείως – XI 26
οἰκονομία – XXII 6
οἰνοδώτης – XXIV 31
οἰνόμελι – XIV 25
οἴομαι – IV 31, VI 42, VIII 35, IX 26, XI 24, XII 9, XIII 21, XIV 10, XX 22, 25, XXVI 32, XXVIII 47
οἷος – οἷον III 12, V 16, XVII 27, XXVI 6, XXXIII 45, XXXVI [1], XXXVII 17 – οἷόν ἐστὶν XXIII 28
οἰονεὶ – VI 26
ὅλος – II 7, 11, VI 21
ὀλίγος – III 12, 15, 24, 26, XVI 1, XXIII 16, XXXVI [15]
ὀλιγότροφος – XXXI 25, XXXII [30] – comp. XXXI 8, 19
ὀλκή – XVIII 26
ὅλος – I 22, III 37, VIII 9, 16, XII 11, XIII [13], XIV [18], 44, XX 44, 47, 49, XXIII 21, XXV 4, 7, 21, 33, XXVI 30, XXIX 31, 36, XXXII 6, XXXIV 12
ὅλως – XXXV 34
ὄμβρος – XVIII 36, XXXIII [34]
ὁμοιομερής – XXI 32, XXI 36
ὅμοιος – II 33, XX 39, XXI [34], 37, XXII 2, XXXIII 54, XXXVIII 16
ὁμοίως – I 36, 44, III 45, XII [8], XVII 21, XVIII 5, XXII 35, XXIII 20, XXXV 35, XXXVIII 11, 57, XXXIX [23]

ὁμολογουμένως – XXIX 23, XXXVIII 22
ὀμφαλός – XVI 44, XXXVII [25]
ὅμως – XXVIII 30
ὄνομα – IV 21
ὀνομασία – IV 14
ὀξύς – V 12, 17, 27
ὁποίως – VI 40
ὅπου – XIX 42
ὁπωσοῦν – XXXVI 1
ὀρέγω – XXIX 1 – dub. XXXV 14, cf. adn.
ὀρεκτικῶς – XXVIII 50
ὄρεξις – XVIII 24, XXII 42, 43, 47
ὄρθρος – XXXV 12
ὀρθῶς – XXIX 12, XXXVI 3
ὁρμή – II 27 bis
ὄρνις – XXVI 6, XXXIII 45
ὄρτυξ – XXVI 17
ὅρος – I 6, 39
ὅς ἥ ὅ – I 7, [22], II 7, [9], 13 bis, 19, 25, 43, III 1, 10 bis, 13, 14, 16, 17, 22, 41, IV 2, 35, V 1, 3, 30, VI 32, VII [40], XI [25], XVIII 13, 15, 17, XIX [17], XXII 32, 51, XXIII 31, [50], XXIV 10, XXV 18, 19, 22, 40, XXVIII 51, XXXI 5, 54, XXXIII 8, 18, 53, XXXIV 35, 44, [46], 51, XXXV 28, 29, 30, 32 bis, 33 bis, 34 ter, 35, XXXVII 6, 8, XXXVIII 48, 58, fr. I 7
ὁσδήποτε – I 7
ὅσος – VIII 3, XXV 28, XXXVII 16
ὅσπερ – VII 28, XXIII 27, XXXV 50, XXXVII [59], XXXVIII 53
ὀστέον – XV 26, 44, 47, XVI 2, 4, 8, XVII 38, 40, XXII 1, XXXV 45
ὅστις – IV 5, XIII 27, XXIII 34
ὁστισοῦν – VIII 26
ὀσφραίνω – XXX [44], XXXIII 30, XXXIV 49
ὅτ[– IX 34 ὅτ[
ὅταν – II 9, IV 33, 37, [39], V 6, 30, [43], VI 4, 7, 31, VII 18, 21, VIII

14, 17, 19, 40, 42, IX 10, XI 26, 28, XIII [8], 47, XIV 17, 20, 23, XVII 15, 40, 42, XX 10, 13, 43, 47, XXXII 18, 24
ὁτὲ – XXXVII 25, 26
ὅτε – VII 33, VIII 28, XXXI 29, 30, [38], 39, XXXVII [1], 2
ὅτι – VII 10, XI 30, 32, XIV 14, XVII 33, XVIII [18], XXIV 6, XXV [46] mg., XXVI 20, XXVII [40], XXVIII 13, 14, XXIX 24, XXX 15, 16, 37, 41, XXXI [41], XXXII 1, 10, 12, XXXIV 20, XXXV [2], [7], 25, 42, XXXVI 10, 30, [36], 55, XXXVIII 41, 56, XXXIX 10
οὐ – I 25, VII 30, XII 43, XIII 36, XIV 35, XVI 4, [40], XIX [2], [5], XX 45, XXI 15, XXII 30, 54, XXIII 2, 17, XXIV 34, XXV 35, 39, XXVI 25, 42, 45, 47, 48, 48ᶠ mg., XXVII 4, 10, 15, 19, XXIX 9, 13, 35, XXXII [54], 55, XXXIII 3, 9, 11, 23, 34, XXXIV 41, 52, XXXV 19, 35, XXXVI 11, XXXVII 3, 56, XXXVIII 6, 8, XXXIX 19 – οὐκ III 28, VI 2, XVI [26], XXIII 30, XXVI 32, 52, XXVII 10, 18, 33, 40, 44, XXVIII 10, 11, XXIX 12, XXX 31, XXXI 3, 20, 26, XXXII 54, XXXIV 40, 43, XXXV 46, [54], XXXVIII 29 – οὐχ VII 23, XI 43, XXIV 30, XXVI 34, XXXVIII 11 – οὐχὶ II 28, IV 15, XXVII 30, XXXI 49, XXXVIII 13
οὐδέ – XXII 47, XXIII 3, XXVII 2, [34], 35, [35], XXIX 6, XXXI 28, XXXIV 41, XXXV 34,
οὐδείς – II 23, XIX [42], XX 16, XXII 46, XXVIII 11, XXXIV 37
οὐκέτι – fr. I 4
οὐκοῦν – XXXVIII 30
οὖν – XI 26, XVII 40, XX 34, XXI [19], 32, 45, 52, XXII 35, XXIV 46, XXVI [10], XXVIII 24, XXXI 44, XXXII 17, XXXIII 8, XXXVI 8, XXXVII [17], XXXIX 8
οὖρον – XIII 29, XXX 14, XXXV 32
οὖς – VIII 38, XIII 29
οὐσία – XXXI 43
οὔτε – XXI [51], 51, XXIX 5, 6
οὗτοι – XXIV 5 in adn., XXXVI [3]
οὗτος αὕτη τοῦτο – I 14, [15], [27], 32, 36, II 2, 18, [22], [30], III 6, 31, IV 23, V 8, 15, 34, VI 3, 13, 16, 25 bis, 30, 31, 32, 43, VII 5, 17, 21, [36], VIII 1, 2, 14, 19, [27], 30, 43, IX 31, XI 29, 33 bis, [45], XII 11, 12, 14, 18, 19, 21, XIII 14, 39, XIV [12], 15, 26, 29, XV 38, XVI 7, 21, 31, XVII 11, [13], 23, 30, 35, 36, XVIII 2, 8, 13, 14, 19, 24, 29, 32, 39, 45, 47, XIX 1, 5, 12, 27, 37, [38], XX 4, 7, 20, 23, 26, XXI 11, 17, 29, 31, 36, 47, 53, XXII 2, 25, 34, 36, XXIII 3, 18, 26, 43, XXIV 16, 19, [20] bis, 26, 29, 37, 39, 46, 48, XXV 12, 15, 23, [24], 36, 37, 40, 42, 53, 54, XXVI 1, 3, 7, 13, 16, 19, 26, 33, 38, 39, 48, 49, 52, XXVII 2, 4, 18, [21], 24 bis, 25, 32, [35], 36, [41], 43, 45, XXVIII 2, 10, 11, [12], [22], 39, 42, 44, 49, XXIX 9, 18, 23, 34, XXX 12, 14, 18, 19, 26, 30, [39], 46, 49, 52, XXXI 1, 3, 9, 20, 25, 37, 38, 44, 46, [50], XXXII 6, 7, 17, 23, 26, 32, 46, 47 bis, 49, 54, 55, XXXIII 10, 16, 17, 22, 29, 33, 36, 42, [43], 46, 50, XXXIV 3, 15, 19, [23], 30, 32, 36, 41, 44, 52, 53, XXXV 3, 9, 14, 19, 21, [30], 31, 36, 40, 41, 52, XXXVI 5, 13, 24, 33, 41, 43, 52, XXXVII [15], 20 bis, 29, 34, 42, 55, 58, XXXVIII 9, 29, 30, 35, 36, 45, 46, 50, 52, 54 bis, 58, XXXIX 15, 25, 30 bis, fr. I 9,

fr. II 4 – dub. XXXV 47 τουτ[, XXXVII 42 αιτουτο
οὕτω(c) – I 39, XXIX [48], XXXII [5], XXXIV 47 – οὕτωc III 7, VI 9, 10, 19, 26, IX 34, XVI 27, XVII 25, 40, 42, 44, XIX 20, XX [21], 43, XXI 22, XXII 7, 21, 36, XXIV 48, XXV 45, 47, XXVI 19, 46, XXVII 3, 8, 16, 30, XXVIII 4, 13, 24, [39], XXIX 21, 23, XXX 30, XXXI [48], XXXIII 40, XXXVI 45, XXXVII 47, XXXVIII 7
ὀφείλω – XXXI 27 – dub. fr. III D. II 1 οφειλ[
ὄφελος – XXII 46, 48
ὀφθαλμός – VIII 38
ὄχληcιc – II 37

παγίωc – XXX 31
παθολογέω – XX 17
πάθος – I [1], 12, 15, 28, 29, 34, 37, 40, 42, II 4, 11, 13, 23, 25, 26, [26], 31, 35, [40], III 7, 10, 11, 13, 14 bis, 23, 24, 40, IV 2, 7, 10, 14, 22, V 14, 16, 21, 23, 25, 28, 30, 33, VII [29], 34, IX 38, XIX 21, XX 1, XXI 12
παλαιόω – XIX [33], 39, 40, XXXI 2
πάλι – VI 36, VII 14, XVII 20, XVIII 4, XXVIII 3, XXXIV 29 – πάλιν IV 1, XVIII 23, XXIII 51, XXIV 5, XXV 11
πάντωc – XXVII 4, XXXIX 3
πάνυ – XXII 30
παρά – II 14 bis, 15, 25, 33, III 40, IV 2, 26, 28, V 13, 15, 22, 28, 31, 39, 40, 41, VI 16, 17, 33, 37, VII 9, 13, 20, VIII 27, [36], IX 28, 29, XII 13, 14, 15, 38, XVII 12, [12], 13, 14, 24, [25], 44, [46], XVIII [1], XX 32, 33, 34 bis, XX 37, 42, XXII 16, XXIV [6], 47, XXV 10, XXVIII 20, XXIX 14, 52, XXXIII 8, 49, XXXVI 3, 4, [6], 10, 19, 23, 26, 27, 35, XXXVII 12, 56, 59
παραγίνομαι – XXXIII 17
παράγω – IX 30
παραδέχομαι – XXXIII 28
παράδοξος – XVIII 38, XXIII 27, 30
παραδοχή – XVI 38
παράθεcιc – XIV 21
παραθλίβω – XVIII 33
παραι – IX 9 παραι[
παραιρέω – III 30, IV 6
παραιτητέος – XXI 29
παραιτία – XXII 34
παρακαλέω – XXXVII 37
παράκειμαι – V 9, XIV 21, [25], XVI [13], XXV 50, XXVI 27, 28, 35, XXVII 42, XXVIII 34, 38, 39, XXIX 27, [30], 33, XXXIII 24, XXXVI 38, fr. I 8
παρακολουθέω – IV 8, [9]
παραλείπω – II [9]
παράλυcιc – I [13], 38, IV 12
παραπλήcιοc – I 38, XII [18], XIX [1], XXVI [7], XXXII 48, XXXIII 45, XXXVII 21, XXXIX 30, fr. II [4]
παραπληcίωc – XII [19]
παραποδίζω – VI 3, XXXIV 37
παραποδιcμόc – VI 9
παραcπείρω – I 22, XV 36
παραυτὰ – XVII 22, XXV 15, 17, XXXII 43
παραφέρω – XXIV 38, [49]
πάρειμι – I 25, III 6, VII 7, XXII 47, 48, XXXI 38, 54, XXXII 4, 17, 19
παρεμπίπτω – XXVI 48[d] mg.
παρέμπτωcιc – XXVII 7, [34], XXVIII 8
παρέχω – XV [42], XXXII 4
παροράω – XXVII [10]
παρουcία – III 5
πᾶc – I 11, III 40, IV 2, VII [20], 30, XII 8, 17, XXI 46, XXII 8, XXV

36, 39, XXVI 15 bis, XXVIII 6, XXIX 28, [35], 41, [46], XXX 7, [41], XXXII 46, XXXIV 14, XXXV 30, 49, XXXVII 12, 13, 15, XXXIX 6, 10, 14, 32
παχυμερής – XI 40
παχύνω – XII 25
παχύς – XVI [3], 3, XVIII 33, XXII 26, XXXV 32 – comp. XXV 52, XXX 23, XXXVI 7
πειράω – XXX [40], XXXIII 44, XXXIV 6, 30
πέλμα – XI 31
πέντε – VIII 44
πήγνυμι – XVI [5], XVII 28
]περι[– II 1
περί – I 17, 27, 43, II [10], 11 bis, 20, 31, 35, III 19, 22, 30, 34, 37, 43, IV 4, 15, 20, 25, 41, V 36, VI 43, VII 39, [42], VIII 12, XII 11 bis, XV 44, [44], 47, XVI 21, 32, 33, 36, 39, XVII 10, [43], XVIII [8], XIX 21, XX 14, 16, XXI 17, XXIII 11, 40, 47, XXIV 4, 10, 14, 18, 19, XXV 38, XXX [31], 40, XXXIV 41, XXXV 21, 53
περιβάλλω – XXXV [4], 8
περιβόλαιος – XXXV 7
περιέχω – XXVII 1, XXXVI 17
περιίστημι – XVI [1]
περιοχή – XXVIII 25, 29
περίπατος – XXXV 15
περιπλευμονία – XIX [45]
περισσός – XVII [23] in adn.
περίσσωμα – IV 26, 29, 35, V 2, 9, 11, 42, VI 4, 7, 11, 12, 32, VII [43], VIII [7], 20, XIII 22, 25, XIV [5], XVII 14, XXV [54], XXVI 2, 9, 10, 12
περισώζω – XXXIII 31, XXXIV 29
περιττός – comp. XII 20
περίττωμα VIII 5, XII 10, XVI 20, XVII 45
περίττωσις – XX 9

περιφερής – XV 23
περιχέω – XXXVIII 39
πέσσω – XXV 33, XXXIV 44, 45
Πέτρων – XX 2
πέψις – IV 39, VI 1, 2, 9, XIII 42, 47, XXV 22, [26], 34, XXVI 20, XXXVI [14]
πιθανός – XXVIII 18 – comp. XXVIII 42
πιθανότης – XIV 41
πιθανῶς – XXXIV 41
πικρός – V 13, 18, 19, 24, 26
πιμελή – XVII 37
πίνω – XXXIII 53
πιστόω – XXXI 20, XXXII 48, XXXV 8
Πλάτων – XIV [12], 27, XVIII 7
πλεονάζω – II 27, XX 35, XXIV 5
πλεονάκις – XIII 24
πλεύμων – XIX 45
πλεῦρα – XIX 46
πλευρῖτις – VII [27], XIX [46]
πληγή – VIII 34, XXXVIII 11 bis
πλῆθος – V 39, VII 27, 34, VIII 39, XII 14, XIII 22, 23, 25, 45, XIV 4, XVII 19
πλήν – XVII 32, XXIV 10, XXVI 19, XXVIII 40
πληρόω – XXVIII 3, 8, XXXI 35, XXXII 22
πλησίον – XXVI [15]
πνεῦμα – VI 14, 31, VII 16, XVIII 22, 25, 26, XIX 26, XX 45, XXI 47, XXII 50, XXIII 9, 11, 12, 33, 36 bis, XXIV 10, 17, 18, XXVI 34, 48[c] mg., XXVII 1, 4, 9, 15, 32, 38, [41], 43, 46, 51, XXVIII 5, 7, 34, 36, 38, 41, XXXI 35, [36], 53, XXXII 1, 2, 22, 24, XXXIV 28, XXXVIII 15
πνευματικός – XXXII 3
πνεύμων – XVII 2, XXI [41], XXIII [15]
πνιγμός – VIII 30

ποῖος – I 6
ποιέω – VII [23], XV 38, XVI 6, XIX [31], XXII 30, XXIX 13, XXXI 15, XXXIII 39, [53], XXXVI 25 XXXVII 9, [40], XXXIX 5, 9, 10
ποικιλία – V 40
ποικίλος – VI 4, VII 22, 25, 32, XII 7, XXXV 26, 42, 43, XXXVI 44
ποικιλτός – XII 6
ποιότης – XIV 19, XIX [21], XXXIV 8, 10, [12], 18, [20], 20, 25, 52
Πόλυβος – XIX 2
πολυλογία – XXXVI 12
πολυμήκης – XVI [30]
πολυπραγμονέω – XIX 22
πολύς – III 26, VI 1, 35, VII 19, 21, 25, 32, XII 13, XV [45], XVI 31, XIX [3], [48], XXII 19, 30, 33, XXVIII 1, 4, 11, XXXI 4, 13, XXXII 29, XXXIII 49, 50, XXXV 17, 53, XXXVI [42], XXXVII 23 – comp. V 44, VIII 25 IX 43, XI 39, XIII 36, XVII 15, 17, XXIII 23, 25, 28, 34, 35, 39, XXVI 21, XXVIII 15, 19, [22], 32, 34, 35, 41, 42, 44, 47, XXIX 10, 16, 24, XXX 17, XXXI 41, XXXII [38], XXXIII 2, 3, 4, 39, 40, XXXIV 33, XXXVI 17, 34, 37, fr. I 4 – sup. XV 43, XVIII 42, XXII 31
πολυτρόπως – XX 31
πολύτροφος – comp. XXXI 9, 18, 23, XXXII 28
πόνος – VII 12 πόνος
πόρος – XXV 44, XXXVI [37], XXXVII 6, 29, [48], 54, XXXVIII 22, 24, 31, 52, XXXIX 3, 9, 15, 22, 26, 31 – dub. XII 28, XXV 47
πόρρω – XVI 40, XXI 24, XXX 44
ποσός – XVI 24, XXXII 35, 44
ποταμός – XVI 25
ποτέ – I [7], III 12 bis, XXXI 21
πότερος – XXX [32]

πρᾶξις – II 21
πρασοειδής – XI [17]
πρίν – XIII 46
προ – XXXIV 30 προ[, XXXIX 13 προ
πρό – XXVIII 3
προαίρεσις – XVI 9
προβολή – XVI 10
προγράφω – IV 24
προδιάθεσις – XXIV 33
πρόειμι – VII 37
προείρηκα – XIII 16, XX 13
προέρχομαι – XXI 25
προηγέομαι – I [28], 30, 34
προθυμία – fr. I 1
προκαθίστημι – XXXVIII 55
πρόκειμαι – IV 20, 40, XXVIII 40, XXIX 12, XXXII 52, XXXVI 8, XXXVII 21 – dub. XXXVII 50 cf. adn.
προλαμβάνω – IV 20
προπάσχω – XXX [47]
προρρίζω – VI 19, 20, 23, 27
πρός – I 2, [19], VI 1, 6, 20, 27, VIII [2], 8, XIII 37, XVI 6, 20, 28, 38, XVII 2, 37, XVIII 27, XXI 20, 31, XXII 23, XXIII 6, 7, XXIV 22, 24, XXV 2, 40, [43], 46, 54, XXVI 1, 3, 7, 11, 13, [39], XXVII 18, XXIX 17, 19, XXX 36, 46, 48, XXXI 25, XXXII 49, XXXIII 11, 22, 43, XXXIV 42, 53, XXXV 12, XXXVII 34, 36, 37, XXXVIII 17, 27, fr. I 1 – dub. XXXV 45
προσανακύπτω – XXXVIII 19
προσαναπληρόω – XXVII 9
πρόσαρμα – VI 2
προσαρτάω – XV 33 in adn.
προσβάλλω – XXXVII 55
προσδοκία – III 3
προσδοκάω – III 4
πρόσθεσις – XIII 34, 36, 37, XXII 40, XXV 7, 21, XXVI 26, 30,

XXIX 31, XXXI 29, 43, 45, [49], 49, XXXII 12, 14, XXXIII 12, 13
πρόσθιος – XXIV 22
προσίστημι – XXXVII [50]
προσκαθίζω – XXXIII 21, XXXVII 4
προσκατατάςςω – XXXVIII 6, 9
προσπίπτω – XXXIII 26, 28
προστίθημι – VIII 16, XII 39, XXIII 33, XXV 4, XXIX [35], 38, 42, 46, XXX 4, [9], XXXI 28, 50, XXXVII 51
προστρέφω – XXXVIII 19
πρόσφατος – XXXI 8, 11, 13, 22
προσφέρω – V 7, 40, 42, [44], VI 5, XXIV 20, XXV 16, XXVI 6, XXIX 53, XXX 25, [37], XXXI 21, XXXIII 55, XXXIV 2, 17, XXXVIII 1 – dub. IX 14 προcενεχ[
προσφορά – XXX 8
προσχράομαι – IV 21, XVIII 20, XXXIX 1
πρότερος – XII [20], XIII [47], XIX 21, XXIII [11]
προτίθημι – XXIV 15, XXXIII [44]
πρῶτος – XIII 46, XIV 11, XXI 23 bis, 25, XXII 51, XXIV 21, XXVII 53, XXVIII 3, 7, 8, XXX 16, 43, XXXVI [12], 56, XXXVIII 54
πυκινοκίνητος – XVII [4]
πυκνόω – XXXVIII 42
πύκνωσις – XXXVIII 14
πύον – XII 26
πῦρ – XIV 22, 30, XV 32, 35, XX 26, 28
πυρεταίνω – IV [3]
πυρετός – I 34, III 41, IV [10], VII 27, [34]
πυρρός – XI 16, XIX 37
πυρώδης – IV 11
πῶς – XXIII 28, XXXVIII 25, 28

ῥᾳδίως – XVI 23, 29, XXII 40, XXXIII 41, XXXVIII 45

ῥεῦμα – XVI 25
ῥευστικός – XXXVI 38
ῥέω – XXIV 40, XXVI 45, XXVIII 6
ῥῆξις – VIII 25
ῥητέος – VII 38, XXVI 20, XXX 16, XXXII 12
ῥινηλασία – XXXIII 16, 34
ῥίς – VI 21, XXXVII [24]
ῥυσόκαρφος – XXXII [46]
ῥυσότης – XXXII 50, 55
ῥυσόω – XXXII 51
ῥώμη – XXIX 45
ῥώννυμι – XXXVII 34, 44, 52, 58, XXXVIII 2, 5, 16, 18, 20
ῥῶσις – III 31, IV 6

Cαρδιανός – XI 44
cάρξ – XV 34, 37, [43], 46, XVI 9, 12, XVII 27, 33, XVIII 34, 35, 38, 41, XXIII 22, XXVI 4, 6, XXXVIII 24
cαφής – XXXIII 9, XXXV 40
cημαίνω – I 26, III 41, IV 2, XXXIII 41 – dub. fr. V D. 2 cημαιν[
cήπω – XII 4, 6, 25, XIII 15
cίαλον – XXXV 28
cιτέω – XXVI 18
cίφων – XXVI 51
cκαμμωνία – fr. III 1
cκαμμώνιον – XXXVII 19
cκέλος – XXI 40
cκίδνημι – XXXIII 35
cκληρότης – XVI 8
cκολιός – XVI 26, 30
cκοπέω – XXXVI 57
cκόρδον – XXXIV 8
cκορδοφαγέω – XXXIII 54
cκύβαλον – XXX [28], XXXIII 48
cκυβαλώδης – XXIX 39
cκύλαξ – XXXIII 37
cοφός – II 20
cπέρμα – XVIII 12, XXV 42
cπερματικός – XXV [43]

cπλάγχνον – XIX 47
cπλήν – V 32
cπουδάζω – XXI [18]
cταθμέω – XXXIII [48]
cταθμóc – XXXIII 50
cτάμνος – XXVI 51
cτασιάζω – VI 5, XIX 27
cτασιασμóc – VI 6
cτάcιc – IV 25
cτερεóc – XII 27, XXI 50, XXV 33
cτερέμνιος – fr. II 2, 3
cτερέω – XXXII 25
cτοιχεῖον – IV 28, XIV 9, 14, 28, 34, 40, XV 17, XVII 12, [14], 18, 24, XIX [2], 24, XX 3, 13, 26, 33, 35
cτόμα – VIII [39], XIII [30], XX 46, XXIII [13], 24, 27, XXIV [14], 21, XXV 9, 13, XXVI 25, XXXVI 13, 19
cτόμαχος – XXIII [17], XXIV 25, XXV 20, XXVI 22
cτρατιώτης – VI 22
Cτωικóc – II 22, 39
cυγγενικóc – IX 38, 39
cυγγίνομαι – VII [5] in adn.
cυγκαταφέρω – XVIII [6]
cύγκρισις – XXVII 43, XXXIV 3, 9, 10
cυγξηραίνω – XXXII 37
cύγχυσις – XIV 17
cυμβαίνω – IV 8, 40, V 7, 42, XX 12, XXIII 46
cύμμιξις – XIX 14
cυμπτωτóc – XXVII 19, [23]
cυμφέρω – I 4, V 3
cύμφθαρσις – XIV [14], [16], 16, [29], 31
cυν[– XV 13
cύν – III 29, IV 6, XXIV 16, XXXIII [48]
cυναγορεύω – IV 42, XX 23, XXVII 28
cυνάγω – XXXI 5
cυναισθάνομαι – XXXIV 19

cυνακτέος – XXVIII 44
cυνάμφω – XVIII [4]
cυναναστομόω – XXVI 48
cυναντιλαμβάνω – XXXIV 11
cυναποφέρω – XXII [18]
cυνεκπέμπω – XXIV 17
cυνεργóc – XVIII 48
cυνέρχομαι – XIV 24, XVIII 4, XXVII [43]
cύνειμι – VII 6
cυνεχής – XXII 9, 36, 37, XXX 42
cυνέχω – XVII 35, fr. I 3
cύνθετος – XXI 19, 20, [31], 38
cυνθηρεύω – XXXIII 16
cυνίστημι – I 28, II [10], III 27, IV 15, IX 36, XII [9], 37, XIII [10], 24, 45, XIV 10, 13, 28, 40, XV 18, 30, 34, XVI 11, XVII 25, [28], 45, XVIII 9, 36, XIX 22, XX 2, 7, 25, XXI 13, 27, XXIII 47, 50, XXVIII 27, XXXI 37
cυννοcέω – XVII [8]
cυνοράω – XXIV 16
cυμπληρόω – XXVII 45
cύντηξις – XIII 26, 31
cύντομος – VIII 31
cυνυγιαίνω – XVII 9
cυccώζω – XXXIV [9]
cύστασις – VII [28], XIV [10], XVIII 28, XXII 4, [8]
cυστέλλω – XXIX 3, 5, 20
cυστολή – XVI 6
cφυγμóc – XXIX 4
cφυγμωδῶς – XXIX 6, [8], [9], 20
cχεδóν – XIV [6], XX 21
cχέσις – I [11], 13, 33, 37, II 6, 15, 17, III 9
cχῆμα – XV 22, 23
cῶμα – I 8, 9, 22, 35, II 1, 3, III 8, 19, 22, 30, 31, 35, 37, 43, IV 4, 7, VI 21, VII 29, [30], VIII 10, 16, IX 11, 13, 25, [27], XIII 13, 17, 26, 32, 33, 37, 40, 41, XIV [7], 11, [13], 17, 20, 23, 27, 44, XV 40, 43, XVI 32, XVII

13, 26, 36, [40], 44, XVIII [10], 27, 29, XIX [3], 9, 15, 20, 22, 23, [30], 34, XX 3, [7], 33, 43, 44, 47, 48, 49, XXI 14, 16, 18, 26, 28, 30, XXII 9, 14, 24, 35, 38, 40, 41, XXIII 21, 30, 32, 34, 38, 41, XXV 4, 7, 33, XXVI [5], 31, 50, [51], XXVII 11, 12, 20, XXIX 29, 31, 36, 38, 48, XXX [4], 10, 27, [38], 42, 45, 47, 52, XXXI 37, 39, 40, 41, XXXII 6, 8, 21, 49, XXXIII 25, 35, XXXIV 5, 13, 14, 18, 21, 26, 33, XXXV 1, [11], [20], XXXVI 26, 28, 31, 33, XXXVII [6], [9], 50, XXXVIII 7, 10, 13, 25, 27, 29 bis, 34, 49, 53, XXXIX 4 bis, 12, 14
cωματικόc – I 16, [16], 33, 41, 42, III 8, 9
cωματόω – XXIII 41, XXXIV 29
cωρόc – XIV 22

τάριχοc – fr. III 2
τάccω – III 10, 13, 15, 23, XVI 39, 40, 43, XVII 22, XVIII 39
τάχα – XXX 46
ταχύc – comp. XXXVIII 48
τε – I [22], II 2, 7, 12, 34, 37, [41], 45, III 1, 19, 39 bis, 45, IV 1, 23, VI 18, 21, 33, 37, VII 9, 13, VIII [39], XI 28, XII 11, XV 31, 33, 34, XVI 4, 10, 11, 18, 21, 30, XVII 2, XVIII 30, 38, 41, 49, XIX 4, 5, [9], [10], XX 4, XXI 34, 50, XXII 11, 42, 50, XXIII 9, 15, 24, 28, 36, XXIV 26, 29, XXV 50, 52, XXVI 7, 22, 51, XXVII [15], 48, XXVIII 4, 26, 51, XXIX 4 bis, 44, XXX 13, 15, 39, XXXI [18], 21, 37, 46, XXXII 26, XXXIII 53, XXXV 26, XXXVI 14, 20, 39, 49, XXXVII 12, 46, XXXVIII 15, 24, 44, fr. I 5
τελευτάω – XXXI 33
τελευτή – XXVII 22

τέμνω – XXI 37, XXIV 22, 32, XXIX 29
Τενέδιοc – XII 37
τέccαρεc – II 39, XIV 14, 28, 40, XIX 23 – τέccεραc XXXVII 36
τετραφάρμακον – XIV 19
τετραχίτων – XXVIII 27
τεχνολογία – II 18
τέωc – VIII [22]
τήκω – XII 22, XV 40, XVII 37
τηλικαῦτα – XXXIX 17
τηρέω – XXXIX 5
τηρητικόc – XXXVI [49], XXXVIII 14
τίθημι – XXXVII 34
τίκτω – VII [4] in adn., [29], XVI 4
τιλμόc – XXXVIII 10, 12
Τιμόθεοc – VIII 11
τιc – III 35, IV [42], V 1, 17, XIV 21, 24, 33, XV 21, 35, 37, XVI 12, 34, XVIII 11, 15, XIX [19], [41], XX 5, XXIII 30, 31, 33, XXIV 14, [15], 34, XXV [36], 41, XXVI 4, 43, XXX 43, XXXI 27 bis, 28, 43, XXXII [12], 13, 14, 32, 34, 37, 52, XXXIII 7, 42, 45 bis, 47 XXXIV 5, 23, 30, 41, XXXV 16, XXXVI 2, 26, [46], 48, 50, 55, XXXVII 15, 22, 37, 38, [57], XXXVIII 23, 28, 30, 50, 52, 56, XXXIX 2 bis, 3, 6, 9, 26, fr. II 5
τίc – I 5, XXXI 12, 28, 48 bis, XXXII 6, 38, XXXIII 8, 20, XXXV 26, XXXVIII 36, 41, fr. I 6
τιτρώcκω – XXVII 14
τοι – XVI 1, XXXVII 24, 55, XXXVIII 36
τοιγάρτοι – XIV [26], XXIII 12, XXVII 24, XXIX 7, XXXI 44, XXXVI 21, 41, XXXVII [20], XXXVIII 20, 31, XXXIX 30
τοίνυν – XXII 8
τοιόcδε – XXXV 33, 34

τοιοῦτοc – I [40], II 5, IV 30, 32, 39, V 5, 39, VI 14, IX [41], XI 27, XII 18, 36, XIII [26], XIV 42, XVII [26], XVIII 11, 19, 20, XIX [48], XXI 41, 48, XXII 5, XXX 43, XXXII 3, XXXIV 13, 37, XXXVI 2, 48, XXXVII 28, XXXVIII 46, fr. II 7
τοιούτωc – XI 41
τοῖχοc – XXXI 51
τομεύc – XXIV 23
τομή – XXI 33, 39, 42
τόνοc – IV 13
τοπ[– XIII 6
τόποc – IV 9, 13, 36, V 22, 29, VIII 21, XI 22, XII 15, 40, XVI 37, XVII [21], 23 XVIII 13, 16, XIX 17, XXIII 7, 18, 26, 53, XXIV 40, 43, 47, [50], [51], XXVI 48^c mg., XXVII 30, 46 XXVIII 10, XXX [11], XXXIII 23, XXXIV 7, 45, 47, 48
τοcοῦτοc – XVI 32, XXXII 15
τότε – XIX [29]
τραῦμα – VII [11], XX 38
τραχύc – VIII 29, XXIII 14, XXV [33], fr. II 2
τρεῖc – XVIII [2], 6
τρέφω – XIII 40, XVII 36, 39, XXVI 7, 11, 18, XXX 22, [25], XXXIX 10, 17, 23, 25, 28
τρέχω – XXII [17]
τριμερήc – XVI 33
τριχῶc – I 21, II 7, XVII 12, [45], XX 32
τρῖψιc – XXXVI [15]
τρόποc – IV 32, VIII 13, IX 41, XIII 25, XXIII 31, 33, 43, XXVII 24, XXVIII 11, XXX [48], XXXIII 17, 37, XXXIV 32, 35, 44, 46, XXXVI 53, XXXVIII 1
τροφή – IV 27, 34, V 7, VII 44, VIII 15, IX 24, 42, XII 10, 13, XIII 22, 42, 46, XVI 23, 30, XVIII 49, XX 9, 41, XXII 50, XXIII 9, XXIV 19, 28, 33, 36, 48, XXV 6, 10, 21, 29, 30, 31 bis, 36, 37, 45, [46], 46 mg., 49, 54, XXVI [1], 2, 8, 10, 15, 17, 29, 34, 38, XXVIII 51, XXIX 1, 22, [24], [27], 30, 33, 35, 41, XXXIII 47, XXXV 16, 47, XXXVI 5, 10, 12, XXXIX 13, 29, fr. I 8, fr. II 1, 6, 8
τρυπάω – XXVI 52
τυγχάνω – XIII 47, XIV 33, 39, XIX 42, XXIV 21, 30, 36, XXV 1, XXXVI [13], XXXVII 39
τύποc – XX 31
τυρόc – fr. II 4

ὑγ – IX 11 ὑγ[
ὑγιαίνω – VIII 17, 42, XI 27, XIII [18], XVII 9, XIX 28
ὑγίεια – VI 17, VIII 40, XIII 20, XX 45
ὑγιήc – VIII 14, 17, XXVIII 11
ὑγιῶc – VII 23, XXVI 34
ὑγρόc – VI 24, 25, VII 9, VIII 24, XI 8, 39, XIV 30, XIX [4], XX [6], 29, 36, XXI 35, 46, XXII [20], XXIV 13, XXVII 13, 15, XXX 1, 7, 25, [31], 34, 35, 38, 39, XXXII 34, XXXV 27, [27], 29, [40], [41], fr. II 3 – comp. XII 23, XXV 51
ὑγρότηc – V 12, 21, 24, 32, XI 24, 27, 31, 32, 35, XII 39, 42, 43, XV 35, 37, XXII 19, XXIII 48, XXIV 4, 17, XXXV [2], 7, 10
ὑδάτιον – XXXVII 46
ὑδατώδηc – XXXVII 12, 19, 27
ὕδωρ – XV 34, XX 27, 29, XXII 16, XXIV 39, 44, .46, XXVI 45
ὑετόc – XXXIII 34
ὕλη – IV 29, XXII 42, 43, 44, 46, 47, 48, 49, XXIII 8
ὑμένιον – XXVII 22
ὑπ[– IX 35

ὑπαγορεύω – XI 43
ὑπάρχω – IV 38, XV 46, XVI 18, XVIII 27, XXII 28, 34, XXIII 36, 44, XXVIII 29, XXXI 25, XXXII 4, XXXIV 49, XXXVI 20
ὑπέρ – XXIX [50]
ὑπεράνω – XIV 18
ὑπερβάλλω – XV 39, [41], XIX [6]
ὑπερβολή – VIII 33, [33], XI [36], 37, XII 1, [2], 16, XVIII 48, XX 39, XXIII 2
ὑπέρμετρος – VI 39, 40, VII 12, XXXVI 36
ὑπερμέτρως – VIII 42
ὑπέρτασις – II 28
ὑπερφυής – XXIX 44
ὑπέρχολος – XIX 41
ὑπήκοος – XVI 42
ὕπνος – XXIII 42, XXIV [2], 7, 8, XXXV [12]
ὑπο[– XXXIV 22
ὑπό – VII [2] in adn., [3], 10, 11, 18, 33, IX 40, XIII 41, XX 18, 38, 39, 40, XXII 20, XXIII 5, 13, 48, XXXII 5, [36], XXXIII 6, XXXVIII 16, 17, 37
ὑποβάλλω – XXII 50, XXIII 8
ὑπόδειγμα – XXX 18
ὑποδείκνυμι – XXIX 49, XXXI [45]
ὑποδοχή – XVI 20
ὑπόκειμαι – XVI 19, XXXI 15, 30, 31, XXXVII 1
ὑπολαμβάνω – XXI 25, XXIX [35]
ὑπόληπτος – III 19, 35, 38, 43, IV 5
ὑπομένω – XVI 23, XXXII [34], 44
ὑπομιμνήσκω – IV 24, XVIII 11, XXIV 20, XXVIII 14, XXXI 6, 34, XXXV 3, 21
ὑπόμνησις – XVIII 20, XXI [14], XXXVI 48
ὑπομονή – XXXII 40
ὑπονοέω – XXIX 26
ὑποπίπτω – XXXIV 44, 49
ὑπόστασις – XI 21, XXXV [33]

ὑποτάσσω – XVI 41
ὑποτίθημι – IV 29, XVIII 43, 48
ὑφίστημι – XXXV [34]

φαίνω – VIII [2], XII 19, 21, XIV 29, XXI 22, XXVII 25, XXVIII 26, XXX [51], XXXII 21, 38, XXXIII 10
φανερός – VI 30, VII 36, XXV 19, 22, XXXI 44, XXXIII [13], 42, XXXV 10, XXXVI 41, XXXVII [6], 21, XXXVIII 50, XXXIX [29], fr. I 7
φαντασία – II [43], III 2, XXXV 52, XXXVI 1
φάρμακον – XXVI [17], XXXVI 57, XXXVII 3
Φασίτας – XII 36, sed cf. adn.
φαῦλος – XXX 5 – comp. XXX 28
φέρω – III 20, V 24, 27, 32, VII 31, VIII 26, 29, XVI 29, XIX 43, 47, XXIII 14, 19 bis, 37, XXIV 12, 25, XXV 14, 36, [44], XXVII 26, 36, XXVIII 24, XXX 5, 45, XXXIV [31] in adn., XXXV 11
φημί – II 20, 24, IV 33, V 3, 35, VI 13, VII 15, 18, [22], 40, 42, VIII 12, 19, 28, 32, XI 33, 38, XII 8, 41, XIII 10, 25, 40, XIV 12, 27, 39, XV 31, XVI [3], 4, XVII 4, 36, XVIII 9, 21, 29, 33, 37, XIX 34, [42], XX 2, 8, 17, 43, XXII 52, XXIII 39, 42, XXVI [9], [14] XXVII 10, 40 XXIX 3, XXX 7, 44, XXXI 40, 43, XXXIV 7, 42, XXXVI 1, 48, XXXVII 35, 41, 51, XXXVIII 32, XXXIX 5, 10
Φιλαλήθειος – XXIV 32
Φιλαλήθης – XXXV 22
φιλαργυρία – I 31
Φιλιστίων – XX 25
Φιλόλαος – XVIII 8, XX 22, 24
φιλόσοφος – VIII 12, XXIX 52, XXXI 41

φλέγμα – VII 4, 11, [13], XII 4, 6, 11, 23, 31, 32, XIII 11, XVIII 1, 31, 36, 42, 44, 46, XIX 10, 26, [30], 33, 35, XXI 45
φλεγμαίνω – XVIII 45, 46
φλεγματώδηc – XXXVI [17]
φλέγω – XVIII 44
φλέψ – XVI 13, XXI 27, 28, 35, 53, XXVI 28, 48[a] mg., 48[d] mg., XXVII 8 23, XXVIII 16, 18, 21, 24, 28, 35, 37, 41, 43, 45, 49, 51, XXIX 5, 8, 11, 14, 25, 27, [33], XXXVI [29]
φοβέω – III 3
φόβοc – I 31, II 41, III 1, 2
φορά – XXXVI [27]
φρενῖτιc – IV 14
φρήν – IV 15
φυλάccω – XXXIII 29, XXXVIII 12
φύλλον – XXXIX 18
φῦcα – V 36, VI 12, 32, XVII 46
φυcικόc – XXIII 22
φύcιc – II 13, 14 bis, 16 bis, 17, 23, 25, 31, 33, III 40, IV 2, VI 34, 37, VII 8, 9, IX 26, 27, [28], 29, 31, 33, XII 42, XIV [7], XVII 3, 10, 41, XIX 4, 14, XXII 41, XXIII [9], XXVI 33, 36, 48, XXVIII 38, XXXII 2, XXXIII 6, XXXVI 48, XXXIX 5, 21, 25 – φύcει XVIII 43, XXII 18, XXIII 44, XXXII 16 – dub. VI 45
φυτόν – VI 18, 22, 26, XXXII 42, XXXIII 14
φωνή – II 25

χαρι[– II 46
χάριc – XVI 5
χαῦνοc – comp. XXXIII 24, 28
χειμών – XXXVI 40, XXXVIII 33
χείρ – XIV 36, XXI 40, XXIV 15
χιτών – XXVIII 28

χολή – VII 4, [10], 13, 35, XII 4, 5, 11, 22, 31, 35, XVIII 1, 30, 37, 40, 41, XIX [10], 25, [37], 40, XX 17, 19, 21, 22, XXI 45
χολώδηc – XXXV 33, XXXVII 12, 17, [26]
χόνδροc – XXII 1
χράομαι – V 5, XIV 42, XXX 18, XXXV 15
χρεία – XXI [15], XXXVI 11
χρέοc – XVIII 23
χρή – I 41, XXVI 36, XXVII 8, 30, 40, XXXII 50, XXXIV [11], XXXVIII 31, 54
χρῄζω – I 25
χρηcτέοc – I 39
χρόνοc – III 19, 35, 38, 44, IV 6, VIII 25, XVI 24, 31, XXVIII 4, XXXI 5, XXXII 35, 44, XXXIII [47], XXXVII 40
χρῶμα – XXXVI [21]
χυλόc – XXXII 36
χυλόω – XXIV 27, 33, 35, XXV 31, fr. II [1], 2
χύλωcιc – XXV [34]
χυλωτόc – XXXIX 12
χυμόc – XXXVI 16
χωρέω – XXXIII 18, 20, 30, 32, XXXVIII 47
χωρίζω – XIX [15], XXI 37, 39, [43], XXVIII 2, XXIX 39
χωρίον – XXIV 12, 38
χωρίc – XI 31, XIX [5], XXXI 35

ψεῦδοc – VII 36
ψῦξιc – XV 41
]ψυχ() – X 45
ψυχή – I 21 bis, 36, II 4, 5, 6, 7, 10, 15, 16, 24, 32, 35, 40, IV [17], XIV 44, XV 27, XVI 33, XXI [14], 15, XXXI 37, 40, 41, 52 bis, XXXII 1, 2, 3, 5, 9, 11, 15, 19, XXXVII 54, 59, XXXVIII 2, 5, 6
ψυχικόc – I 10, [16], [40], II [4], 13

INDEX VERBORVM ET NOMINVM 131

ψῦχος – XVI 10, XX 39
ψυχρός – VI 40, XVIII 11, 16, 17, 23, 42, XIX 5, 24, 25, XX [3], 6, 29, 40, 41, XXIII 36, 46, XXIV 10, XXXII 30, XXXVIII 34, 39, 42, 44, 49 – comp. XXXI 18, 23, XXXII 27, XXXV 4, XXXVIII 33
ψυχρότης – XI 37

ὠμός – XXV 7, 8, 11, 19, 23, 25, 26, 30, XXVI 21
ὥρα – XXXVI 35
ὡς – I 15, 44, II 42, 44, III 1, 2, 5, 45, IV 21, 36, V 15, VI 19, 30, [42], 43, VII 36, 37, 42, VIII 7, 21, XIV 19, 22, 25, 39, XVI 24, 33, XVII 21, XVIII 5, XX 31, XXI 30, 34, 40, XXII [4], 27, 35, 52, XXIII 20, 42, XXIV 11, [16], 32, 37, 46, XXV 8, 11, 14, 19, 22, 45, 52, [54], XXVI 35, 44, 51 bis, XXVII 14, 28, 29, XXVIII 13, 17, 44, XXIX 13, 26, 35, XXXI 32, 44, 45, 47, 52, XXXII 32, 45, 48, XXXIII 13, 14, 16, 42, XXXIV 1, XXXV 5, 10, 22, 26, 29, 35, XXXVI 25, 41, 51, 52, XXXVII 6, 21, 35, 47, 56, XXXVIII 17, 20, 23, 26, 50, 52, 56, XXXIX 5, [16], 23, 31, fr. I 8, fr. II 4
ὡσαύτως – XIV 35
ὡσεί – XXXI 43
ὥσπερ – VI 23, VII 32, XXIV 30, 39, XXVII 6, XXXVI 43, XXXVIII 4
ὥστε – II 1, III 28, XXI 26, XXVII 10, 36, XXIX [31], XXXII 16 – dub. VII 6
ὠφείλω – XXXVIII 6 – dub. XXI 7]φειλοντα

Bei Fragen zur Produktsicherheit wenden Sie sich bitte an:
If you have any questions regarding product safety,
please contact:

Walter de Gruyter GmbH
Genthiner Straße 13
10785 Berlin
productsafety@degruyterbrill.com